On Becoming a Person

A Therapist's View of Psychotherapy

当 代 世 界 学 术 名 著

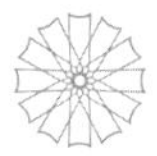

个人形成论

我的心理治疗观

[美] 卡尔·R·罗杰斯 (Carl R. Rogers)／著
杨广学　尤　娜　潘福勤／译

中国人民大学出版社
· 北京 ·

“当代世界学术名著”
出版说明

中华民族历来有海纳百川的宽阔胸怀，她在创造灿烂文明的同时，不断吸纳整个人类文明的精华，滋养、壮大和发展自己。当前，全球化使得人类文明之间的相互交流和影响进一步加强，互动效应更为明显。以世界眼光和开放的视野，引介世界各国的优秀哲学社会科学的前沿成果，服务于我国的社会主义现代化建设，服务于我国的科教兴国战略，是新中国出版工作的优良传统，也是中国当代出版工作者的重要使命。

中国人民大学出版社历来注重对国外哲学社会科学成果的译介工作，所出版的“经济科学译丛”、“工商管理经典译丛”等系列译丛受到社会广泛欢迎。这些译丛侧重于西方经典性教材；同时，我们又推出了这套“当代世界学术名著”系列，旨在迻译国外当代学术名著。所谓“当代”，一般指近几十年发表的著作；所谓“名著”，是指这些著作在该领域产生巨大影响并被各类文献反复引用，成为研究者的必读著作。我们希望经过不断的筛选和积累，使这套丛书成为当代的“汉译世界学术名著丛书”，成为读书人的精神殿堂。

由于本套丛书所选著作距今时日较短，未经历史的充分淘洗，加之判断标准见仁见智，以及选择视野的局限，这项工作肯定难以尽如人意。我们期待着海内外学界积极参与推荐，并对我们的工作提出宝贵的意见和建议。我们深信，经过学界同仁和出版者的共同努力，这套丛书必将日臻完善。

中国人民大学出版社

目 录

第五编 让事实说话:研究在心理治疗中的位置

第六编 生活的实践应用

第七编 行为科学与个人

导　言

《个人形成论》在1961年出版后给罗杰斯带来了意想不到的全国性声誉。作为一名研究者和治疗家，罗杰斯曾经认定自己的读者群只限于心理治疗工作者，只是在事后他才发现，自己“是在为众人写作——包括护士、家庭主妇、商界人士、僧侣、牧师、教师、青年人等等”。这本书销售了几百万册，这在当时的出版界可以说是一个天文数字。此后十几年间，罗杰斯成为美国心理学的代言人，备受大众媒体关注；凡是涉及人类心灵的话题，从创造性、自我认知到民族性格，他都会受邀面对公众发表自己的见解。

罗杰斯倡导的许多观点现今已被人们广泛接受，所以我们难以记起当时这些观点的新颖性和创造性。20世纪50年代主流的心理模型，即弗洛伊德式的精神分析，主张人类的内驱力——性与攻击性——从本性上来说是自私的，可以用文化的力量来加以遏制，但是要付出代价，而且非常艰难。按照弗洛伊德的理论，心理治疗的途径只能是这样一种医患关系：病人一定要有强烈的焦虑，经历内心的挫折，并最终不得不接受分析师关于事实真相的冷峻解释。而罗杰斯式的治疗师主要是运用共情（在弗洛伊德的时代，共情或所谓“移情”仅限于艺术欣赏的意义）以及无条件积极关注的技术。罗杰斯曾用一句话来概括他的核心假设：“如果我能够提供某种特定的人际关系，当事人就会发现他自身的潜能，运用这种关系来促进发展，变化和个人成长的过程就会自然地展开。”罗杰斯所说的成长，是指朝向自我价值、灵活性、自尊与尊重他人的变化。在罗杰斯看来，“人的社会性是其欲望之本性使然”。正如他反复强调的，人的本性发展越充分，人就越发可以信任。

罗杰斯这个人，借用艾赛亚·伯林（Isaiah Berlin）的人格分类来说，是属于豪猪型的：他只了解一件事务，但他对这一事务的知识是如此透彻，以至于能把它做成一个林林总总的大千世界。有了罗杰斯，我们当代人才会如此重视自尊及其激发个人能量的动机作用。罗杰斯把接纳理解为最终的解放性力量，这也就意味着没有病患的人也可以从心理治疗中受益，而且非专业的人士也可以像治疗师一样帮助别人；现在流行的自助团体正是直接来源于罗杰斯倡导的人类潜能运动。如同心理治疗一样，婚姻依赖于真诚和共情，也是罗杰斯首创的基本观点。罗杰斯倡导非指导性的儿童抚养和学校教育方式，远远超过了本杰明·斯鲍克（Benjamin Spock）的影响。

具有讽刺意味的是，尽管罗杰斯思想的影响力在上升——正因为如此，这些思想作为富有生命力的文化假设目前受到了要求修正的挑战——他的著作却有如流星划过天空，转瞬即逝。这真是一件令人深感羞愧的事，因为一种文化应该了解自己基本观念的思想来源，而且还因为罗杰斯的著作到现在依然显得思路清晰，文采斐然，而且十分贴近我们的生活。

毫无疑问，罗杰斯的思想仍然领导着心理健康领域的潮流。目前，一种新潮的精神分析学派被称为“自我心理学”，其实跟罗杰斯的思想很接近。就像罗杰斯在20世纪40年代倡导的当事人中心疗法一样，自我心理学也是把治疗关系——而不是领悟——作为变化的核心，也是提倡尽量减少当事人的挫折感。自我心理学的治疗态度非常接近无条件的积极关注。正当罗杰斯在芝加哥领袖群雄的时候，自我心理学也在那里出现，但是后者却对罗杰斯的贡献未置一辞。

对这件事的解释涉及罗杰斯的人格。作为一个美国人而非欧洲人，罗杰斯在乡下长大（他出生在芝加哥，但12岁就移居乡下，据他自己说，对于实验方法的尊敬出于少年时代自学《饲养科学》的教程），具有中西部而非东部的性格，多血质而非抑郁质，平易近人而且心胸开阔，根本没有战后知识分子身上的那些阴暗气质。其实《个人形成论》这本书几乎不需要任何导言，因为罗杰斯有一篇自我介绍的文章，题目就是“我是这样的一个人”。罗杰斯的开放性格与他的同行们所热衷的姿态形成了鲜明的对比，那些人认为心理治疗师必须做到面无表情。在当时的学术圈子里有一种占主导地位的见解，大意是说罗杰斯的学问不够严谨，所以完全可以对他置之不理。

这种评判暴露了一种关于学术严谨性的狭隘观点，而且显得有点欲盖弥彰。罗杰斯是著名的大学教授，著作等身，一生中发表了16部著作，200多篇论文。《个人形成论》的成功本身可能造成了对他的学术声誉的损害；因为人们只是通过阅读这些平易直白的文章来了解罗杰斯，而忽略了他的技术性更强的理论文章的复杂性。即使在《个人形成论》中，罗杰斯也是把自己的思想置于历史的、社会的语境之中，涉及社会心理学、动物习性学、交际理论和广义系统论。罗杰斯承认自己继承了存在主义哲学，经常提到克尔凯郭尔（罗杰斯在回答“生活的目标是什么”的问题时，引用了他的名句“做你的真实自我”）和马丁·布伯（Martin Buber）等人。罗杰斯喜欢担当引领公共思潮的学者角色，不知疲倦地与马丁·布伯、保罗·蒂利希（Paul Tillich）、迈克·波兰尼（Michael Polanyi）、格里高利·贝特森（Gregory Bateson）、汉斯·豪夫曼（Hans Hofman）和罗洛·梅（Rollo May）等名家公开通信和辩论。

与他的大多数同行相比，罗杰斯是一个特别投入地对心理治疗进行实证研究的科学家。早在20世纪40年代，为了研究的目的，罗杰斯率先对治疗过程进行录音。他是第一个用操作的术语来定义自己的治疗方法的流派创始人，列出了建设性人格转变的6个必要和充分条件（身心投入的当事人，共情的治疗师，等等）。他开发了可靠的测试工具，支持并公布对他的理论假设所作的评价。罗杰斯孜孜不倦地致力于治疗过程的评定，探究是什么帮助人们改变自己的人格。他自己及其合作者的科学研究的结论曾经使得传统的精神分析权威尴尬不安。例如，对精神分析治疗的一项详细的记录分析显示，精神分析师惯用的解释和说明的方法往往导致当事人放弃自我探究；只有在治疗师和当事人的情感进行映照时，才可能直接促进当事人的深层探究和崭新领悟。

概括地说，罗杰斯大量的学术努力其实只是围绕着一个简明的信念：人们追求接纳，而只要有了接纳，人们就会趋向“自我实现”。对于罗杰斯及其同行来说，这个假设的推论是不言自明的。精神分析那样的理论大厦其实毫无必要——移情可能是一种真实的现象，但是对它的深入挖掘并没有什么益处。当时许多精神分析家通常摆出的那种冷漠而傲慢的姿态，肯定与治疗的目标南辕北辙。治疗师的自我察知和个人在场（self-awareness and human presence）比治疗技术的训练更为重要。再进一步说，在心理治疗与日常生活之间并没有不可逾越的壁垒分界。如果说接纳、共情、积极关注是个人成长的必要和充分条件，那么这些条件同样适用于教育、朋友交往和家庭生活。

这些思想对一些传统的权威——精神分析、教育、宗教等机构——构成了挑战，因而受到了抵制，但是却得到了公众的广泛欢迎。这些思想影响了 20 世纪 60 年代的大众对话（有许多校园抗议活动中提出的要求是以罗杰斯的人性观为内在依据的），并影响到此后半个世纪美国机构制度的运作。

罗杰斯曾经在一系列具体问题上受到攻击，再后来被人们冷落，以至于遗忘。对有关研究文献的回顾表明，他的 6 条必要而充分的条件是难以得到证实的，尽管有力的证据到现在仍然支持他的基本立场，即治疗师应该采取在场的、共情的态度。罗杰斯关于治疗师与当事人可以平等对话的观点在早期曾经受到马丁·布伯的挑战；而近期一位装腔作势的心理治疗批评者杰夫利·梅森（Jeffrey Masson）也对此发难。布伦·桑（Brian Thorne）在他名为《卡尔·罗杰斯》（伦敦：Sage 出版社，1992）的一本精致的小书中对这些批评作了回顾，并且相当成功地进行了反驳。随着我们离罗杰斯的时代越来越远，这一类的批评更加显得无关宏旨。正如任何一位伟大的治疗家一样，罗杰斯所提供的不是操作的细节，而是一个独特的宏观视角。

我们现在可以确信，20 世纪中叶的精神分析理论是残缺不全的。弗洛伊德抓住了人性的阴暗面，即我们人类的动物性遗传，包括为了争夺权力而使用暴力和竞争性的性行为的倾向，这一点在梅兰妮·克莱因

(Melanie Klein) 身上表现得更加明显，她是一个注重探究人际关系而且影响很大的现代精神分析学派的创始人。他们忽视了一个与等级控制权并存的更具建设性的人性倾向，即同样内存于我们的基因和文化之中的交互性和利他主义。今天的动物习性学家和进化论生物学家大概都会同意罗杰斯的命题，即如果一个人得到了真正的接纳，上述建设性的特质就有可能占据优势。

布伯不仅是一位宗教哲学家，而且是伟大的德国描述心理病理学家尤根·布留勒（Eugen Bleuler）的学生，他当然有正当的理由怀疑罗杰斯的论点，即不论健康与否，人都是可以信任的。但是弗洛伊德、克莱因、布伯都完全沉浸在古老欧洲的旧式观点里面，而罗杰斯的彻底的乐观主义却可以看作是以美洲新大陆的韵味重塑心理治疗的最有意义的尝试之一。

罗杰斯的这种努力并不缺少同志。沙利文（Harry Stack Sullivan）为精神分析增添了若干新维度：关注同伴群体对儿童期发展的影响；探究患者特殊的社会环境；主动运用治疗师自我的力量阻断患者的习惯性投射。莫里·鲍文（Murray Bowen）把焦点从患者的童年期家庭（俄狄浦斯情结）转向当前的家庭，并且使治疗师能够以类似于教练的角色辅导患者在家庭的死板结构中找到转化的空间。米尔顿·艾里克森（Milton Erickson）重新启用了催眠术，让治疗师能够以魔术大师般的游戏方式，解开患者发展过程中形成的死结。卡尔·维德克（Carl Whitaker）强调指出了理论对临床实践的妨碍，要求治疗师既要做到个人存在的在场，又要保持对于当地家庭风俗的清醒认识。在这个名单中我们还可以加上许多移民的赫赫大名：埃瑞克· 弗洛姆（Erich Fromm），维克多·弗兰克（Victor Frankl），海尔莫·凯泽尔（Hellmuth Kaiser），艾利克·艾利克森（Erik Erikson），海因兹·高赫（Heinz Kohut），他们的工作都显示出典型的美国特征，自由活泼，有实验精神，富于社会意识。

尽管罗杰斯拒斥基督教新教关于原罪的前提，他倡导的心理治疗观在很多方面都是与美国精神相一致的：例如，关心并致力于理解作为独立自由的个人的他人；强调自我真诚和主动的当下存在；信任每一个当事人的积极潜能，等等。罗杰斯的核心前提是：人们具有自己的内在资源。在他看来，在治疗、教育和家庭生活中，最大的邪恶莫过于强加于人的权威。作为一个激进的平等主义者，罗杰斯认为个人有能力实行自我导向，不必依赖传统的智慧，不必依赖教会以及学校之类的社会机构。罗杰斯的哲学虽然起源于助益性的人际关系领域，其根据却可以追溯到索罗①和爱默生②的独立精神。

当美国人拥戴罗杰斯的时候，也是在欣赏他们自身的一些品质——然而这些品质同时又让这个国家一直感到矛盾彷徨。个人主义是否意味着每个时代的个人都可以重新探究自己的价值观？还是一定要按照某种固定的传统来解释个人主义，或者一定要说它是人的自私和竞争本性的表现？现今的保守主义者正在推动传统课程和正统价值观的回归，他们不仅攻击罗杰斯，也攻击美国人本主义的一个思想源流。也许正是因为罗杰斯体现了美国的精神气质，他才在国际上受到如此的尊敬，被看作是一种独特声音的代言人，其思想得到热情的传播。

罗杰斯的声音——充满爱心和激情，自信而恳切——将《个人形成论》中的多篇论文连成了一个整体。与我们对话的这个人知识异常丰富，而且又十分耐心，他仔细聆听别人，也聆听自己。这种全神贯注的聆听有利于促进个人的成长，也有利于我们思考这个宏大的理论问题：成为一个人究竟意味着什么？在描述当事人的时候，罗杰斯采用了存在主义的语言和文体。在描述一个内心困惑的当事人时，罗杰斯这样说："在那个时候，除了他的意向之外，他是一个彻头彻尾的虚无……在这个当下的状态，他惊愕地发现，他是他自己的靠山。"

有些人说罗杰斯不够严谨，说他忽视了人性的弱点，说他的理性不强；而面对罗杰斯苦心经营的临床工作原始记录，所有这些看法都会不攻自破。正如数十年来心理学系的学生们经常滑稽模仿的那样，罗杰斯

① Thoreau (1817—1862)，美国著名作家，诺贝尔文学奖获得者。——译者注

② Emerson (1803—1882)，美国著名作家、哲学家，超验主义的核心人物。作品带有神秘自然主义倾向。——译者注

在很多情况下只是重复当事人说的话。但是他也用十分准确、简练优雅、极具包容性的反应技术总结出当事人的具体情感。而在接纳他人的能力上，罗杰斯无疑是一个天才。

一位遭受困扰的家庭妇女，欧柯太太，在第5次会晤中，发现自己不知不觉地哼唱一种自己编的“不成曲调的歌”。罗杰斯对欧柯太太的情感活动的归纳，促使她开始观察自己的内在体验，探究自己这个隐喻的含义。我们听到的话表明，这位当事人正在努力把握自己身上转瞬即逝的真实性，同时又对自己的想法加以否定：“忽然间，就流出了这一串歌词，好像没有费什么力气，然后，又会出现一种怀疑。怎么说呢，好像我在搞音乐创作似的。”按照罗杰斯的理论设想，同所有的人一样，欧柯太太在治疗初期远离自我；得到接纳之后，她开始解除人格面具，致力于自我实现。在第9次会晤中，欧柯太太不好意思地表达了某种形式的自信：“我现在已经有了一种感觉，我自己说它是‘清醒的闪光’……有时发现自己作为一个完整的人，面对着一个混乱不堪的世界。”她觉得还难以对他人表达自己的这种自信。罗杰斯这时及时地提示她先前唱歌的经历：“你的感觉是，要向人说起那个唱歌的自己，好像不安全……这样一个唱歌的你，似乎找不到立足的地方。”这样一种深刻的共情反应，的确是一种高明的艺术，虽然我们难以说清楚，究竟罗杰斯所做的，是在捕捉当事人的内心旋律，还是在运用他自己的创作。

这种含糊性至今仍然是研究罗杰斯临床工作的难题：究竟是像他自己宣称的那样，他仅仅是在接纳他人，还是他把自己十分发达的自我的某些部分运用于他人？然而，今天我们阅读罗杰斯，有一点可以确定无疑：对我们的当代文化，对我们的自我认同意识，罗杰斯做出了广泛的贡献。再度与罗杰斯相遇，再次走进他的音乐，是一种美好的享受。

医学博士　彼得·科雷莫

自序：致读者

我做心理治疗师（或者叫做个人咨询师）已经 33 年有余，对此我自己都感到有点儿吃惊。也就是说，在三分之一个世纪中我一直在努力为各式各样的人们提供某种帮助：儿童，少年，成年人；在教育、职业、个人和婚姻方面遇到难题的人；被分类为“正常的”、“神经症的”、“精神病的”人（使用这些引号表示我认定这类标签完全是误导性的）；自愿来求助的人以及被人强迫送来的人；问题轻微的人以及深陷绝境、希望渺茫的人。有机会与如此众多而独特的人们如此亲密、深入地交往，是值得我深深感谢的一种特别恩惠。

总结这些年来的临床经验和学术研究，我已经写了几本书，发表了多篇论文。本书收集的文章是最近十年（1951—1961）中所写的。在此我愿向读者说明出版本书的一些初衷。

首先我觉得，几乎所有这些文章对我们在令人困惑不安的当代世界中的个人生活仍然具有切身的意义。这本书绝对不是一本为人提供建议的“生活指南”，也与所谓的“自助手册”之类毫无共同之处，但个人经历告诉我，很多读过这些文章的人发现自己的心灵受到了震动，生活得到了滋养。这些文章曾经多多少少帮助读者增加自信，有勇气选择并实施个人的生活计划，致力于实现自己向往的个人理想。正是出于这样的考虑，我愿意出版此书，让更多可能有兴趣的读者，即所谓“有智慧的普通人”，更容易看到这些文章。对于这一点我个人深有感触，因为我以前出版的著作都是针对职业的心理学工作者，其影响也没有超出专业的圈子。所以我真诚希望，许多对咨询或者心理治疗领域并无特别兴趣的人们能够发现，在这个领域的学习收获可以对他们自己的生活有所助益。我还希望并且坚信，那些从未寻求咨询帮助的人们，通过阅读本书收录的治疗会谈的个案记录，能够在潜移默化中增强勇气和自信，通过自己的想象和情感体验，借鉴他人成长的艰苦经历，更好地理解自己的心路历程。

促成我出版此书的另一个因素是，越来越多的人对我关于咨询和治疗以及人际关系的观点有所了解，他们热情地期望以方便的形式得到我最近的思考和工作的记录。他们抱怨说，很难找到未公开发表的文章；翻查过时的期刊很不方便；所以希望能把这些文章编成一本书。这个要求对于任何一位作者都可说是一种过誉。这也是我试图要承担的一份责任。我希望他们对我选编的内容感到满意。从这个角度说，本书是对在专业中借鉴过我的工作的心理学家、精神病学家、教师、教育专家、学校咨询师、宗教工作者、社会工作者、言语治疗师、工商界领袖、劳工管理专家、政治学家等人士的回复。我将此书真诚地奉献给他们。

此外还有一个更加复杂的个人动机。这就是我在寻找一个合适的听众群。十几年来，这个问题一直困扰着我。我明白，我要说的话只合一部分心理学家的口味。大多数的心理学家——刺激—反应、学习理论、条件作用之类的术语可以显示他们的兴趣所在——一心一意地认定人只是一个客体，所以在他们看来，我要说的话经常显得不可理喻，甚至让他们心情懊丧，大倒胃口。我也明白，我的话只合一部分精神病学家的口味。他们中的许多人，也许是大多数，都认为心理治疗的真理早就由弗洛伊德说过了。他们对于新的可能性不感兴趣，对于这个领域的科学研究不感兴趣，甚至进行抵制。我也明白，我的话只是合乎自称为咨询师的复杂群体的一部分人的口味。这些人大多数主要关心的是预测性的测验和测试，以及辅导的方法。

所以，每当我准备发表一篇论文时，呈送给上述专业领域的任何一份期刊，我都觉得很不满意。我曾经在这些类型的专业期刊上发表过文章，但是近年来我的大多数手稿积压成堆，没有去发表，而是以油印的方式私下流传。这说明我对于自己究竟想要与哪些读者对话，还是犹豫不决的。

在这一时期，有些小型的、高度专业化的期刊的编辑们，了解到这些文章的内容，便要求我允许他们发表。通常我会同意这些要求，但是提出一个前提条件，即我以后可以在别的地方重新发表这些文章。所以这十年中我的文章大多数没有发表，或者只是出现在一些小型的、专业化的或者不太流行的期刊上。

现在，我已然决定，要以书的形式发表我的这些想法，以便它们能够找到自己的读者。我敢断言，读者肯定会包括许多学科领域，其中有些会与我从事的工作领域相去甚远，比如哲学或者行政管理。同时我也相信，这个读者群又有某种同一性。我认为，这些论文属于一个新的潮流，一个正在而且必将进一步影响心理学、精神病学、哲学等领域的潮流。我不愿贸然为这个潮流命名，但我已经想到与它有关的一些形容词，例如现象学的，存在主义的，个人中心的；一些概念，例如自我实现，化生（becoming），成长；与它相关的一些个人（在美国的），例如高登·阿尔伯特（Gordon Allport），亚伯拉罕·马斯洛（Abraham Maslow），罗洛·梅。所以，尽管本书面对的读者群来自许多不同的专业，而且很自然地，具有各自不同的兴趣，我还是相信存在一条共同的线索，即大家都在关注个人及其化成的问题，关注当代世界目前忽视并且试图取消个人的倾向。

最后，还有一个对我个人来说十分重要的动机。我们的时代十分迫切地需要根本性的知识来理解人际关系问题，需要切实有效的技能来处理人类的各种紧张冲突。如果我们不能在认识和化解个人之间、群体之间的冲突方面实现巨大的突破，日新月异的科学进展就很有可能导致我们人类世界的全盘毁灭。对于这个领域里取得的微不足道的些许知识，我觉得确实不值得夸耀。我期盼有一天，我们至少拿出制造一两个大型火箭的花费，用于确实有价值的人际关系研究。同时我也特别深切地担忧，我们已经掌握的知识目前很少得到认可和应用。我希望读者能够在本书中清楚地看到，我们已经学到的知识，如能切实应用，可以对减少目前种族之间的、产业界、国际的紧张关系有所帮助。我真诚地希望说明，这种知识用于前瞻性的预防，可以促进成熟的、非心理防御的、具有领悟力的个人的成长，而这样的人可望用建设性的方式来处理未来可能出现的人类冲突。如果我能给相当数量的读者清楚地指明人际关系领域中这些已经存在而尚未得到应用的知识资源，我将视其为莫大的奖赏。

出版此书的理由已如上述。最后，我要对此书的性质略做几句评论。书中收集的论文代表了我过去十年中主要的兴趣领域。① 写的时候目的不同，对象不同，甚至只是为了满足自己的内在兴趣，所以风格也各不相同。本书各章都加了概述，以便将这些材料放在可以理解的语境之中。书的编排组织体现了一个统一而且有所发展的主题，从个人的角度开始，进而扩展到宽泛的社会意义。在编辑过程中，我删去了内容重复的部分，但是保留了同一概念的不同表述，意图是用各种变式来突出主题，希望像音乐中的主题变奏一样，可以丰富一个旋律要表达的意境。由于初衷和起因不同，各篇文章都可以独立成篇，所以读者可以根据自己的兴趣，采取任何一种阅读的顺序。

用最简单的话来说，本书的目的是要与读者分享我的某些经验——也就是我个人的一部分。这里有我在现代生活丛林中的生存竞争的经历；这里有我在基本上未标注方位的人际关系领域中探索的真实体验；这里有我个人的感受见闻；这里有我历练而成的信念；这里有我检查测试我的信念的种种方式；这里有我的困惑、问题、关切，以及我所面对的许多不确定性。我希望通过这种分享，读者能够发现一个可以真诚交流的声音。

威斯康星大学
心理学与精神病学系
1961 年 4 月

---

① 有一个例外是在人格理论的讨论方面。因为我刚刚发表了一篇关于人格理论的全面的技术性的综述，所以这方面的材料就没有收入本书。参见科齐（S. Koch）编：《心理学：科学的研究》，第 3 卷，184～256 页，我写了一章《一种心理治疗、人格、人际关系的理论》，纽约，麦克劳·希尔出版社，1959。

第一编

从个人的角度说话

以自己的经历和当事人的体验为背景，我作为个人来说话。

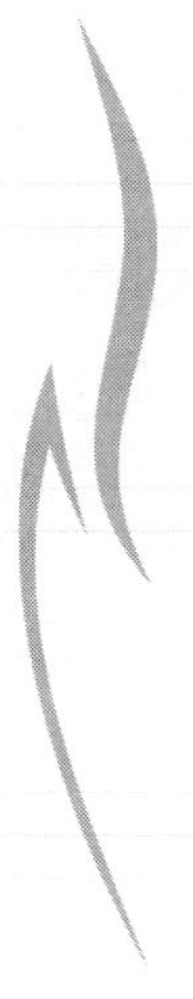

第一章　“我是这样的一个人”

——我的专业思想和个人历史的发展

这一章把我的两次个人谈话合在了一起。五年前，我被邀请与布兰蒂斯（Brandeis）大学四年级的学生座谈，不是讲我的心理治疗思想，而是谈我自己。我对自己的思想是怎样认识的？我是怎样成为我自己的？我发现，这个邀请让我产生太多的感慨，我尽力试着满足学生们的要求。在过去的一年中，威斯康星的大学生联合论坛委员会也曾提出相似的请求。他们请我在“最后的演讲”系列中谈谈我个人。这个系列假定：因为某些理由，一个教授在发表他的最后演讲时有可能会真切地讲到自己的为人。（这是对于我们教育体制的一个很有意思的看法，就是假定只有在最极端的情境中，一个教授才会以个人的方式表现他自己。）在这次威斯康星讲演中，我第一次充分表现了我个人的知识或者哲学主题，以及它们对我所具有的意义。在这一章中，我把两次谈话合在一起，并尽量保留原来非正式演讲的特征。

这两次谈话的反响使我意识到，人们是多么渴望了解那个正在谈话或者演讲的人。因此，我把此篇作为本书的第一章，希望它能够传达有关我个人的一些情况，从而为后面的章节提供较多的背景和意义。

遵照邀请者的意思，我今天与大家所谈的话题确定为“我是这样的一个人”。对这次邀请，我有许多种感受，我只想说，从个人的意义上讲，无论什么人想要对我有所了解，我都感到非常荣幸。这是一次独特且富有挑战性的邀请，我向你们保证，我将努力对这个真诚的问题做出一个真诚的回答。

那么，我是谁呢？我是一个心理学家，多年来，我的主要兴趣一直是心理治疗。而那又意味着什么？我不打算对我的工作做一个冗长的说明来烦扰你们，但是我想从我的《当事人中心疗法》这本书的序言中摘取一些段落，以一种主观的方式，简要地说明心理治疗对我来说意味着什么。对这本书的论题，我一直试图给读者一些直观感受，我写道："这本书的主旨是什么？但愿我尝试做出的回答，在某种程度上可以表现出这本书想要传达的一种鲜活的人生体验。"

> 本书要说的是痛苦和希望、焦虑和满足；每一个治疗者的咨询室里都弥漫着这些感受。它要讲述每一个咨询师和来访者之间所形成的关系的独特性；还有在这类人际关系中，我们所发现的普遍性的要素。这本书要说的是我们每个人的高度个人化的经验。它要说的是来访的当事人，通常情况下，当事人坐在我咨询室的桌子的另一边，为成为一个真正的他这个自己而苦苦挣扎，同时又极其害怕成为自己——他在努力体认他的经验的实质，努力想参透那种体验本身的意义，但是又对这种期待充满强烈的恐惧。这本书是写我自己的，我作为一个咨询师，与一个来访者坐在那里，面面相对，尽我所有的能力，试图深刻地、敏感地参与到他的自我挣扎之中。它是写我的，写我试图感知他的经验，以及这种经验对他来说所包含的意义、感受、体验、滋味。它写的是我自己，写我的一种无奈和慨叹，即在理解当事人时人类容易犯错误的倾向，慨叹仅仅因为一次偶尔的失败，当事人就会把生活理解成它现在似乎一成不变的样子；慨叹失败就像沉重的物体，穿过错综复杂的、微妙生成的成长之网落下来。它写的是我自己，写我像助产士迎接新生命那样为一个崭新人格的诞生而欢欣鼓舞；写我怀着一种敬畏的心情，注视着一个他人，一个他人的自我，显现成形；写我亲眼目睹一个我参与其中而且起着重要促进作用的个人的诞生过程。它写的是当事人和

> 我自己，我们惊奇地把那显然贯穿所有经验的强健而有秩序的力量，把那看起来深深地植根于宇宙中的力量视为一个整体。我相信，这本书写的是生活，在治疗过程中生动展示的生活——如果我们能在治疗过程中为个人的成长提供契机，生活本身所具有的盲目而巨大的、有时是破坏性的能量，可以由于其趋向成长的冲动而展示出来。

关于我的工作以及我的职业感受，上面这段话或许会给你们留下一些印象。我想你们还会有兴趣了解我为何进入这个职业，以及怎样做出自己的许多有意识或无意识的决定和取舍。我接下来试着给大家讲一下我的心理学自传中与我的职业生涯有关的若干片断。

我的童年生活

我在一个人际关系密切的家庭中长大，我的家庭有着非常严格的、毫不妥协的宗教和道德氛围，即对艰苦劳动这种美德的崇拜。我在六个孩子中排行第四。我的父母非常关心我们，几乎时刻牵挂着我们的幸福和安宁。他们也用许多微妙而慈爱的方式控制着我们的所作所为。他们认定（当时我自己也是那样想），我们家和别人家是不一样的。我们家不喝任何含有酒精的饮料，不开舞会，不玩纸牌，也不去戏院，很少参加社交生活——我们只是卖力地干活。我记得我喝第一瓶汽水时内心油然而生的罪疚感。后来我自己做了父亲，还花费了很长时间试图说服我的孩子们，说碳酸饮料有着某种似乎亵渎神灵的气味。我们大多数时间呆在自己家里，不跟邻居交往。所以我是一个相当孤独的少年，专注于阅读，一直到高中毕业，我只有过两次约会。

我 12 岁时，父母买下了一个农场，我们就把家搬到农场去。原因有两个。父亲的生意已经相当成功，于是想把农场作为休闲的地方。我相信更重要的一点是，我父母肯定觉得孩子们正在长大，应该远离城市生活的“诱惑”。

在农场，我养成了两个兴趣，它们可能和我后来的工作有真正的关系。我对一种在夜间飞行的蛾子着了迷（基尼·斯特拉顿-泡特 Gene Stratton-Porter 的著作当时很流行）。对于那些美丽的天蚕及在我们家附近树林里的蛾子，我变成了研究它们的权威。我很能干，让蛾进行繁殖，饲养幼虫，整个冬天我都保留着那些茧，而且我大致上体会到了那些一心想观察自然的科学家的快乐和苦恼。

我父亲决定依据科学开发他的新农场，所以他买了许多有关农业科学的书籍。他鼓励他的男孩子们有自己的独立的和有益的冒险事业，所以我和我的兄弟们养了一大群鸡，也曾经养过羊羔、猪仔和牛犊。在做这些事情时，我变成了一个农业科学方面的学者，并且只有在最近这些年我才意识到，我以这种方式获得的是一种对科学的基本的感受。没有人告诉我，一个 14 岁孩子一定读不懂莫里森的《饲养科学》。我耕耘在几百页厚的字里行间，学习如何进行实验——控制组和实验组怎样匹配，如何通过随机方法保持试验条件的等值性，以便能够确定某种饲料对肉产量和奶产量的影响。我体会到验证某种假设是多么的困难。在实践探究中，我掌握了科学实验的知识，并树立了对于科学方法的尊重态度。

大学和研究生教育

我最初上大学是在威斯康星学习农业。我清楚地记得，一位农业学教授谈到了解并运用事实时言辞非常激烈。他强调指出，百科全书式的知识积累不仅无益，而且有害；他的结论是："不要做一辆该死的弹药车，要做一支来复枪！"

大学前两年期间，因为几次激动人心的学生宗教集会，我改变了我的专业目标，不要做一个农业科学家，而是要做一个牧师——一个不算太大的方向转换！我从农业转向历史，相信这是一个更好的对个人未来的准备。

大学三年级时，我被选为 12 名学生代表之一，去中国参加一个国际基督教学生联谊会。对我来说，这是一次最为重大的经历。那是 1922 年，第一次世界大战结束 4 年之后。我看到，法国人和德国人仍然十分强烈地互相仇视，尽管他们单独看上去显得相当可爱。这迫使我努力超越已有的思维模式，认识到同样真诚和正直的人们却能够信奉截然不同的死板教义。我第一次以成年人的方式把自己从父母的宗教思想的束缚中解脱出来，并且意识到，我不再赞同他们的观点。这种思想上的独立给我与父母之间的关系带来很大的痛苦和压力，但是回过头去看这件事，我相信只有在这个时刻，我才开始成为一个独立思考的人。当然，那段时间，我具有相当多的对抗和叛逆心态，但是根本的分裂是在我去东方的六个月旅程中出现的，可以说这是我彻底地从家庭的影响中脱离出来的关键时期。

尽管下面所说的不是我的个人成长，而是要说明影响我职业发展的某些因素，我还是想简要地提及在我个人生活中一件非常重要的事情——就是在去中国的旅程中，我爱上了一个可爱的、童年时就已经认识的姑娘。为了能够一起去读研究生，我一完成学业，我们就结了婚，尽管我们的父母并不是很赞同我们在一起。我不能很客观地谈论这件事，但是此后这么多年以来，她坚韧而持久的爱情和友谊，已经成为我生活中一个最重要的、历久弥鲜的意义源泉。

我选择了去联合神学院，为从事宗教工作做准备。当时（1924年），联合神学院在国内是一个最开明的地方。我在那儿呆了两年，我从未为这两年后悔过。我接触了一些大学者和教师，如著名的麦可吉福（A. C. McGiffert），他虔诚地信奉思想探求的自由，全心全意地投身真理，无论真理引领他走到哪里，他都会毅然前行，义无反顾。

后来我开始真正了解了大学和研究生院——他们的那些规则和刻板的教条——我现在对于自己在联合神学院的那段意义深长的经历的确感到很惊讶。我们一伙人感到我们被灌输进一些思想，然而我们的初衷是希望自由探索我们自己提出的问题和疑惑，并独立发现它们会导向何方。我们向学校行政部门请愿，要求允许我们成立一个可以得到学分的研讨班，不需要教师作指导，课程根据我们自身的问题来设置。可想而知，学院被我们的请愿搞得不知所措，但是他们竟然同意了我们的要求！惟一的条件是出于公共机构的利益，一个年轻的讲师将会在研讨班旁听，但是他不会参与我们的讨论，除非我们希望他积极参加。

我想，毋庸赘言，研讨班非常令人满意，极具思想启发的价值。我感觉它把我推向了一条长长的、通向我自己的生命哲学的道路。通过自己所提的问题思考自己的人生道路，这个群体中的大多数成员，都从宗教性的工作中得到了具有自我意义的思想结论。我就是其中之一。我感到，生命的意义，以及个人生活的建设性改进的可能性，这些问题大概会一直吸引着我，但是我不能在一个需要信奉确定的宗教教义的领域内工作。我的信仰已经有了巨大的变化，并且有可能继续改变。对我来说，为了保住一份职业而不得不表明信奉一套信仰是一件极其可怕的事情。我在寻找一个确信对自己的思想自由不加约束和限制的领域。

成为心理学家

但那是什么领域呢？在联合神学院，我被当时刚刚兴起的有关心理学和精神病学方面的课程和演讲所吸引，古德文·华生（Goodwin Watson）、海瑞森·伊利亚特（Harrison Elliott）、马里安·肯沃德（Marian Kenworthy）等名教授都是吸引我的明星。我开始从联合神学院穿过大街，去哥伦比亚大学的师范学院攻读更多的课程。我师从威廉·柯伯屈（William H. Kilpatrick）学习教育哲学，发现他是一位伟大的教师。我在豪令沃斯（Leta Hollingworth）的指导下开始儿童临床实习，他是一个善解人意而且能干务实的人。我发现自己被儿童辅导工作强烈吸引住了。没费什么力气，我就轻松地转到了儿童辅导专业，开始把自己的未来与临床心理学连在了一起。我无意中迈出的这一步，没有经过什么条理分明的有意识抉择，而只是遵循了对于活动的兴趣的指引。

在师范学院时，我申请并得到了奖学金，在当时新设立的儿童辅导研究所担任见习医师，这个机构得到了公共福利基金的赞助。回想起来，我常常庆幸自己是在研究所设立的第一年去那儿工作的。机构处于初建时的混乱状态，但这也意味着一个人可以做他想做的事情。我努力汲取当时的工作人员普遍持有的弗洛伊德的心理动力观，这些人包括大卫·勒维（David Levy）和拉森·劳瑞（Lawson Lowrey），我发现他们与当时在师范学院广为流行的那些严格的、科学的、冷静客观的、统计学的观点存在激烈冲突。回顾过去，我相信解决我自身冲突的必要性是一种最有价值的学习体验。当时我感觉到自己是徘徊于两个完全不同的世界，而且冲突无法弥合。

在实习期末，实习医生这份工作对我来说已非常重要。虽然还没拿到博士学位，但我需要得到一份工作来维持人口增长的家庭。当时的职位不是很多，我到现在仍然记得当我谋到工作时的那种欣慰和喜悦。在纽约的罗彻斯特，我被聘为心理学家，就职于预防虐待儿童协会的儿童研究部。当时在这个部有三位心理学家，我每年的薪水是 2 900 美元。

我记得我是带着喜悦和些许诧异之情接受这个职位的。我感到欣喜的理由是，它是一个机会，能让我去做我感兴趣的工作。按照合乎情理的标准来看，这份工作是一条专业上的死胡同，会使我脱离专业上的联系；即使按那个年代的标准，薪水也很低；但是据我的回忆，我当时几乎好像完全不曾想到这一切。我猜想，我一直有这样一种感觉，那就是只要给我机会让我做自己最感兴趣的事情，其他别的事情似乎都会水到渠成。

在罗彻斯特的岁月

后来在罗彻斯特的 12 年对我来说是极其宝贵的时光。至少在前八年间，我完全沉浸在从事实际的心理学服务，为那些被法庭和代理机构送来的犯有过失的或者生活水平低下的儿童进行诊断并做出安置；在许多场合进行“访谈会晤”。那是一段与学术圈子相对隔离的时期，我所关注的只是试图更有效地帮助当事人。我们有自己的成功，也有自己的失败，所以惟一的出路是不断地学习。关于与这些孩子及他们的父母打交道的方法，标准只有一条，那就是“它行得通吗？它有效果吗？”我发现，通过日常的工作经验，我开始逐步地形成了自己的观点。

我想起三件意味深长的事，虽然不是什么大事情，但当时对我来说，却相当重要。我印象特别深刻的是，这三件事都涉及我的幻想破灭的过程——我对权威，对教材，对我自己，都开始提出质疑。

我在上学的时候曾经着迷于威廉·希利（William Healy）博士的著作。他认为，犯罪行为常常是基于性的心理冲突，如果这种冲突被发掘出来，犯罪行为就会终止。在罗彻斯特的前两年，我非常辛苦地与一个年轻的纵火狂打交道，他有着一种无法解释的纵火冲动。我日复一日地与他在拘留所里见面，逐渐追查到他的与手淫有关的性冲动。找到了！这个案子解决了！然而，当安排对他缓刑时，他的老毛病却重新发作了。

我现在仍然记得，当时我所感受到的震惊是怎样的强烈。也许希利博士是错的，也许我正在了解希利所不知道的东西？总之，这次偶然的事件让我深深感到，权威的教导也会有错误，仍然有新的知识等待我们去探索。

初出茅庐的第二个发现属于另一种情形。到罗彻斯特不久，我主持了一个关于面谈技术的讨论小组。我找到了一份已经发表的对一个家长的几乎是逐字逐句的访谈记录。在这次访谈中，个案工作者显得头脑敏锐、富有洞察力，而且聪明机警，能够使访谈很快进入问题的核心。我很乐意把它作为例证来说明良好访谈的技术。

几年之后，我有一项类似的工作，因为仍然记得那个出色的记录，我又把它搜寻出来，重新阅读。但我感到的是震惊。这时，在我看来，这个访谈好像是一个狡猾的法官在审问犯人，咨询师最终说服那位家长相信自己具有某些无意识的动机，并使她似乎心甘情愿地坦白认罪。此时，我的经验告诉我，这样一种访谈无论对这位母亲，还是对她的孩子，都没有任何可以持久的帮助作用。这件事使我意识到，我正避免在临床关系中运用那些带有强制性的、急功近利的方法。这倒不是因为某些哲学上的理由，而是因为这些方法所产生的效果永远都是肤浅的。

第三件事发生在几年之后。在向来访者解释他的行为时，我已经学会更加敏感，有耐心，总是尝试用一种温和的、容易得到认可的方式来把握解释的机会。我那时正在接受一位智力很高的家长的咨询，她的儿子行为怪诞，难以管理。问题似乎在于她早年对孩子的排斥，但是经过多次访谈，我却不能帮她领悟到这一点。我使尽全身解数，引导她说话，然后小心地把她提供的证据归纳起来，企图帮她看到一种模式，但是我们毫无进展。最终我只好放弃努力。我告诉她，我们都已经尽力，但我们不得不承认失败，以后我们最好不要再联系。她同意了。这样我们结束了访谈，彼此握手，她就向诊所的门口走去。然后，她转过身来问道：“你这儿是否为成年人做咨询?”我作了肯定的回答，她说，“那么好吧，我需要一些帮助。”于是她坐回到原来那张椅子上，开始诉说她对自己婚姻的绝望，她与丈夫之间的困难关系，她的失败感和困惑感；所有这些感受，与她先前谈过的枯燥无味的“病例”全然两样。真正的治疗这时才得以开始，而且最终的结果非常成功。

这一件以及类似的一些事情帮助我体验到一个事实——只是在后来我才充分意识到——那就是：只有当事人知道伤痛在哪里，该往何处走，关键问题是什么，哪些经验被深深埋藏着。这时我开始领悟，除非我的目的是要证明自己才智过人，学识不凡，否则，我最好是依靠当事人作为治疗过程的向导。

我是一个心理学家吗?

这期间，我开始怀疑我是否是一个心理学家。罗彻斯特大学让我清楚地知道，我在那里所做的工作不是心理学，他们没有兴趣让我在心理系教课。我去参加美国心理学协会的会议，发现充斥于文章中的都是关于老鼠的习得过程，以及看起来和我所做的工作毫无关系的实验室里的实验。然而，精神病学社会工作者看来与我有着共同的语言，所以，我在社会工作领域中变得活跃起来，晋升到地方性的以至全国性的学会的领导职务。直到美国应用心理学协会成立以后，我才作为一个心理学家真正活跃起来。

我开始在大学里的社会学系讲授如何理解和处理儿童问题的课程。不久教育系也把它们列为教育系的课程。（在我离开罗彻斯特之前，心理系最终也请求我允许给他们开设这些课程，这样，终于承认我是一个心理学家。）对这些经历所作的简单描述使我认识到，我是多么倔强地只顾走自己的路，而不去关心我与我的群体是否一致的问题。

有限的时间不允许我讲述在罗彻斯特成立独立的辅导中心的工作，包括与精神病学界某些同行们的专业论争。这些大都是行政管理方面的斗争，与我的思想发展没有太大的关系。

我的子女

在罗彻斯特那些年，我的儿子和女儿渡过了婴儿、孩童时期，慢慢长大成人。他们教给我的关于个人、关于人的成长、关于人际关系的知识，远比我从专业领域中学到的更多。我觉得，在他们小的时候，我不是一个非常合格的父亲，但庆幸的是，我的妻子是个好母亲。随着时间的流逝，我相信我正在逐渐成为比较合格的而且更富有理解力的父亲。当然，这些年来，与这两个优秀而机敏的年轻人交往，陪伴着他们走过孩童时代全部的快乐和痛苦；走过少年时代所有的自信和困惑，进入到他们的成人时期，并看着他们有了自己的家庭，这一切对我来说都是一种无价的体验。我想，我妻子和我认为，有我们一部分贡献的、最令人满意的成就之一，就是我们与已经长大成人的孩子以及他们的配偶，都能够以一种深层的方式进行相互的沟通和交流。

在俄亥俄州立大学的时光

1940 年，我在俄亥俄州立大学接受了一个职位。我确信，他们接受我的惟一理由就是我的《问题儿童临床治疗》这本书，它是我挤出假期和简短的休假写就的。出乎我的意料，他们竟然给我提供了一个正教授职位。我衷心建议学术界人士都从正教授开始自己的职业生涯。大学的教员在一步一步的职称晋升过程中，往往只学会一门功课，就是不要出头犯忌而招惹是非。我没有经受那种常常是有辱人格的升级竞争，对此，我心头常存感恩之情。

在俄亥俄州立大学给研究生讲授我的治疗和咨询课程时，我第一次意识到，或许从我的经验出发，我已经形成了一种个人的独特观点。我试着把一些想法确立下来，并把它们整理成一篇文章，于 1940 年 12 月在明尼苏达大学发表演讲，结果却引起了很强烈的反对声浪。我第一次体验到这样一个事实：我自己的一个新的观念，在自己看来显得光华四射，潜能巨大，可是对他人却似乎是某种极大的威胁。我发现自己成了学术批评的焦点，成了正反两方辩论的源头，这使我感觉心中不安，并产生了困惑和疑问。然而，我觉得我还是可以有所作为，于是写出了《咨询和心理治疗》的手稿，明确阐述了我认为有效的治疗方法的取向。

在这里我再一次颇为自嘲地认识到，我这个人一直没有学会“讲求实际”。当我提交书稿的时候，出版者认为它有趣而新颖，但是同时质问我，什么地方会用它作为教材。我回答说，我只知道两个地方：一个是我正在讲授的课，第二个是在另外一所大学。出版者认为我不去为普遍开设的课程写一本合适的教科书，真是犯了一个严重的错误。他非常怀疑是否能够卖出两千册来保住出版的本钱。于是我说我可以另找一家出版社，这时他才下决心冒险一赌。到现在这本书的销量已经达到 7 万册，而且数目还在继续上升，我不知道我们两个谁更会感到惊讶。

最近这些年

我相信从那时到目前，我的著作清楚地记录了我的职业生涯——在俄亥俄州立大学 5 年，在芝加哥大学 12 年，在威斯康星大学 4 年。我将很简短地强调两三点对我很有意义的东西。

我已经学会与范围越来越广的当事人一起，在越来越深刻的治疗关系之中生活。这种关系可能而且的确会带来极为优厚的回报。这种关系也可能而且的确会令人惊惧不安，因为有时候某个极为困顿的当事人似乎要求我必须超出我自己很多。确实，从事心理治疗要求治疗师个人不断成长，这从长远的眼光来看会使人获益匪浅，但的确也是一件使人时时感到痛苦的事情。

我也想说，科学研究对于我具有越来越重要的意义。心理治疗是一种我个人可以主观体证的经验；而在科学研究的经验之中，我可以做局外旁观，试图客观地去观察这种丰富的主观经验，运用所有那些条理规范的科学方法，来考察我是否在蒙蔽自己。我越来越深信，我们将会发现人格和行为的规律，这些对于人类进步或人类理解力意义重大，决不亚于地心引力或热力学的重要性。

在最近的 20 年中，我已经变得习惯于不为外界争论所动，但是我的观点所引起的反响仍然让我吃惊。在我看来，我觉得，我总是以一种尝试的方式提出我的想法，读者或学生可以接受，也可以拒绝。但是在许多不同的时间和地点，我的观点激起了心理学家、咨询师和教育家极大的愤怒、蔑视和批判。当狂怒的波澜在这些领域逐渐平息下来，近年来在精神病学领域中再度引起波澜。有些精神病学家感到，我的工作方式对他们最为珍视而且毫不怀疑的许多原理造成了一种深度的威胁。或许，比起狂风暴雨般袭来的严厉批评，毫无批判精神的、囫囵吞枣的“信徒们”造成的损失更加让我痛心。这些“信徒”自己以为有了某种新观点，却把我个人和我的工作理解（不管理解得是否准确）为一种武器，勇往直前地与所有的人喋喋不休地论战。有时，我觉得很难说清楚，给我造成重创的究竟是我的“朋友”还是我的“敌人”。

也许是因为终于摆脱了令人烦扰不堪的争论，我现在非常珍视与世无争、独自静处的机会。对我来说，能够彻底摆脱别人对我的品评，摆脱专业上的期待，从日常琐事中解脱出来，沉思自己正在做的实际工作，这将是我工作上最有收获的时期。我和妻子已经在墨西哥和加勒比海找到了与外界隔绝的居处，在那里没有人知道我是心理学家。画画，游泳，潜水，拍摄五彩缤纷的风景照片，是我在那里的主要活动。在这些地方，我每天用于专业工作的时间不超过二到四个小时，然而，我在专业领域的主要成就大都是最近几年来取得的进展。能够清静独处，我感到身心愉悦。

若干重要体会

以上非常简洁地描述了我的职业生涯的外貌。但我还想与各位分享我的内心世界，我想告诉大家，通过数千个小时的临床经历，在与那些陷入巨大痛苦的当事人密切接触的过程中，我个人所学到的东西。

坦率地说，这是一些对我意义重大的体会。我不知道这些对你们是否也适用。我无意把它们作为一个指南或忠告呈现给别人。然而我发现，当别人真心诚意地告诉我他的内心动向时，我会受到很好的教益；

至少这可以让我更敏锐地觉察到我自己的内心动向是如何与他人不同。正是在这样的意义上，我愿意与大家分享我所获得的个人体会。我相信，在每个案例中，早在我有意识地了解这些体会之前，它们已经变成了我的行为和内在信念的一部分。这些都是零散的、不完善的知识。我只能说它们对我个人曾经、而且现在还是非常重要的。我不断地反复温习这些体会。我有时不能将它们付诸行动，但是事后我会感到很遗憾。我有时遇到一种新的情境，也会错误预测，而未能将这些体会落实于应用。

这些体会不是固定不变的，它们仍在不断变化。其中有些似乎需要特别强调，其他的或许在某一时期对我不是那么重要，但是，对我来说，它们都很有意义。

我将用一个多少含有个人意义的短语或句子，来概述每一个体会。然后我会较为详细地阐述它们。除了关于人际关系的前几个体会之外，我要讲的没有多少系统性，后面要说的涉及个人价值和信念的领域。

我要用一个否定的说法来描述这些富有含义的体会。在我与他人的交往中，我发现，从长远来看，自己表里不一的行为是没有益处的。在我生气和不满时，做出一副平静和友善的样子，这是没有用的；不懂装懂，是没有用的；在某一时刻实际上充满敌意，却装作一个仁慈的人，是没有用的；如果实际上既害怕又缺乏信心，却做出非常有把握的样子，是没有用的。即使在一个非常简单的层面上，这个说法也确凿无疑。当我感到不舒服时，却装出一切都好的样子，那毫无益处。

换句话说，我的意思是：我发现，在我与他人的关系中，试图以一种带着面具的方式行事，维持一种与内心体验不同的表面的东西，毫无帮助，毫无效果。我认为，当我试图与他人建立一种建设性的关系时，这种面具不能使我对人有所帮助。我想进一步说清楚一点：虽然我感觉我已经了解到这一事实的确凿性，但是我绝对没有充分得到它的全部益处。实际上，我在个人关系上所犯的大多数错误，我对于别人无所助益的大多数情况，都可以用一个事实来说明，即出于某种自我防御的原因，我的表面行为与自己的实际感受背道而驰。

第二个体会可以用下面的话说明——我感到，当我以接纳的心态聆听自己时，当我能够成为我自己时，我感觉自己会更有效力。多年来，我觉着自己已经学会变得更真切地聆听我自己，以至于我比过去能够更真切地知道在特定时刻我所感受到的东西——意识到我在生气，或者的确感到我在排斥某当事人；或者感到对某个人充满了热诚和友爱；或者对正在发生的事情毫无兴致，厌烦不已；或者我急于理解某个人；或者我渴望或害怕与某个人建立关系。我认为，所有这些形形色色的态度都是我能够聆听到的。换一种表述方式，就是说，我感到，如果我能够让自己成为自己的真实自我，我会变得更加真切充实。我自己肯定是一个不完美的人，肯定没有完全达到自己所设想的机能状态，而接受这一点对我来说现在已经变得比较容易。

有些人也许会说这有点像是一个奇怪的发展趋向。对我来说，它的重要意义在于这样一个自相矛盾的悖论：当我接受自己真实的存在时，我就会发生变化。我相信我已经从我的来访者那儿以及从我自身的体验中了解到这一点——我们只有彻底地接受自己的真实存在，我们才能够有所变化，才能够超越自己的现有存在样式。那时，变化在不经意间就会发生。

实现真正自我的过程会导致另一个结果，那就是人际关系会随之变得真实。真实的人际关系充满活力，富有意义，因而令人神往。假如我现在对某个当事人或学生感到不耐烦，或者厌倦，如果我能接受这个事实，那么我就更有可能接纳他的情感反应。双方都有可能出现情感的变化，而且我也能够接受变化了的经验和情感。真实的人际关系趋向于变化而不是保持停滞不变的固定状态。

所以，我感到，在我的态度中使自己成为真实的自己，会有实际的效果；知道何时自己达到了耐心和容忍的极限，而且把它作为事实接受下来；知道何时我急切地想塑造他人，左右他人，而且把它作为我内心的事实接受下来。我愿意接纳这些感受，如同接纳温情、兴趣、宽厚、友好、理解等感受一样，因为这些负面感受也是真实自我的一部分。只有当我把这些态度作为事实接受下来，作为自我的一部分接受下来，我与他人的关系才会变得真实自然，才能不断成长，才能流畅地变化。

我现在已谈到了一个对我来说极富意义的核心性的体会。我用下面这句话陈述这个心得：我发现，容许自己去理解他人，具有极大的价值。我的这种措词方式对你们来说似乎很奇怪。有必要容许自己去理解另一个人吗？我认为有必要。对于从别人那里听到的大多数陈述，我们的第一反应就是对此做出直接的评价或判断，而不是去理解它。当一个人表达了某种感受、态度、信念，我们倾向于不假思索地认为："那是对的"；"那是愚蠢的"；"那是不正常的"；"那是不合理的"；"那是错误的"；"那是不友好的"。我们很少容许自己去细致地理解他人的陈述对他本人来说究竟有什么意义。我认为，这是因为理解会带来风险。如果我让自己真正去理解另一个人，我或许会被那种理解所改变。我们都害怕变化。正如我所说的，容许自己去理解另一个人，去透彻地完全地共情地进入他人的参照框架，是一件很不容易的事，也是十分罕见的事。

理解是在以一种双重的方式丰富自己。我发现，当我与那些陷入痛苦的来访者一起工作时，我进入并努力去理解精神病患者的稀奇古怪的世界，去理解并认识那个感到生活过于悲惨而无法忍受的当事人的态度，理解一个觉得自己卑微无用的人——每一种理解都以某种方式丰富了我自己。我从这些体验中以各种方式学到的东西使我发生改变，使我与众不同，并且使我成为一个更能与他人共鸣的人。也许更为重要的事实是，我对这些当事人的理解使得他们也发生变化。这种理解使他们接纳自己的恐惧和稀奇古怪的想法，接纳不幸和沮丧的感受，接纳他们充满勇气、善良、爱和敏锐感受的那些重要时刻。很多当事人的经验以及我自己的经验都说明，对于这类情感的理解使人能够如实地接受自己内心的这些情感。于是，人们会发现，他们的情感和他们的自我都会发生变化。有一个女人真实地感到在她的脑袋里有一个钩子，别人拉着这个钩子，在牵着她走；一个男人，他感到没有人像他那样孤独，没有人像他那样与人疏离。理解这样的女人或男人，对我来说是有价值的；同时，更重要的是，得到理解对这些当事人来说具有非常积极的意义。

下面是另一个对我来说很重要的体会。敞开心灵的渠道，使他人可以借此把他们的感受、他们私密的知觉世界传达给我，我感到很有意义。理解会带来丰厚的回报。因此我希望减少我和他人之间的隔阂，以便他人能够——如果他们愿意——更充分地展现自己。

在治疗关系中有许多方法，借助于它们我可以使来访者更从容地表达自己。通过我自己的态度，我能够在人际关系中创造一种安全的氛围，使得交流更容易成为可能。理解的敏感性也有帮助，它使我能够像当事人看自己一样来看他，并如实地接受他所有的知觉和情感。

但是作为一个教师，我还感到，如果我敞开心扉，使他人能够同我分享他们自己的喜怒哀乐，我也会因此而充实自己。所以，我试图——通常不是特别成功——在教室里创造一种氛围，以便让大家可以表达各种各样的感受，可以表现自己的独特性——同学之间可以彼此不同，也可以与老师不同。我也经常要求学生填写意见反馈单，表达他们个人对课程的特殊看法。他们可以说出哪种方式满足了或没有满足他们的需要。他们可以表达对教师的感受，或者可以讲述他们现在与课程有关的个人困难。这些反馈单绝对不会影响他们的成绩评定。有时候，对于同一个学期的同一门课程，学生们的体验会完全相反。一个学生说："对这堂课我有一种说不出的厌恶。"另一个外籍学生在谈到同一堂课时说："我们的课使用了最好的、富有成效的、科学的学习方法。但是对那些和我们一样，被演讲式的、权威式的方法教了很长时间的人来说，这种新措施完全是不可理喻的。我们这样的人已经习惯了服从老师，为了考试被动地记笔记，做作业。当然，人们要花很长时间来摆脱他们的习惯，尽管这可能是些老掉牙的、毫无效果和益处的习惯。"把我自己完全敞开，面对学生们这些截然不同的感受，得确使我觉得受益匪浅。

在一些团体中，我被看作是一名管理者或领导者。在这里我也发现了同样的规律。我希望减少恐惧或自我防御，以便大家自由地表达自己的感受。这是最令人激动的，它让我对管理者能怎样做有了一个整体的全新的看法。但这里我不再展开谈了。

在我的咨询工作中还有一个对我来说很重要的体会。我可以简单地谈谈心得。如果我能接受他人，我发现自己就会有很大的收获。

我发现，理解他人不是一件容易的事，真正接受他人及其感受也绝不是一件容易的事。我能真正允许某个人对我充满敌意吗？我能够把他的愤怒作为他自身真实而合理的一部分接纳下来吗？当他用一种不同于我的眼光看待生活及其问题时，我能接纳他吗？当他非常肯定我、钦佩我并想模仿我时，我能接纳他吗？所有这些都牵扯到接纳，但接纳并不是唾手可得的。在我们的文化中有一种倾向，即我们每个人都相信：“他人的所感、所思和所信都和我自己的一样。”我相信，我们很难容许我们的孩子、父母、配偶对特定问题的看法跟我们自己有差异；我们不能容许我们的当事人或学生跟我们有差异，不容许以他们个人独特的方式利用他们的经验。就民族的层面来说，我们不能容许另一个民族的所思所想和我们有差异。但是按照我个人现在的认识，个人之间的分离性，每个个体以他自己的方式利用经验并从中发现自己的意义的权利，乃是生活所具有的最高价值的潜能之一。在一种十分真实的意义上说，每个人自己都是一个海岛；只有他首先乐意成为自己并得到容许成为他自己，他才能够同其他的海岛搭起桥梁。所以，我发现，当我能够接纳另一当事人，即把他的感受、态度和信念作为他真实而至关重要的一部分如实接纳下来，我才是在协助他变成一位个人；我认为这一点具有十分重大的价值。

我想陈述的另一个体会或许很难表达清楚。也许可以这样说：我越向我自己的真实以及他人的真实开放，我就越不可能有一种要去“安排一切”的冲动。当我尝试着聆听自己，聆听发生在我身上的经验时，当我尝试把这同样的聆听态度更多地传达给另一个人时，我就越发地尊重复杂的生活过程。所以我逐渐变得不再匆匆忙忙地到处安排布局、设定目标、塑造他人、操控他人，并试图把他们推上我给他们规定了的某条道路。我只是更加满足于做我自己，同时让他人做他自己。我很清楚，这看起来肯定像一个奇异的甚至是一种东方的观点。如果我们不去对他人做些什么事情，那么生活还会剩下什么呢？如果我们不去按照我们的目标塑造他人，那么生活还会剩下什么呢？如果我们不去教给他人我们认为他应该学会的东西，那么生活还会剩下什么呢？如果我们不去迫使他人像我们一样地思考和感受，那么生活还会剩下什么呢？无论是谁，怎样会持有像我现在表达的这样一个如此消极的观点呢？我相信，这类的态度肯定是在座诸位许多人的反应。

然而，我的体验中有一个悖论式的层面，即在复杂的现实生活中，我越是单纯地希望成为我自己，越是希望能够理解和接受我自己以及他人内在的真实，也就越有可能激发较多的变化。这是一个似乎自相矛盾的真理——如果我们每个人都愿意做真实的自己，与这个愿望的程度相等，他会发现不仅仅是他自己在变化；而且与他有关系的人也在发生变化。至少这是我的体验中非常生动的一部分，是我在个人生活和职业生涯中所明白的最深奥的道理之一。

现在让我转到一些其他较少涉及（人际）关系的体会，它更多地和我个人的行为和价值有关。其中第一点非常简短：我能够信任我的经验。

长时间以来，我深有体会并且现在仍然在学习的基本的事情之一就是：只要某项活动感觉好像是值得去做，那么它就是值得去做的。换句话说，我体会到，我对某种情景的总体上的机体感觉比我的理智更加值得信赖。

在我整个的职业生涯中，我一直是沿着别人认为是愚蠢的方向前行，对这个方向我自己也曾怀有许多疑问。我"跟着自己的感觉走"，从来不曾为自己的人生方向而后悔，虽然当时我也曾经常常感到孤独无依，或者感觉自己傻得可以。

我觉得，当我信任一些内在的非理性的直觉时，我已在行动中发现了智慧。事实上，我发现，当我感觉到某一条无人问津的小路是正确或真实的选择，并毅然冒险前行，然后在五年或者十年之后，就有许多同事加入探险的队伍，于是我不会再感到独行的寂寞。

我逐渐更加深刻地信任我的整体反应，我感到我能够用它们指导我的思想。我已经越来越尊重这些不时发生在我内心的、朦胧的思想，我感到它们似乎意味深长。我倾向于认为这些朦胧的想法或直觉的猜测将会引领我走向一些重要的领域。我想这牵涉到对于自己的整体经验的信赖，我现在觉得自己宁可相信，这种直觉比我的理智更有智慧。我敢肯定，它难免会出错，但是比起仅仅依靠我的意识心灵，我相信整体的经验会更为可靠。我的这种态度由艺术家麦克思·韦伯（Max Weber）做了很好的表达，他说：“当我进行我的微不足道的创造性努力时，我极大地依赖于我至今不知道的事情，以及我至今还没有做过的事情。”

与这个体会关系非常密切的一个推论是，别人做出的评价对我来说不是行动的指南。别人的看法，虽然应该倾听，应该就它们的本来面貌加以思考，但这对我来说永远不会成为一种指南。它是一件很难学会的事情。年轻的时候，我曾经遇到一个博学而且富有思想的男人，我当时觉得他是一个比我更有能力、更在行的心理学家。那时他告诉我，我对心理治疗感兴趣是犯了一个天大的错误，我记得我受到了极大的震动。他告诉我，做心理治疗的人根本没有出路，而且作为一个心理学家，我甚至可能没有任何机会去从事心理治疗的实践。

后来我相当震惊地得知，在有些人眼中，我是一个骗子，一个没有执照的行医者，一种非常肤浅的、具有破坏性的疗法的始作俑者，一个权力攫取者，一个神秘主义者，等等。并且我也曾因为同样极端化的赞誉而大为烦恼。但是我没有受到太大的影响，因为我逐渐认识到，如果说在我的一生中（或许是永远）有一个惟一能够了解我的人，了解我所做的事情是否诚实、认真、开放、合乎情理；是否虚伪、自我防御、不合情理，那么，那个人就是我自己。对于我正在做的事情，我很高兴得到各种各样的验证，对我的批评（无论是友好的还是充满敌意的）和赞扬（无论是诚挚的还是奉承的）也是这种验证的一部分。但是，衡量这些验证的真伪，确定它的意义和用处，那只能是我自己的责任，是一项我不能让渡给任何他人的义务。

比之以上我说的这些内容，下面一个体会大概不会让你们感到惊奇。对我来说，体验就是最高的权威。我自身的体验就是确定性的试金石。别人的思想、我自己的思想，都不能和我的体验一样具有权威性。我必须一次又一次地返回到体验中，去发现一个接近真理的东西，因为它就存在于成为我自己的过程之中。

居于优先地位的不是《圣经》，也不是先知；不是弗洛伊德，也不是科学研究；不是上帝的启示，也不是人类的教训，而是我自身的直接体验。

用语义学家的术语说，我的体验越是原初，就越具权威性。因此，处于最基层水平的经验是最有权威的。我阅读了一种心理治疗理论；在我与来访者打交道的基础上提出一种心理治疗理论；我对来访者有一种心理治疗的直接体验；在上述三个层面的经验中，最直接的第三种经验具有最高的权威性。

我们的个人经验之所以具有权威性，并不在于它永远不犯错误。它是权威的基础，因为它总是能够以一种新的、基本的方式得到检验。通过这种方式，它常见的错误或谬误总是可以得到自我修正的机会。

下面是另一项个人体会。我在体验中享受着发现规律的乐趣。在广阔的体验中，我寻求意义或者规律性或合法性，这似乎是不可避免的。正是这种好奇心——我发现，遵循这种好奇心的指引，结果非常令人满意——指引我提出了我的每一项重要的理论表述；它引导我在临床心理学家大量的儿童研究中寻求规律，并由此写出了我的《问题儿童临床治疗》；它引导我系统地概括出了在心理治疗中似乎具有普遍作用的原则，引导我写了若干著作和大量的文章；它引导我对自己体验到的各种秩序性和规律性做出了理论的建构，并且将这些规律投放于尚未探索的新领域，以便进行进一步的检验。

因此，我认为，科学研究和理论建构的目标，是对意义重大的经验进行内在的组织整理。科学研究是一种程序严谨的不懈努力，其目的是为了弄清楚主观经验的现象界的意义与秩序。它的合理性在于它令人满意地解释了世界的规则性，而且一旦我们理解了自然呈现的规则性的关系时，有益的结果亦常常随之而出现。

所以，我承认，我献身于科学研究、献身于理论建构的原因是出于一种追求规律和意义的需要，一种存在于我个人内部的主观需要。有时，我也可能会因为别的理由而进行科学研究：例如满足他人的需要，要让我的对手和抱着怀疑态度的人信服我，在专业水平上领先，赢得个人的声望，以及其他许多不怎么高尚的理由。在个人判断和活动中出现的这类谬误，只是让我更深刻地确信，从事科学研究只有一个合理的原因，那就是满足我内心对意义的需要。

另一个曾经让我付出过不少代价才得来的体会，可以用以下几个字概括：事实是友好的。

大多数心理学家，特别是精神分析师总是拒绝对他们的治疗做科学的研究，或者拒绝让别人来做研究，这件事引起我极大的兴趣。我能理解这种反应，因为我对此亦有感受。特别是在我们早期的研究中，我清楚地记得当时我们等待研究结果时的那种焦急心情。要是我们的假设被证明不能成立，那可怎么办！要是我们的观点是错误的，那可怎么办！要是我们的见解是不合理的，那可怎么办！现在每当我回顾过去，我才觉得我那时似乎是把事实当作了潜在的敌人，当作了灾难的信使。或许我是逐渐地意识到，事实总是友好的。在任何一个领域，你所能得到的每一点证据，都会引导你最大限度地接近真实。接近真实永远不会是一个有害的、危险的、令人不高兴的事情。所以，尽管直到现在我仍然会讨厌调整我的思想，讨厌不得不放弃自己陈旧的观察方式和思考方式；但是，在更深的层面上，我已经在一定程度上逐渐意识到，这种令人痛苦的改造过程就是我们常说的学习。尽管令人经历痛苦，学习能让我们以更为真实因而也更加令人满意的方式看待生活。因此，目前对我的思想和探究最有诱惑力的领域，是我自己深感兴趣的一些观念所涉及而尚未得到支持和证明的领域。我感到，假如我能够在探究过程中解决这些难题，我就会更加满意地接近真理。我确信，事实将永远是我的朋友。

在这里，我还想提及另一个十分有价值的体会，因为它使我如此深刻地感到我和他人的相似性。我用下面这句话来表达这个意思：最个人化的东西就是最普遍的东西。我与学生或职员交谈时，或者在我的著作中，我已多次以非常个人化的方式表达了我的这个见解。我认为我正在表达一种别人可能不会理解的态度，因为它是我自己独有的。对此有两篇文章可以作为例子，一是《当事人中心疗法》的序言（出版者认为它非常不合时宜），一是在《人与科学》杂志上面的一篇文章。在这两个例子中，我几乎总是发现这样一种对我而言似乎是非常私密、非常个人，因此别人很难理解的感觉，可是事实上它却成为一种在很多人中间得到共鸣的表达方式。因此，我相信，我们每个人最个人化的、独一无二的东西如果得到了分享或表达，就可能深入他人的内心世界。这个体会曾经帮助我更好地理解艺术家和诗人，理解那些敢于表达他们内在独特性的人们。

我还有一个深刻的体会，它对我迄今所说的全部话题可能是最基本的东西。25 年以来帮助那些在痛苦中挣扎的当事人的经验促使我得出一个结论，简单地说就是：每个人都有一个基本上积极的取向，这已成为我的经验。在做当事人治疗的深层接触中，我总是发现，即使那些麻烦很大的人，行为上已经非常反社会的人，情绪看起来极不正常的人，这个积极取向在他们身上也是真实存在的。如果我能敏锐地理解他们表达的体验，能够按照他们的本来面目接纳他们的独立人格，那么我会发现，他们往往是朝着某个特定的方向改变。他们趋向于改变的方向是什么？我相信，我可以用一些言辞来说明：积极的、建设性的、朝向自我实现的、朝向成熟成长的、朝向社会化发展的，等等。我感觉，个体越被充分地理解和接纳，他就越容易摒弃那些他一直用来应付生活的假面具，就越容易朝着面向未来的方向改变。

我不想大家对此有任何误解。我对人性的看法不是波莉娅娜[①]式的盲目乐观。我清楚地意识到，出于防御和内在的恐惧，个体能够而且确实会做出令人难以置信的残酷行为、可怕的破坏行为、幼稚行为、倒退行为、反社会行为，等等。然而，在我的体验中，最令人振奋和鼓舞的一部分，就是在最深的层次上与这些个体打交道，并发现他们身上具有的我们大家都有的强烈的积极倾向。

让我用最后一个可以简明陈述的体会，来结束这串长长的罗列。生活，在其最佳状态中，是一个流动、变化的过程，其中没有什么是固定不变的。在我的来访者和我自己身上，我发现，当生活非常丰富、非常

---

① Pollyanna，美国作家埃莉诺·霍奇曼·波特（Eleanor Hodgman Porter，1868—1920）小说中的女主人公。——译者注

有价值的时候，它就是一个流动的过程。体验这个过程既令人感到陶醉，也让人感到些许的害怕。我感觉，如果我能够让经验之流带动我朝向未来，朝向我仅仅朦胧意识到的目标前行，我就会处于最佳的状态。这样，在随着我错综复杂的经验之流一起漂浮的过程中，在试图对它永远变化复杂整体所作的理解中，显然不会有什么固定不动的点。如果我能这样处在变化的过程之中，很显然，我就不会持有什么封闭的信念体系，持有一套毫无变化的规则。对我的经验不断变化的理解和解释会指引着我的生活方向。生活总是处在变化形成的过程之中。

我相信，大家现在已经清楚，为什么我不鼓励或者劝说他人拥有或坚持某种哲学体系，或者某个信念，或者某套原则。我只是试图通过我对自己的经验的当下意义的解释去生活，而且容许他人自由地发展他们自己内在的自由，以及他们对自己经验的有意义的解释。

如果世界上确实有一个叫做真理的东西，那么我相信，这个自由的、个人探求的过程应当是趋向于这个真理的。这一点是我以有限的个人方式所获得的体验。

第二编

助益性的人际关系

我已经发现如何与那些具有潜在建设性的个人一道工作。

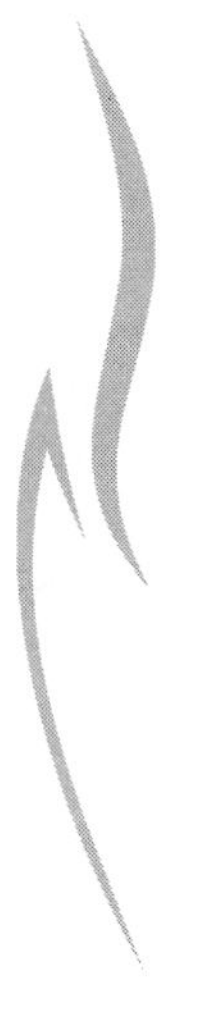

第二章　关于促进个人成长的若干假设

第二编三章内容的写作时间跨度是从1954年到1960年间的六年时间。有意思的是，这些内容分别在美国不同的地方公开讲演过：俄亥俄州的奥波林，密苏里州的圣路易，加州的帕瓦蒂纳。其中也包括大量的研究积累过程，所以第一章所作的尝试性叙述在第三章得到了更进一步的确认。

在1954年于奥波林大学所作的讲演中，我试图把已经在《咨询与心理治疗》(1942) 和《当事人中心疗法》(1951) 中详细表述过的心理治疗的基本原则，尽可能压缩在简短的时间里。我感兴趣的是我所提出的促进性人际关系，而没有描述可能的结果，甚至没有做出评价，也没有谈到人格改变的过程。

面对着一个遇到困难、内心冲突、正在寻求和期望他人帮助的人，对我来说总是一个极大的挑战。我有知识、有资源、有心理上的力量和技巧吗？——我自己需要具备什么能力，才能对这个人有真正的帮助？

25年来，我一直试图迎接这种挑战。它使得我利用了我的专业知识的每一个因素：我在哥伦比亚大学师范学院所学的严谨的人格测量方法；我作为实习医师在儿童辅导研究所工作时所学到的弗洛伊德精神分析的洞察力和方法；在我投身其中的临床心理学领域的继续深造；奥托·兰克（Otto Rank）的研究；我对精神病学社会工作的短暂接触；以及其他太多而无法一一提及的各种资源。但最有感触的是，通过持续不断地从我自己的以及咨询中心同事的经验中学习，我们才找到了帮助经历痛苦的人们的有效方法。我逐渐养成的这种工作方式来自于经验，并通过更深一层的体验和研究得到了检验、提炼和改造。

一个普遍的假设

用一个简单的方式来描述我自己的变化，可以这样说：在我的职业生涯中，我曾经一直在问这样一个问题：我如何治疗、治愈或者改变当事人？而现在我开始用下面这种方式来提出问题：我怎样为此当事人的个人成长提供一种有用的人际关系？

在我这样用第二种方式提问题的时候，我已经意识到，我学到的所有的东西，都要用于我的各种人际关系，并不只是用来处理来访者的个人问题。正是因为这个原因，我感到，既然我们所有的人都处在某些人际关系之中，那么完全可能，在我的经验中对我有意义的知识，也可以在你们的经验中对你们有意义。

也许我应该从一个负面的体会开始说起。我现在已经逐渐体会到，如果借助于某种理智的程序或训练的程序，那我对这个遇到了麻烦的当事人是不会有任何帮助的。不可能依赖某种方法、某种知识、某种训练或接受某种教学而达到实际有效的帮助。这些方法是如此的诱人，而且直截了当，以至于在过去我曾经尝试过无数次。我向当事人作出各种解释，给他列出今后的行动步骤，教给他更加令人满意的生活方式的知识，这些都是我们可以想到的。但是，在我的经验中，所有这些方法都是徒劳无益的。它们至多达到的是一些临时性的变化，这些变化不久就会消失，而留给个体的是比以前更多的挫败感。

所有的理性方法的失败，迫使我不得不承认，人的变化看来是通过人际关系的经验发生的。所以我要简短而随意地陈述一些有关助益性关系的基本假设，这些似乎在实践经验和研究中都得到了越来越多的证实。

我可用一句话来陈述这个总体的假设：如果我能提供某种类型的人际关系，那么对方就会在他自己身上发现运用这种关系来促进成长的能力，同时也就会产生个人的变化和发展。

助益性的人际关系

这些术语到底有什么意义？让我把这个句子分成三个主要的短句，并指出它们对我来说所含有的意义。首先，我所提供的是一种什么类型的关系？

我发现，在人际关系中我越能够真诚透明，我就越有帮助作用。这意味着，在可能的程度内我需要意识到我自己的感受，而不是表面上呈现一种态度，但实际上在深层或无意识中却持有另一种态度。真诚透明也包括用我的话和我的行为欣然表达存在于我内心的各种各样的感受和态度。只有用这种方式，关系才会拥有真实性，真实作为一个首要条件看来是十分重要的。只有通过提供存在于我内心的真诚的事实，另一当事人才能成功地寻求到存在于他内心的真实。即使当我感受到的态度不是我为之感觉愉悦的态度，或者不是看起来有益于一个良好关系的态度，我感到这个原则也是确实可靠的。真实性是极其重要的。

作为第二个条件，我发现越是接纳和欣赏当事人，我就越有可能创造一种他可以利用的关系。我所说的接纳，就是一种对于当事人的热情关注，无条件地认为他是一个具有自我价值的人——不论他的状态、他的行为或者他的感受是什么样子。这意味着对他作为一个独立的人的尊重和欣赏，意味着愿意看到他用自己的方式拥有自己的感受。这意味着此刻对他的态度的接纳和尊重，无论他的态度是消极的还是积极的，无论他过去所持的态度同别人是多么的抵触。这种对当事人经验变化的方方面面的接纳态度，会形成一种人际关系，使得他感到温暖和安全；而作为当事人，受到他人喜爱和珍视的这种安全感在助益性关系中是一个极其重要的因素。

我还发现，我不断地渴望去理解当事人的当下感受，理解他的各种情感和表达的个人意义，即达到一种敏感的共情。在这方面，治疗关系具有关键性的意义。并不是说仅仅有接纳就足够了；需要有理解，接纳才会有作用。只有当我理解了你觉得是那么可怕、那么脆弱、那么伤感或那么荒唐怪诞的情感和想法——只有当我看到这些情感和想法如同你所见，并且接受这些情感、想法，接受你这个人——只有这时你才会真正感到能够自由地去探索内心所有隐秘的角落，探索令人恐惧的缝隙，探索通常被深埋于地下的经验。自由是良好关系的一个重要条件。这里的自由是指个人在意识和无意识层面上探索自身，敢于从事这种危险的冒险、追问和探究。这是摆脱了任何类型的道德判断或疾病诊断式的评价（我相信，所有这样的评判和诊断总是具有威胁性的）而得到的一种完全的自由。

因此，我认为，就我来说，助益性关系的特征是真诚透明，在这种关系中我的真实感受可以得到透明的表现；是接纳，即把对方作为具有不可替代的内在价值的、独一无二的独特当事人来接纳；是深入的共情理解，这种共情理解能使我透过他的眼睛看到他私人的世界。达到了这些条件后，我就成了当事人的同行者，我陪伴他在曾经令他害怕、现在他能够自如承担的自我探求之路上一道前行。

我与他人绝非总是能够达到这种关系，有时，甚至当我感到在我这方面达到了，而他可能因为过于恐惧而不能感受到我所提供的东西。但是我要说，当我内心持有我已描述过的这种态度而另一个人在某种程度上又能够体验到这种态度时，那么我相信，建设性的个人发展和变化就会合乎规律地出现——我是经过长时间和谨慎的考虑之后才使用了“合乎规律”这个词。

追求变化的动机

对于关系我就先说这些。在我的总体假设中，第二个句子的意思是说当事人将会在他自身中发现为了成长而使用这种关系的能力。我将要试着说明这个短句对我来说所含有的一些意义。我的经验逐渐使我得出结论，即在个体自身中具有走向成熟的能力和倾向，如果这种能力和倾向是不明显的，至少它也是潜在的。在一种适当的心理氛围中，这种倾向会释放出来，变成实际的而不再是潜在的东西。事实说明，个体有一种先天的能力来理解他生活中和他自身引起他痛苦和失意的方方面面的经验。这样一种理解会探查那些由于具有威胁性而使他对自己遮蔽起来的、深藏于自我意识之下的经验。这种能力表现为一种倾向，即当事人能够用更加成熟的方式重新组织他的人格，组织自我与生活的关系。不管我们说它是一种成长的倾向，一种趋向自我实现的驱动力，还是前进的趋向，它都是当事人生活的主要推动力，并且，归根结底，它是所有的心理治疗所必须依赖的倾向。在所有有机体和人类的生活中，显然它是一种迫切的要求——扩展，延伸，自主，发展，成熟——表现并激活有机体的所有能力、增强有机体或者自我力量的倾向。这种倾向可能深埋在心理防御的一层又一层的硬壳之下；它可能隐藏在精致的面具之后，这种面具是对自我实现倾向的否定和拒绝；但是，我相信它存在于每个个体之中，并且只有在适当的条件下才会得到释放和表现。

结果

我已经尝试描述了对于建设性的人格改变来说最为紧要的关系。我已经试图用语言表达了当事人进入人际关系时所带有的那种先天能力。我的总体陈述中的第三层意思是，人格改变以及当事人发展就会出现。我假设，在这样一种关系中，个体将会在意识的以及更深的人格层面上，用一种更具建设性的、更为理智的应对生活的风格以及一种更社会化的、更令人满意的方式来重新组织他的自我。

这里我先撇开思辨推理而求助于正在积累的、不断增加的大量可靠的研究成果。我们已经知道，在这样一种关系中度过了有限的几个小时的当事人，能够在人格、态度以及行为方面显示出深刻的、有意义的变化；而在控制组中不会出现这种变化。在这样一种关系中，当事人变得更加整合，更有效能。他很少显示通常被称作神经症或精神病的特征，而更多地显示出健康、功能良好的人格特征。他改变了自身的观念，他对自我的看法变得更加现实，他变得更接近他自己的理想人格。他给予自己更高的评价。他更为自信，也能更好地自我引导。他对自己有了较好的理解，他变得对自己的经验更加开放，较少地拒绝或压抑他的体验。在他的态度中，他变得更加接纳并欣赏自己，而且能够像接纳自己一样更多地接纳和欣赏他人。

他的行为同样发生了变化。他不再屡屡因为压力而感到挫败，并且能够更快地从压力中恢复过来。周围的朋友观察到，他每天每时的行为变得更加成熟。他较少防御，有更好的适应性，能够更有创造性地应付各种复杂情况。

现在我们知道，这些变化发生在完成咨询访谈的当事人身上，咨询访谈中的心理氛围接近于我所描述的人际关系。我的以上陈述建立在客观根据的基础上。还有更多的研究工作需要去做，但是关于这样一种引起人格改变的关系的有效性，不会再有任何疑问。

关于人类关系的一个更广泛的假设

对我来说，这些研究发现之所以令人兴奋，不仅仅因为这样一个事实，即它们提供了关于某种形式的心理治疗具有效能的重要证据。我感到兴奋，是因为这些发现证实了一个更为广泛的关于人类关系的假设。似乎我们有一千个理由认定：心理治疗关系只是人际关系的一个特例，并且同样的规律制约着所有的人际关系。因此，似乎有理由假定，如果父母与孩子之间创造了一种像我们描述过的那种心理气氛，那么这个孩子将会变得更能自我导向，更为社会化，更加成熟。就教师而言，如果他在班上创造这样一种关系，学生就会成为自发的学习者，更有独创性，更加自律，较少焦虑，较少需要他人的指导。如果管理者、军队或工业组织的领导人，能在自己的组织内创造这样一种气氛，那么职员将会变得更加有自我责任感，更有创造性，能更好地适应新的难题，有更好的根本性的合作。我们可能看到，一个人类关系的新领域正在形成，我们可以确定，在这个领域中如果存在某些态度性的条件，那么就会产生明确可辨的变化。

结论

让我通过个人的陈述做一下总结。在尝试帮助那些遇到麻烦的、痛苦的、适应不良的人时，我学到了一些东西，我试图和你们分享这些体会。我已经阐明了现在对我很有意义的假设——这种假设不仅仅适用于我与当事人的关系，而且适用于我与所有人的关系。我已经指出了支持这个假设的已有研究结果，当然还需要更多的研究。现在我希望能用一句话陈述这个普遍假设的条件，以及可以确定的效果：

> 如果我能主动创造这样一种关系：
> 表达一种对我的真实体验的真诚与透明；
> 表达我对于他人的热情接纳以及他的独立个性的欣赏；
> 表达我如同他自己一样感知他的世界的一种敏锐能力；
> 那么，关系中的对方将会：
> 体验并理解他自身中先前被压抑的东西；
> 发现他自己变得更完整，更有效地发挥机能；
> 变得更像那个他希望成为的个人；
> 具有更好的自我导向，更为自信；
> 变得更具有个人特性，更加独特，更会自我表达；
> 更善解人意，更能接纳别人；
> 能够更自如轻松地处理生活的问题。

我相信，我现在谈论的这种关系，不论对于一个当事人，还是对于一群学生，公司的职员，一个家庭或者一群孩子，都是同样适用的。在我看来，我们现在已经有了一个普遍的假设，它为具有创造性、适应性、自主性的个人的发展提供了令人振奋的可能性。

第三章　助益性关系的特点

长时间以来，我就有一个强烈的信念——有人可能会说这是一种偏见——即治疗关系只是一般人际关系的一个特例，而且所有的这样的关系都是受同样的规律支配。当我被邀请参加1958年在圣·路易斯召开的美国人事暨辅导联合会年会时，我选择这个作为发言的主题。

这篇论文明显地运用了客观和主观的二分法，而最近这些年来这种二分法已成为我的个人经验中十分重要的一部分。现在我发现很难写出一篇完全主观或者完全客观的论文。在此我希望能将它们紧密连接起来，尽管我不能做到完全消除二者的对立。

我在心理治疗方面的兴趣引起了我对各种助益性关系的兴趣。我想用助益性关系这个术语表明，在这样一种关系中至少有一方有明确的意向，促进对方的成长、发展、成熟、机能改善和提高生活适应能力。在这个意义上，另一方可能是一个个体或一个团体。换言之，助益性关系可以定义为：某个参与者意欲使另一方或者双方发生某种变化，使个体的潜力更多地得到欣赏，更多地得到表达，更好地发挥作用。

显然，这个定义覆盖了一个宽广的范围，包括所有通常用来促进成长的关系，比如母子关系、父子关系、医生和病人的关系，而且还可以涵盖教师与学生的关系，虽然有些教师并不认为自己的工作是为了促进学生的成长。它几乎包括所有的咨询关系，不管我们谈及的是教育咨询、职业咨询还是个人咨询。在个人咨询这个领域内，它涵盖的范围也很宽泛，包括心理治疗师与前来就医的精神病患者之间的关系，咨询师与感到困惑的或神经质的个体之间的关系，还有咨询师与越来越多的所谓“正常人”之间的关系，这些人来做咨询是为了改进自己的机能或者促进个人的成长。

这些大多是一对一的关系。但是我们也应该考虑到大量的个人与团体的互动之中的助益性关系。尽管其他的管理者没有这个想法，但有些管理者想让自己与职员之间形成一种促进成长的关系。团体治疗的领导者和他的团体之间的互动就属于此类。社区顾问对一个社区小组的关系亦是如此。业界咨询顾问与他的管理者小组之间的互动也越来越多地成为助益性的关系。也许我所开列的这个清单可以指明这样一个事实：我们与他人加入其中的大量的人际关系，都是为了促进发展、成熟以及充分发挥机能的一类人际互动。

问题的提出

但是这种确实对人有所帮助、确实能促进个人成长的关系有什么特点呢？相反的，即使有一方十分真诚地想要促进对方的成长和发展，却可能实际上毫无帮助，那我们又如何去识别这类无效关系的特征呢？带着这些问题，尤其是第一个问题，请跟我一起审视我曾经走过的探索道路，以及我现在的观点。

研究提供的答案

我们自然会提问，对这些问题是否有什么实证的研究，可以给我们一个客观的答案。迄今为止，在这个领域的研究为数不多，但是有关的一些研究却富于激励性和启发性。我不可能介绍所有这些研究，但是我希望对已有的研究能够作一个较为广泛的取样，并简短地陈述一些重要发现。我这样做，肯定会过于简化，而且我非常清楚，对我提及的研究我做不到完全公正；但是我想给读者传递研究的实质性进展的信息，以激发各位的好奇心，自己开始去考察这些研究。

关于态度

大多数研究发现，助人者的态度在助益性关系中作用重大，它可以使一种关系促进成长，也可以使一种关系阻抑成长。让我们看看其中的一些证据。

几年前由鲍德文（Baldwin）等人在菲尔斯研究所（Fels Institute）对亲子关系所作的细致的研究中提供了一些有趣的证据。在各种各样父母对孩子的态度中，“接纳—民主型”似乎最有助于促进成长。如果父母的态度是温和而又平等的，孩子在智力上就显出加速发展，智商提高、更有独创性、更有安全感和自控力，比起其他类型家庭的孩子，他们较少冲动性。尽管开始的时候发展似乎慢一些，但是等到上学的年龄，他们就会成为受欢迎的、友好的和非攻击型的小小领袖人物。

如果父母的态度是拒绝型的，儿童智力的发展显示出一种轻微的减速，运用已有能力相对较差，缺少独创性。他们情绪不稳定，逆反，攻击性强，爱吵架。有着其他态度的父母，他们的孩子在各个方面的发展趋向处于这两个极端之间。

我相信，当提及儿童发展时，这些研究结果不会让我们感到惊讶。他们或许应该应用于其他的人际关系。有些心理咨询师、医生、管理者，他们有着情感丰富、善于表达、尊重自己和他人的个性，能很好地共情理解，能够像这些父母一样，有能力促进他人的自我实现。

现在我们来看一个截然不同的领域内另一项细致的研究。怀特洪和柏兹（Whitehorn & Betz）调查了在精神病房内与精神分裂症病人打交道的年轻医生取得成功的程度。为了这个特殊的研究，他们挑选了七位对病人有明显帮助的医生，还有七位其病人未显示出很大改善的医生。每一组已治疗了大约 50 个病人。为了找出 A 组（成功组）在哪些方面与 B 组有所差别，研究者仔细查看了所有得到的证据。他们发现了一些显著的不同。A 组的医生倾向于根据各种行为对病人所含有的意义来看待精神分裂症，而不是把他看作是一段病例的记录或一种描述性的诊断。他们也趋向于把自己的治疗目标定位在病人的人格改变上，而不是诸如减少症状或治愈疾病这样的目标上。研究发现，具有帮助能力的医生在他们每日的交往中，主要利用了积极的个人参与——一种人与人之间的关系。他们较少使用各种被认为是“放任自流的”方式。他们也较少给予解释、指导或者建议，较少强调对病人的实际照顾。最根本的是，A组比B组更有可能跟病人建立一种充满信赖的关系。

尽管作者慎重地强调这些发现只与精神分裂症的治疗有关，但我有点异议。我猜想，在对几乎任何种类的助益性关系的研究中都会发现与此相似的事实。

另一个有趣的研究把焦点放在被帮助的人对这种助益性关系的看法上。海涅（Heine，1950）研究了分别到精神分析疗法、当事人中心疗法和阿德勒疗法三个学派的治疗师这里寻求心理帮助的个体。在这三种类型的治疗中，当事人都报告在他们身上发生了类似的变化。但是在此我们特别感兴趣的，是他们对治疗关系的理解。当被问到如何说明已发生变化时，他们提出了不同的说法，明显反映出治疗师取向的影响。但是他们认为对他们有帮助的主要因素是一致的，这一点对我们的讨论特别有意义。他们指出，可以解释他们身上发生变化的态度因素有：对治疗师的信任；得到治疗师的理解；能够独立做出个人的选择和决定。他们认为治疗师最具助益性的做法是澄清并诚恳坦率地说出当事人朦胧而模糊的感受。

在治疗关系中，哪些因素是没有帮助作用的呢？无论对于哪种取向的治疗师，当事人的看法高度一致。治疗师的态度，例如缺乏对人的兴趣、表现出疏远或距离感以及表现出过度的同情，都被看作是无益的。关于治疗的方式方法，这些当事人认为，治疗师对他们的个人决策给予具体的建议，或者过分强调过去经历而不是眼前的问题，都是毫无益处的。他们还认为，治疗师温和适度的原则性指导意见，可以说处于某种中间状态，既没有明显的助益，也没有什么很大的害处。

费德勒在一项被人反复引用的研究（Fiedler，1953）中发现，有着不同取向然而经验丰富的治疗专家都与他们的当事人形成了相类似的关系。形成这种助益性关系的因素却并非广为人知，而恰恰是这些因素将专家与非专家区别开来。这些因素主要是：能够理解当事人的意思和感受；敏于感受当事人的心态；不导致过多感情卷入的热情和兴趣。

奎因的研究（Quinn，1950）揭示了在理解当事人的意义和感受时究竟是什么因素在起作用。令人惊讶的是，他的研究显示，对当事人意思的“理解”本质上是一种渴望去理解他们的态度。奎因只是呈现了治疗师在晤谈中的话语录音，研究的评价者在做出判断时并不知道治疗师是在对什么做回应，也不知道当事人又是如何回应。但是这项研究却发现，仅仅根据这些片断的材料，就可以很好地判断治疗师的理解程度，就像聆听完整的对话记录一样准确。这似乎是一项明确的证据，表明渴望理解对方的态度是一个真正有效的治疗因素。

至于治疗关系的情感特质，希曼发现心理治疗的成功与当事人和治疗师之间强烈而不断增强的彼此喜爱和尊重密切相关（Seeman，1954）。

迪茨所作的一项有趣的研究（Dittes，1957）表明了这种关系是多么微妙。用一个生理学的指标——皮肤电反射——来测量当事人在焦虑、受到威胁或高度警觉时的反应，并让评判者对治疗师接纳和赞许当事人的程度做出等级判断，然后对生理指标和评分作相关分析。迪茨发现，治疗师的接纳态度哪怕只有轻微的降低，皮肤电反射增高的偏差就会显著增多。证据表明，当治疗关系被体验为较低的接纳时，有机体就会产生对抗威胁的反应，即使在生理的水平上，也明显可见。

虽然没有完全地尝试从各种各样的研究中统整这些发现结果，但是至少可以注意到几件令人注目的事情。其中一个事实是，真正重要的是治疗师的态度和情感，而不是他的理论取向。他的方法和技巧并不比他的态度更重要。还有一点值得注意的是，对治疗师的态度和情感的看法对当事人影响重大，当事人的感受才是关键所在。

“人造的”关系

来看一个截然不同的研究。你会觉得其中一些很是令人讨厌，但它们却与助益性关系的本质有联系。这些研究与我们可能想到的“人工”或“人造”的关系有一些关联。

范布兰克（Verplanck，1955）和格林斯潘（Greenspoon，1955）等人的研究显示，可以在治疗关系中对言语行为进行操作性条件反射。简单地说，如果实验者在某类话语之后说“嗯”、“好”或者频频点头，那么，这类话语因为得到了强化会趋向于增多。这说明，使用强化程序可以使当事人更多地使用名词复数、充满敌意的言语、意见的陈述等等。而此人完全意识不到他正在以某种方式受到这些强化方法的影响。通过这样的选择性强化，我们可以使对方按照我们的设计使用某类语句或者做出某类陈述。

遵循斯金纳及其团队所开发的操作性条件制约的原理，林斯利的研究（Lindsley，1956）发现，我们可以在一个慢性精神分裂症患者和一个机器之间建立一种“助益性关系”。这个机器有点像自动售货机，能够对各种各样的行为做出奖赏。起初对病人按压杠杆的行为只提供一些简单的奖赏，像糖果、烟，或者在屏幕上展示一幅图画。但也可以设计成对多次按压杠杆的行为提供复杂的奖赏，比如为一只单独关在一个看得见的围栏里的饥饿的猫提供一杯牛奶。在这个例子中，病人得到的满足感是利他型的。还可以设计一种情境，让病人对隔壁房间里的另一个病人做出同样的社会性的或利他的行为，并对此进行奖赏。只要实验者的装置足够灵活，可以奖赏的行为就可能有很多种。

林斯里的研究报告说，有一些病人有显著的临床症状的改善。有一个病人已经摆脱了日益恶化的慢性病状态，而得到了到处走动的自由。有关这个病人的描述给我留下了深刻的印象。显然，这个变化与病人和机器的互动有关。然后，实验者决定进行消退实验。用不那么专业的话来讲，就是不论病人按压杠杆多少次，都不会再出现任何奖赏。这时，病人又逐渐退化，变得不讲卫生，不愿与他人交流，因而他自由走动的特权不得不再次被取消。这件令人难过的事情似乎显示，即使是在与一台机器的关系中，信赖感也是很重要的，否则这个关系就不会具有助益性。

关于人工关系，还有另一项有趣的研究是由哈洛（Harlow，1958）和他的同事用猴子进行的。在实验的一个阶段，将出生后不久就被从母猴那里抱走的幼猴与两个物体放在一起。其中一个可称之为“硬的母亲”，它是一个用金属网围成的倾斜的圆柱体，有一个橡皮奶嘴可供小猴子吸吮奶汁。另一个是“软的母亲”，同样是一个圆柱体，不过是由泡沫橡胶制成的，外面穿着毛茸茸的衣服。幼猴所有的食物都是从“硬的母亲”那儿得来的，但显然他还是越来越喜欢“软的母亲”。电影纪录片显示，他无疑与这个布的母亲“关系处得很好”，与它玩耍，喜欢依赖它，当附近有陌生的东西出现时，他就紧紧地依偎着它，在它那里寻找安全感；当他要到令人恐惧的世界冒险时，会把它作为安全的避风港。这项研究有许多有趣的和富有挑战性的含义。其中有一个看来是相当清楚的，那就是直接的食物奖励再多，也不能代替幼猴明显需要和渴望得到的某些知觉品质。

新近的两个研究

为了把内容宽泛的——或许是令人迷惑的——研究成果的回顾做一个总结，让我把最近的两项研究报告做一个简要讨论。第一个是由恩兹和佩吉（Ends & Page，1957）进行的一个实验。为了治疗一些在州立医院至少住过两个月的顽固不化的长期住院治疗的酗酒者，他们尝试使用了三种不同的团体治疗方法。按照他们的假设来推测，最有效的方法是基于两因素（即刺激与反应——译者注）的学习理论的治疗；其次是当事人中心疗法；而精神分析取向的方法可能有效性最小。可是研究的结果显示，基于学习理论的治疗不但没有帮助，而且还有一些害处。比起那些没有治疗的控制组，结果更加糟糕。精神分析的方法有一些积极的收获。当事人中心的团体治疗则带来了最大的积极变化。一年到一年半以上的追踪数据进一步证实了住院治疗时的发现，当事人中心疗法的持续改善最显著，其次是精神分析，再其次是控制组，收益最少的是那些接受学习理论的方法治疗的人。

起初，我对这项研究感到有些困惑，研究者所热衷的治疗方式，竟会被结果证明最没有效果。在以学习理论（Page，C. W. & E. J. Ends）为基础的治疗方法的描述中，我发现了一些线索。本质上它由下列几个要点组成：(1) 指出并标明确实不能令人满意的行为；(2) 与当事人客观地探讨这些行为背后的原因；(3) 通过再教育确立更为有效的解决问题的习惯。但是，正像他们所阐明的那样，在所有这些互动中，目标都是非个人性的。治疗师“尽量排除了自己的人格对于治疗过程的影响”。这个“治疗师强调在他的活动中隐去自己，例如，他必须有意避免使自己独特的人格特征给当事人留下任何深刻印象”。当我试图根据其他的研究结果来解释这些事实时，我看到这一点最有可能是这种治疗方法失败的原因。尽一切可能抑制作为个人的自我的作用，而且把另一个人也作为一个客体来对待，这样怎么可能形成一种助益性的人际关系呢？

我要讨论的最后一项研究，是由郝尔凯兹（Halkides，1958）刚刚完成的。她把我关于治疗的必要而充分的条件（Rogers，1957）作为理论阐述的前提。她假设，当事人的建设性人格变化的程度与四个咨询者变量之间存在一种具有重要意义的关系：(1) 咨询师显示出的对当事人共情理解的程度；(2) 咨询师对当事人所显示的积极的情感态度（无条件积极关注）的程度；(3) 咨询师的真诚度，他说的话和他的内在感受相一致的程度；(4) 在情感表达上，咨询师的回应与当事人的表达相一致的程度。

为了证实这些假设，郝尔凯兹首先按照多重客观标准选择了十个最成功的案例和十个最不成功的案例。然后，她从每个案例中分别拿出了一个初期和后期的晤谈记录。从每次晤谈中随机抽取 9 个当事人与咨询师的互动单元，互动单元是指当事人的一句陈述和咨询师的回应，这样她在每一个案例中获得了 9 个初期记录和 9 个后期记录。这些上百个的记录单元都是随机排列的，每一个不成功的案例的初期记录后面可能有一个成功案例的后期记录。

让三位评定者在四个不同的时间段里听这些材料，他们不了解案例或它们的成功程度，也不知道每个单元的出处。他们把每个单元分成七个评价等级，首先是关于共情的程度，其次是咨询师对当事人的积极态度，第三是咨询师的真诚一致，第四是咨询师的回应与当事人情感表达的一致性程度。

我想我们所有了解这项研究的人都把此举看作是大胆的冒险。仅仅听取这些互动单元的评分者们，对我所提及的这些微妙的特性，有可能做出可靠的等级评定吗？即使能够得到恰当的可靠性，每个案例中咨询师与当事人的转换——每个案例中出现的成百上千次这种转换的细小取样——可能与治疗结果存在任何关系吗？这个可能性太渺茫了。

结果是令人吃惊的。研究显示，评分者之间有可能达到很高的一致性，最后一个变量除外，大多数评定者之间的相关都在 0.80～0.90 之间。这个研究发现，高度的共情理解与更成功的案例的相关在 0.001 的水平上是显著的。同样，高度的无条件积极关注在 0.001 的水平上与更成功的案例有相关。甚至连治疗师的真诚透明的等级——他的话和他的感受相一致的程度——也和成功的案例结果有相关，并且达到了 0.001 的显著性水平。只是在情感表达的强度上，对一致性的研究结果不是很明确。

这些变量与后期的晤谈单元的相关，并不比与初期晤谈单元的相关更显著，这一点也很有意思。这意味着在整个晤谈过程中，治疗师的态度是相当稳定的。如果他是高度的共情，那么从头到尾他都会这样。如果他缺乏真诚，那么在初期和后来的晤谈中他也都是这样。

和任何研究一样，这项研究也有它的局限。它牵涉到某一类助益性关系和心理治疗。它的研究中只有四个变量被认为效果是显著的。也许还有其他更多的变量。然而，在对助益性关系的研究方面，它体现了一个重大的进展。让我以最简单的方式试着说明这个发现的结果。它似乎指明，治疗师和当事人互动的质量，能够以他行为的一个非常小的样本为基础而做出令人满意的评定。这也意味着，如果治疗师是内外和谐或者真诚透明的，那么，他说的话与他的感受是一致的，而不是互相矛盾的；假若治疗师无条件地欣赏当事人，并且在当事人看来，治疗师理解了当事人的基本感受——那么这就极有可能形成一个有效的助益性关系。

若干评论

以上对于这些研究的讨论使我们在一定程度上了解了助益性关系的本质。他们从不同的理论背景研究了这个问题的不同侧面。他们运用了不同的方法，但彼此之间没有直接的可比性。然而助益性关系的特征不同于非助益性关系，这一点却是很清楚的。这些区分性的特征一方面主要涉及帮助者的态度，另一方面涉及“被帮助者”对关系的感受。迄今为止所做的研究，对于什么是助益性关系，以及它是如何形成的，仍然没有给我们提供最终的答案。

如何创造一种助益性的关系？

我想我们这些在人际关系领域工作的人，都关心如何使用这些研究的结果。我们不能用一种机械的方式毫无创造性地追随这样的研究结果，否则我们毁坏了的恰恰是这些研究所具有的人性的价值。在我看来，我们必须使用这些研究，参照我们自己的经验去检验它们，并且形成新的、更深层的个人假设，并在我们自己今后的人际关系中去使用和检验它们。

所以，与其告诉你们应该如何使用我呈现的这些研究结果，我更乐意与大家分享我从这些研究以及我自己的临床经验中所想到的问题，以及在我与学生、职员、家庭或来访者的助益性关系中指导我行动的一些不确定的、尝试性的假设。下面让我列举我的这些问题以及若干想法。

（1）在某种深层意义上说，我能否以某种方式成为在他人看来是诚实可靠、可以信任、始终如一的一个人？研究结果和我个人的经验都表明这个问题非常重要，而我深信多年来我已经发现回答这个问题的更深刻和更优异的方式。过去我曾经考虑自己是否具备做一个值得信赖的人的外在条件，比如守约、尊重晤谈的保密性等等，而且在晤谈中只要我的行为始终如一，那么这个条件将会得到满足。但是实际的治疗经验最终揭示了这样一个事实：举例来说，如果事实上我对当事人心生厌倦，或者满腹怀疑，或者正体会到其他一些非接纳性的感受，而我又表现得似乎是始终如一地接纳他，那么最终必然会被当事人看作是个心口不

一、难以信赖的人。我已经认识到，要做到值得信赖，这并非要求我应该是严格地前后一致，而是必须做到可靠地真实。我一直用“透明”这个术语来描述我所希望的做人方式。我的意思是，不管我正在体验的情感或态度是什么，我的意识态度都应和它相匹配。如果真正做到了这一条，那么在那一时刻我就是一个统一、完整的人，而且我可以深刻地实现真正的自我。我发现，这样一种现实会被别人体验为值得信任的。

(2) 这里有一个密切相关的问题：作为当事人，我是否能够将我的真实存在的信息清晰无误地传达给他人？我认为，我在形成助益性关系上的大多数的失败，都可以归咎于我对上述两个问题的不能令人满意的回答。当我感到厌烦而我自己又没有意识到这一点，我传达给对方的内容就会包含相互矛盾的信息。我的话传达了一种信息，但同时我又用一些微妙的方式传达了我的厌烦，这就会使对方感到疑惑，并使他对我无法信任，尽管他也没有意识到究竟是什么原因造成了这个困境。作为一名家长、一个治疗师、一名教师或者一个管理者，如果因为防御自己的真实情感而不能真正倾听自己内在的声音，我就会经常陷入这种失败的困境。在我看来，对于任何一个希望建立助益性关系的人，最基本的知识是：真诚透明是安全的。在一个特定的关系中，如果我大致做到了真诚透明，在关系中重要的真实情感对双方都没有任何隐藏，那我几乎可以断言，双方就会建成一种助益性的关系。

换一种大家可能觉得奇怪的说法，那就是：如果我能够与我自己形成助益性关系，使我能够敏锐地觉察并接纳我自己的情感，那么我就十分可能与他人形成助益性的关系。

在这个意义上说，接纳真实的自我，并能够透明地向别人表现这样的自我，是我所知道的世上最难的任务，而且是我永远不能全部完成的任务。但是，意识到这的确是我的任务，我就已经得到了巨大的回报，因为它使我能在纠缠不清的人际关系中发现问题出在哪里，使我能重新把关系拉回建设性的轨道。它的启示意义在于：如果我想要促进与我相关的他人的成长，我自己必须不断成长；成长的确常常会令人感到痛苦，但也令人变得更丰富更充实。

(3) 第三个问题：我是否能够体验一种对他人的积极态度，如热情、关怀、喜欢、欣赏、尊重？这不是一件容易的事。我发现，在我自己内心，而且常常感到他人的内心，都有对于这类积极态度的恐惧心理。我们常常担心，如果让自己自由地去体验对另一个人的积极情感，我们也许会陷入他人的圈套。这类情感可能会对我们提出很高的要求，我们可能会因为信任他人而大失所望，这些后果会使我们心存恐惧。所以，我们倾向于跟他人保持距离——逃避于一种事不关己的疏离感，一种“职业化”的态度，一种非个人性的关系。

我强烈地感到，每个领域都得到了职业化的发展，一个重要的原因就是职业化有助于人们保持这样一种距离。在临床领域中，我们建立复杂而详尽的诊断程序，把当事人当作客体来对待。在教育和管理等领域，我们形成了各种各样的评估程序，这样一来，同样把当事人当作客体。我认为，运用这些方式，能够使我们避免人与人的关系所要求的真切关心的体验。所以，在人际关系中，至少在某个阶段或时间，假如我们能够学会不带防御面具地关心他人，积极投入情感而感到安全地与他人真正建立当事人化的联系，那的确是一种真正了不起的成就。

(4) 我从自身经历认识到的另一个重要问题：作为个人，我是否能做到足够坚强而可以独立于他人？我能否持之以恒地尊重自己和他人的情感和需要？如果有必要，我是否能够主动认同并且表达自己的情感，而且清楚地区分我的情感与他人的情感？我是否能够做到足够独立自主，因而不会因为他人的抑郁而气馁，不会因为他人的恐惧而害怕，也不会因为他人对我的依赖而感觉会有灭顶之灾？我的内在自我是否足够坚强，从而不会被他人的愤怒所摧毁，不会被他人的依赖所控制，亦不会被他人的爱恋所束缚，而能自觉体验个人独立于他人存在，具有属于自己的情感和权利？只有我能够自由自觉地感受个人独立自主的力量之时，我才会发现自己有能力更深刻地理解和接纳他人，因为这时我已经不再担心会失去自我。

(5) 与此密切相关的下一个问题：在我自己的内心深处，我是否足够安全，从而允许他人独立于我而存在？我是否能允许他人成为他的真正自我？无论他诚实或奸诈，幼稚或成熟，悲观绝望或傲慢自大，我都能够给他生存的自由吗？也许，我觉得他应该听从我的建议，保持对我的依赖状态，或照我的样子塑造他自己？在这里我不由地想到了法尔森（Farson）的一个有趣的小型研究。他发现，自我调节较差、不太胜任的咨询师往往会诱导当事人与他保持一致，而他的当事人也倾向于模仿他的样子来行事。作为明显的对照，自我调节较好而能力优异的咨询师能够耐心地与当事人通过多次晤谈进行互动，而不去干涉当事人发展独立自主的人格的自由。作为一名家长、管理者或咨询师，我个人乐意加入后者的行列。

（6）我还问自己这样一个问题：我是否能够让自己完全进入他人的情感和个人意义的世界，而且做到设身处地、见其所见？我是否能够完全进入他人的私人世界，而丝毫都不想进行评价和判断？我是否能够做到十分敏感，在他的世界里行动自如，而不会践踏在他看来非常珍贵的意义？我是否能够准确地意识并捕捉他的经验的意义，不仅是当事人已经明白意识到的，还有那些隐含不显、朦胧隐晦甚至以为是混乱无序的经验的意义？我是否能够无限制地扩展我的理解的范围？现在我想起一个个人的话："只要我发现有人只是理解了我的一部分，我就确切地知道，理解已经达到了一个限度，他们再也不会进一步理解我了……为了求得别人的理解，我已经找得太苦了。"

我自己的发现是，在当事人治疗中获得这样一种理解，并把它传达给当事人，比起一个班的学生或工作中的同事，要容易一些。我们总是情不自禁地要"纠正"学生的"毛病"，或者指出工作人员想法的错误。但是当我在这类情景中努力理解他人时，我发现双方都会获益。在治疗中，我常常有这样的深刻印象：哪怕是一星半点的共情理解——捕捉其含混的个人意义的努力，一点也不高明甚至笨拙的尝试——也会对当事人有所帮助。当然，毫无疑问，如果我能够清晰地阐发当事人经验中模糊不清的意义，那我对当事人的帮助会更加明显。

（7）还有一个问题，我是否能接纳他人呈现给我的方方面面？我是否能够真切感受他的自我？我是否能够传达这种真切感受的态度？也许，我只能有条件地感受他，接纳他的情感的一部分，而暗中或者公开地拒绝他情感的另一部分？经验已经告诉我，如果我的态度是有条件的，凡是我不能充分接受的经验领域，他就不能有所变化和成长。此时——往往是事后反思，有时已经事过境迁——我努力想要弄明白，我为什么不能在各个方面接纳他。我通常会发现，原因在于我自己被他的某些情感吓倒了，因为某些威胁而感到恐惧。如果我要更好地帮助别人，那我自己就必须不断成长，必须学会在这些经验领域中接纳自己。

(8) 下一个问题会引出一个非常实际的论题：在关系中我是否能够足够敏感，从而使对方不会把我的行为当成一种威胁？在研究心理治疗所伴随的生理表现时，我们正在开始进行的工作显示，在生理层面上个体是多么容易受到威胁，这也证实了迪茨的研究。当治疗师用一些仅比当事人的情感稍微强硬一些的语词做回应时，当事人的皮肤导电性就呈现一种明显的下降；而对一些短语诸如“啊，你看上去确实不高兴”，指针几乎会滑到测量纸的边缘。我想要尽量避免哪怕是一丁点的威胁，并非是因为当事人过于敏感，而是基于我的经验中形成的这样一个信念：如果我能完全使他免于外部的威胁，那么他就能够开始体验并处理他自己具有威胁性的内心情感和冲突。

(9) 上述问题的一个含义又具有特殊的重要性：我是否能够使他完全避免外在评价的威胁？几乎在我们生活的每一种状态中——无论是家庭、学校还是工作中——我们都发现自己处于外在评判的奖励或惩罚的压力之中。“那样很好”，“那是不妥当的”，“那个可以得到满分”，“那是一个全盘的失败”，“那是一次成功的咨询”，“那是一次差劲的咨询”，等等。这种外部评判一直伴随我们从幼年走向老年，成为我们生活的组成部分。我认为，对于学校、专门行业之类的机构和组织来说，这种评判具有某些社会作用。像每个当事人一样，我发现自己就经常做出这种评价。但是，根据我的经验，外部评判无法促进个人的成长，因此我认为它们不是助益性关系的要素。令人惊奇的是，从长远观点来看，一个积极的评价与一个消极的评价一样，都具有威胁性。你告诉一个人他是好样的，同时也就暗示着你也有权利评判他是糟糕的。所以，我现在已经明确认识到，如果我能使人际关系尽量远离判断和评价，我就越能使对方达到一种境界，即了解到评价的焦点和责任的核心都在于他自己。归根结底，他的经验的意义和价值最终要由他自己来负起责任，无论多少外在的评价都不能改变这一点。所以我愿意致力于发展一种非评价的关系；我不评价对方，即使在我自己的情感中，我也不作评价。我相信，这样可以使他获得自由，去成为一个自我负责的人。

（10）最后一个问题：我能够真正与一个他人平等对话吗？——他正处在成为一个人的过程中，而我也可能会束缚于他的过去或我的过去；正在“对话”的究竟是哪两个人？假如在我与他的对话中，我把他当作一个没有长大的孩子、一个无知的学生、一个具有神经质人格的人或一个精神变态者来对待，那么在两人的关系中，我的这些概念中的每一个都会限制他成为可能的那个人。耶路撒冷大学的存在主义哲学家马丁·布伯有一句格言：“肯定别人！”这句话在我看来特别意味深长。他说：“肯定意味着……接纳另一个人的全部人格……确认他，理解他，尊重他……促其变化……我在内心确认他，那么在他内心，关于这种人格……现在就能得到完善，能够发展。”如果我把另一个人当作固定不变的，已经被诊断和分类的、已经被他的过去塑造成型的客体来接受，那我就是在尽自己的力量来支持这种狭隘的假设。如果我把他作为一个当事人形成的过程来接受，那么我正在做我能做的来确认他，或者说使他的潜能得以实现。

正是在这点上，我看到沃尔普兰克（Verplanck）、林斯利以及斯金纳等人关于操作性制约作用的研究工作，可以与马丁·布伯这个哲学家或神秘主义者走到一起。至少在原理上他们可以相互照应。假如我只把人际关系看作是一种机会，利用它来强化对方对于某类话语或观念的认同，那我就会倾向于把他确认为一个客体——一个从根本上说是可操控的、机械的对象。而如果我认为这就是他的潜能，那他的行为表现就会倾向于支持这种假设。另一方面，如果我把人际关系看作一个机会，是为了“强化”他的全部存在，即他作为个人所具有的存在的一切可能性，那么他的行为就会倾向于支持这种假设。所以，这样我就是——用布伯的术语来说——在确认他是一个活生生的人，确认他有能力创造自己内心的完善。从个人的角度，我更喜欢这第二个假设。

结论

在这篇论文前面的部分，我回顾了有关研究所提供的关于人际关系的知识。我把这些知识记在心里，然后提出了一些从内在、主观的观点所看到的问题，这是我作为一个处于人际关系中的个人自然产生的问题。如果我能够，在我内心深处，对我提出的所有这些问题给予肯定的回答，那么我相信，我所涉入的任何关系都将是助益性的关系，都会促进成长。但是对大多数问题，我不能给出一个肯定的答案。我只能朝着肯定的方向努力探求答案。

我心中有一个强烈的疑问：最理想的助益性关系只能由心理成熟的人来创造吗？换个方式说，我是否能够创造一种促进他人独立成长的关系，取决于我自己的个人成长的程度。这个想法或许令人感到不安，但也使人充满希望，并且富有挑战性。它表明，如果我对创造助益性的人际关系感兴趣，我的面前就是一份充满魅力的终生职业，它会不断扩展我的成长空间，并永远激发我的成长潜能。

我自己还有一点忐忑不安，就是担心我在这篇论文中为自己设定和力图解决的问题，与诸位的兴趣和工作或许没有太大的关系。如果真是这样，我会感到十分遗憾。但是，我们所有致力于人际关系领域并努力理解那个领域的基本规律的人，都在从事着最为紧要的事业，至少这个事实让我感到欣慰。作为管理者、教师、教育顾问、职业咨询师、心理治疗师，如果我们深思熟虑地努力理解我们的任务，那么我们正在解决的问题将会决定我们这个星球的未来。因为我们的未来不是依靠物理科学。它依靠我们这些努力理解并与人类互动打交道的人——努力创造助益性关系的人。所以，当诸位以自己的方式在你们所处的人际关系中为促进人的成长努力工作时，我希望，我提出的问题对各位增长理解力和洞察力，会有所裨益。

参考文献

Baldwin, A. L., J. Kalhorn, and F. H. Breese. "Patterns of parent behavior," *Psychol. Monogr.*, 1945, 58, No. 268, 1～75

Betz, B. J., and J. C. Whitehorn. " The relationship of the therapist to the outcome of therapy in schizophrenia," *Psychiat. Research Reports # 5. Research techniques in schizophrenia*. Washington, D. C., American Psychiatric Association, 1956, 89～117

Buber, M., and C. Rogers. Transcription of dialogue held April 18, 1957, Ann Arbor, Mich. Unpublished manuscript

Dittes, J. E. "Galvanic skin response as a measure of patient's reaction to therapist's permissiveness," J. *Abnorm. & Soc. Psychol.*, 1957, 55, 295～303

Ends, E. J., and C. W. Page. " A study of three types of group psychotherapy with hospitalized male inebriates," *Quar. J. Stud. Alcohol*, 1957. 18, 263～277

Farson, R. E. "Introjection in the psychotherapeutic relationship," Unpublished doctoral dissertation, University of Chicago, 1955

Fiedler, F. E. "Quantitative studies on the role of therapists feelings toward their patients," In Mowrer, O. H. (Ed.) *Psychotherapy: theory and research*. New York: Ronald press, 1953, Chap. 12

Greenspoon, J. "The reinforcing effect of two spoken sounds on the frequency of two responses," *Amer. J. Psychol.*, 1955, 68, 409～416

Halkides, G. " An experimental study of four conditions necessary for therapeutic change," Unpublished doctoral dissertation, University of Chicago, 1958

Harlow, H. F. "The nature of love," *Amer. Psychol.*, 1958, 13, 673～685

Heine, R. W. "A comparison of patients' reports on psychotherapeutic experience with psychoanalytic, nondirective, and Adlerian therapists," Unpublished doctoral dissertation, University of Chicago, 1950

Lindsley, O. R. "Operant conditioning methods applied to research in chronic schizophrenia," *Psychiat. Research Reports # 5. Research techniques in schizophrenia. Washington*, D. C.: American Psychiatric Association, 1956, 118～153

Page, C. W., and E. J. Ends. " A review and synthesis of the literature suggesting a psychotherapeutic technique based on two-factor learning theory," Unpublished manuscript, loaned to the writer

Quinn, R. D. "Psychotherapists' expressions as an index to the quality of early therapeutic relationships.", Unpublished doctoral dissertation, University of Chicago, 1950

Rogers, C. R. "The necessary and sufficient conditions of psychotherapeutic personality change," *J. Consult, Psychol.*, 1957, 21, 95～103

Seeman, J. "Counselor judgments of therapeutic process and outcome," In Rogers, C. R., and R. F. Dymond (Eds.), *Psychotherapy and personality change.* University of Chicago Press, 1954, Chap. 7

Verplanck, W. S. "The control of the content of conversation: reinforcement of statements of poinion," *J. Abnorm. & Soc. Psychol.*, 1955, 51, 668～676

Whitehorn, J. C., and B. J. Betz. "A study of psychotherapeutic relationships between physicians and schizophrenic patients," *Amer. J. Psychiat.*, 1954, 111, 321～331

第四章　关于心理治疗的知识

——客观与主观

1960 年春，加利福尼亚技术学院邀请我到他们的基督教青年联合会资助并安排的“美国杰出人物”文化项目作 4 天访问，并应邀在教职员座谈会上做演讲。那时我期盼找到一种方式来对物理科学家们谈论心理治疗，在我看来，有关治疗的研究发现可以很概括地与他们交流。另一方面，我希望说清楚，个人的主观关系同样是治疗中人格变化的基本要素。所以我努力把这两个方面都表达清楚。这篇论文作了一些改动，但基本上是我在加州技术学院所讲的内容。

我很高兴演讲得到了不错的反响，但使我更高兴的是此后许多经历过治疗的人读过我的原稿，并对关于治疗中当事人内心体验的描述（在论文的后半部分）表现出很大的兴趣。这让我感到十分满足，因为我特别渴望对当事人在治疗中的感受和看法有一个把握。

近十年来，在心理治疗领域中，对当事人人格和行为的治疗结果的测评方面已经取得了相当大的进步。最近两三年，对治疗关系中引发治疗、促进趋向心理成熟的个人成长的基本条件的认定也取得了进展。换句话说，确定治疗关系中哪些因素促进个人成长，我们在这方面已经取得了进展。

个人发展或成长的动机并不是心理治疗提供的。这种动机似乎是有机体与生俱来的，如同我们已经发现的，作为动物的人身上有着类似的生理发展趋向，只要提供最低限度的条件，人体就会趋向于发展和成熟。如果有机体心理上的发展或成熟的趋向受到阻碍时，心理治疗的确会起到特别重要的作用。

客观的知识

在这次演讲的第一部分，我希望总结一下我们所知道的促进心理成长的条件，以及那些我们知道的有关心理成长的过程和特征的知识。我说要总结我们所“知道”的知识，让我解释一下我的意思。我是说，我会把我的陈述限制于那些我们有客观的实证证据的命题。例如，我会谈到心理成长的条件。对于每个陈述，我可能引用一个或者更多的研究，这些研究发现，当这些条件具备时，个体就会发生变化；在这些条件缺失或者程度很低的时候，个体就不会发生变化。正如一位研究者所指出的，我们已经可以鉴别导致人格与行为改变、从而促进个人发展的主要因素。当然应该补充，像所有的科学知识一样，这种知识也是尝试性的，不完全的，而且有待修正的，目前还有一些不尽一致之处，要通过未来辛苦的研究工作进行补充。然而，我们不必为目前为数不多而且得来不易的知识怀有歉意。

我希望用非常简洁的方式、用日常的语言介绍我们已经获得的这种知识。

我们已经发现，如果心理治疗师能够真实地存在，在治疗关系中对当事人真诚以待，不带“掩饰”和面具，在当下开放地与他自身流动的情感和态度成为一体，那么他就可以促进当事人的变化。我们新造了“真诚透明”（congruence）这个术语来试图描述这个条件。我的意思是，治疗师能够开放地体验他自己的情感，他的意识对于情感是开放的，而他自己也能够体验这些情感，并在适当的时候表达这些情感。没有人能够完全达到这种状态，但是如果治疗师能够更多地倾听并接纳他内心正在发生的一切，越能够无所恐惧地体验自己的复杂情感，他的真诚透明的程度就越高。

举一个普通的例子，我们每个人用各种各样的方式都能意识到人们内心的这种品性。广播和电视广告让我们感到不愉快的原因之一，是因为播音员的声调是“装出来的”，他是在演戏，说着自己毫无感受的事情。这是不够真诚透明的一个例子。另一方面，我们每个人都了解我们以某种方式所信任的那些人，因为我们感到他们就是他们真实的存在，而不只是一副客气的或者职业化的面具。研究发现，正是我们感觉到的这种真诚透明的品性与成功的治疗有关系。在治疗关系中，治疗师越是真诚和透明，当事人的人格就越有可能发生变化。

现在谈第二个条件。治疗师对当事人的内在经验体验到一种亲切、积极和接纳的态度，会有助于促进当事人的变化。这需要治疗师真正愿意体验当事人此刻的任何一种情感——恐惧，困扰，痛苦，骄傲，愤怒，憎恨，爱恋，勇气或者敬畏。这意味着，治疗师以一种尊重的方式关心当事人。这意味着他以一种完全的而不是有条件的方式来欣赏当事人。我的意思是，他不仅仅是接受当事人的某一些行为方式，而不赞成他的另外一些行为方式。它意味着让自己积极的情感涌流出来，无所保留，无所评价。对此，我们现在开始使用的术语就是“无条件积极关注”。我们知道，有关的研究已经显示，如果治疗师越多地体验到这种态度，治疗成功的可能性就越大。

第三个条件我们称之为共情理解。当治疗师每时每刻体验到的情感和个人的意义正好就是当事人现在的体验，当他似乎从当事人的“内心”洞察到这些情感和意义，就如同他就是当事人一样，而且能够成功地把这种理解传达给他的当事人，那么，这个共情理解的条件就实现了。

我猜想，我们每个人都已经发现，这种共情理解是极其少见的。我们既不经常从别人那儿接受这种理解，也不经常把它给予别人。我们给予的是另一种非常不同的理解。“我明白你出了什么错”；“我明白是什么让你那样做”；或者“我也经历过你的麻烦，但我的反应很不一样”——这些都是我们通常所给予和接受的理解，一种来自外面的评价性的理解。但是当某人能够如我所感受的那样来理解我，没有分析我或评判我的意思，那么我就会在那种氛围中自由自在地成长。研究已经证实了这种具有普遍性的观点。如果治疗师能够抓住发生在当事人内心世界转瞬即逝的体验，就如同当事人看到和感受的那样，而且在这个共情的过程中，又不失去他自己人格的独立性，那么对方就可能发生变化。

对各种各样当事人的研究显示，只要治疗师具备这三个条件，并且在一定程度上被当事人所准确感知，"治疗的时刻"就会出现，当事人会感到痛苦，但却明确地发现他正在学习和成长，而且他自己和治疗师都认为结果是成功的。从我们的研究来看，正是这样一些态度，而不是治疗师技巧方面的知识和技能，对治疗中的变化起到了根本的作用。

变化的动力学

你们也许会问，"但是为什么一个正在寻求帮助的人，当他进入与一个具备这些因素的治疗师的关系中，经过一段时间，他会变得好一些？这一切是怎么发生的？"让我简单地回答这个问题。

经历这样一段时间的治疗关系，当事人的态度反应似乎就是从治疗师那里复制来的。第一，当他发现有别人正在接纳性地倾听他的情感，他就会一点一点地变得能够倾听他自己。他开始接受来自他内心的信息——认识到自己何时感到愤怒，承认何时感到害怕，甚至认识到他自己何时很勇敢。当他对正在他内心发生的经验变得更加开放，他就变得能够倾听以前他总是拒绝和压抑的那些情感。他能够倾听那些情感，而以前那些情感在他看来是那么可怕，杂乱无章，不正常，不体面，以至于他从来不能承认它们在他身上曾经存在过。

当他学着倾听自己时，他也会变得更加接纳自己。当他越来越多地表达出那些他一直掩藏着的极其可怕的东西时，他就会发现，治疗师正在对他和他的情感显示出一种持续的无条件的积极关注。慢慢地他就会改变，倾向于对自己采取同样无条件积极关注的态度，接受他自己的真实存在，所以，变化的过程就很容易向前推进。

最终，当他更准确地倾听他内心的情感，而且变得对自己较少进行评价，更多如实接纳，他就会变得更加真诚透明。他发现，从面具后走出来，摒弃心理防御的行为，对真实的自我更加开放，是他可以做到的。他变得更加自觉，更加自我接纳，较少防御，更加开放，于是他发现，现在他终于可以按照人类有机体的自然倾向自由地变化与成长。

变化的过程

现在让我将这个变化过程的某些方面用事实性的陈述来表达，以便使得每个陈述都可以经由实证研究来证实。我们知道，当事人的运动趋向会显示在数个连续谱的某一维度上。下面我将要讲到关于过程的连续谱的概念。开始时当事人可能处在连续谱的某一点，随着过程的进展他会趋向于连续谱的较高一端。

关于当事人的情感和意义，变化过程始于情感不能被承认、确认、表达的状态。现在他趋向于一种流动的状态，其中，不断变化着的情感在此时此刻得到了自觉的、接纳的当下体验，而且可以得到准确的表达。

这个过程涉及当事人体验方式的一种变化。起初，他与自己的体验很疏远。举例来说，理性化的人总是用抽象的方式谈论自己和自己的情感，让你无法知道他的实际体验究竟是什么样子。他开始趋向于从这种疏远转向直接的体验，他能够开放地生活在他的体验中，而且明白他可以随时回到他的体验来发掘它当下的意义。

这个过程涉及经验认知图式的松动。当事人最初用一种僵化的方式去解释经验，把经验看作是外部的事实，而变化的过程使他倾向于形成流动而开放的解释方式，或者说形成可以经由新鲜的经验加以修正的构想。

总之，研究证据显示，变化的过程开始于远离各种停滞，远离情感和经验的疏离，远离自我观念的僵化，远离逃避人群的倾向，远离非人格化的心理活动。它开始向如下方面转向：流动，变化，情感和经验的直接性，对情感和经验的接纳，当事人建构的尝试性，在变化着的经验中发现一个变化着的自我，真实和密切的人际关系，功能的统一和整合。

通过发生的变化，关于这个过程，我们正在不断地了解到更多的东西，我不敢保证这个非常简短的总结能否把我们丰富的研究成果准确地传达出来。

治疗的效果

现在让我回到治疗的结果上，回到所发生的相对持续的变化上。就像我所说过的，我会把自己限制在已得到研究证据支持的陈述上。当事人改变并重新组织自己的观念。他不再认为自己是不可接受的，不值得尊重的，不再认为自己必须依据别人的标准活着。他转向这样一个观念，即自己是一个有价值的、自我定向的人，能够在自身经验的基础上形成自己的标准和价值观。他对自己产生了更多的积极态度。有一项研究显示，治疗开始时，当事人对自我的态度是负面评价（4∶1），而到了治疗的最后五分之一时段，自我态度是正面评价（2∶1）。他变得较少有心理防御，并因此对他自己和他人的经验变得更加开放。在他的众多观念中，他的知觉变得更为现实，更为分化。无论是由罗夏墨迹测验、主题统觉测验、咨询师专家评价测量，还是由其他的指标来测量，当事人的心理调适能力都明显提高。对当事人而言，他的目标和理想都变得较为现实，因而更容易实现。最初在他的现实自我与其理想自我之间的反差现在大大缩小了。各种类型的紧张——生理紧张、心理不适、焦虑体验——现在明显减少了。他把自己的这种行为称为成熟，并且更重要的是，非常了解他的人也看见他表现出一种更加成熟的行为方式。

各种各样的研究显示，这些变化不仅发生在治疗期间，而且出现在治疗结束之后。6 到 18 个月之后的细致的后继研究表明，这些变化是长期持续的。

也许我举的这些事实会弄清楚一点，那就是为什么我感到我们正在接近一个临界点，在这里我们能够在人际关系这个微妙的领域写下一个真正的等式。使用我们取得的全部研究结果，在这里我提出一个初步的尝试性的理论命题，而我相信这个命题可以概括已知的事实：

当事人越是把治疗师看作是真实和诚恳的、共情的、对他是无条件积极关注的，那么当事人就越可能开始远离静态的、固定的、无情感、非人格的活动方式，就越有可能发生机能的变化，趋向于流动、变化、接纳地体验高度分化的个人情感。这种改变的结果会导致人格和行为的改变，使人趋向心理健康和成熟的方向，使个人与自我、他人以及环境建成更加现实的和谐关系。

主观的图景

至此，我已经客观地提到咨询和治疗的过程，强调了我们已经知道的东西，提出了一个粗略的方程式，至少是尝试性地提供了一些特定的概念术语。但是现在让我尝试着从这个方程式内部来考察它的要素；并且在不忽略客观情形的同时，呈现主观地发生在治疗师和当事人身上的这个方程式。我这样做的理由，是因为治疗的过程是一个高度个人的主观体验的进程，内部体验的特性与外部观察到的客观特点是相去甚远的。

治疗师的体验

对治疗师而言，治疗是一次在人际交往中的新奇冒险。他感到——

> 这是一个他人，我的当事人。我有点害怕他，害怕进入到他的内心深处，就像有点害怕进入到我内心深处一样。然而当他说话时，我开始感到对他的一种尊重，感到我和他有相似之处。我认识到他的世界对他来说是多么的可怕，他试图紧紧地把它抓住放在一个适当的位置。我希望去理解他的这些感受，并且我希望他知道我理解他的这些感受。我希望他知道，在他密封而紧闭的心灵小世界里我是同他站在一起的，而且我能够相对无所畏惧地旁观这个世界。也许我能够使它变成一个让他觉得安全的世界。我希望在与他的关系中，我的感受能够尽可能的清晰而透明，以便它们对他来说是一个可辨的真实，他能够一次又一次地返回到我的这些感受中。

我希望，在通往他自己内心的可怕的旅程中，在通往被他埋葬了恐惧、恨与爱等这些他从未能让它们在他心中畅流的情感的旅程中，我与他同行。我承认，于我于他，这都是非常凡俗的和不可预知的，而且，面对他所发觉的某些感受我自己也许就想要退缩逃避，甚至没有自觉到我的恐惧。就这一点来说，我要帮他的能力是非常有限的。有时我会意识到，他自身的感受也许使他把我理解成一个漠不关心的、拒人于千里之外的人，一个入侵者，一个不可理喻的人，等等。我非常想接受他内心的这些感受，然而我也希望我自己真实的感受能够十分清晰而及时地展现出来，以便使他能够切实地感受到。我特别希望他能够与真实的我相遇。至于我自己的感受是否具有"治疗性"，我觉得没有必要为此惴惴不安。如果我能够明晰透彻地变成我的真实存在，成为在与他的关系中我的真实感受，那么我的真实存在和我的真实感受就足以成为治疗的基础，他也许因此就能够开放地、无所畏惧地成为他的真实存在。

当事人的体验

从当事人一方来说，他所穿越的复杂的经验历程是难以明确言说的。粗略地说，他所经历的情感体验的变化或许会表现出以下特征。

我害怕他。我想得到帮助，但我不知道是否应该信任他。他也许看到了我内心连我自己都不了解的东西——令人担心的和令人不快的因素。看上去他没有评判我，但是我确信他是在作评判。我无法告诉他我真正关心的是什么，但是我能告诉他和我的心事有关的一些过去的经历。他对此似乎心领神会，所以我可以把自己暴露得更多一点。

但是现在我已经跟他说了一些我糟糕的一面，他会鄙视我。我确信这一点，但奇怪的是对此我没发现什么证据。你认为我已告诉他的东西没那么糟糕，是吗？我不需要因它是我的一部分而为此感到羞耻，这是可能的吗？我不再感到他鄙视我。这时我觉得我想走得更远，探索我自己，也许更多地表达我自己。我发现，当我这样做时他变成了我的同行伙伴——他看来是真正理解了我的感受。

但现在我又开始害怕，并且这次是深深的恐惧。我没有想到，探索我心灵世界未知的幽深之处，竟会使我觉得这些感受我以前从来没有体验过。这非常奇怪，因为在某种程度上，它们都不是新的感受。我知道它们一直在那里。但它们是如此的糟糕和令人烦扰，我从未敢让它们在我内心畅流。现在当与他在一起的几个小时内，我体验到这些感受，我感到一种可怕的震撼，仿佛我的世界正在四分五裂。而它过去是稳当坚实的，现在它不牢固了，变成了可穿透的、脆弱易碎的。感受以前那些可怕的事情，的确令人不快。这都是他的错。但令人惊奇的是，我渴望见到他，并且当我和他在一起时我觉得更安全了。

我再也不知道我是谁，但当我对事情有了感觉的时候，我觉得自己是真实而可靠的。我被我内心的冲突困扰着——我以一个样子做事，但我的感受又是另一个样子——我想的是一回事，感受又是另一回事。这非常令人惶恐不安。试图弄清自己是谁，有时也是一件富有冒险性、令人兴奋的事情。有时我捕捉到自己的感受，觉得我现在这个样子是有生存价值的，不管那究竟意味着什么。

我开始发现分享我目前的瞬间感受，非常令人满意，尽管常常是痛苦的。你知道，努力倾听我自己，听到来自我内心的声音，这对我的确有帮助。我对当下发生在我内心的事情不再感到害怕。它看来值得信任。我与治疗师一起用了几个小时来挖掘我的内心世界，以了解我当下的感受。这是一个令人惊恐的工作，但我想了解我的内心。并且大多数时候我的确信任他以及他的那种帮助。我感到极为脆弱，易受伤害，但我知道他不想伤害我，我甚至信任他对我的关心。这让我想起当我努力让自己向下、向下，一直沉到我的内心深处，也许如果我能认识到我内心的感受，而且能意识到它的意义，那我就会知道我是谁，而且我也会知道去做什么。至少有时我与他一同感受到这种探索的情形。

我甚至能在任何特定的时刻告诉他，我刚才对他的感受是怎样的，而且这样并不会像我担心的那样会扼杀我们之间的关系，似乎还深化了这一关系。你觉得我跟别的人在一起也可以像现在这样真诚透明吗？也许那并不是一件太可怕的事。

你知道，我感觉好像正在沿着生活之流漂浮，成为我自己，充满风险。有时我会被打败，有时我会受伤，但是我已经懂得，那些失败和受伤的经验并不是致命的。我不能很准确地知道我是谁，但是在任何特定的时刻我都能感受到我的反应，而且作为我个人瞬间流动的行动的基础，我的反应似乎相当有效。成为我自己也许意味着这些东西。但无疑在我与治疗师的关系中，我感到安全，我才能做到这一点。也许在治疗关系之外我也能以这种方式做人？我不知道。也许可以吧！

我刚刚介绍的这些不是很快就可以发生的。这一切可能会花费数年的时间。也可能会因为一些我们不很清楚的原因，它根本就不会发生。但是，这至少可以提示对我所努力呈现的治疗过程——治疗过程发生在治疗师和他的当事人身上——实际图景的一种内在的观察。

第三编

个人形成的过程

我已经观察到在治疗关系中个人成长和变化的过程。

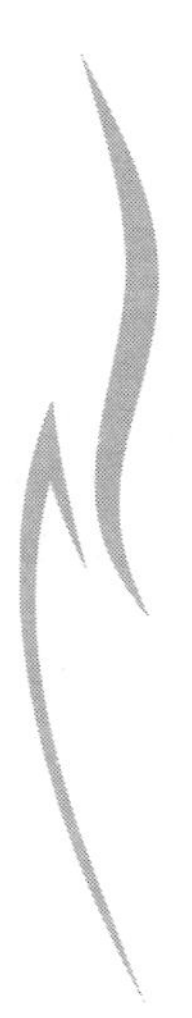

第五章　心理治疗显示的指向

在第二编中，尽管对当事人身上所发生的变化过程作了一些简洁的描述，但我把主要的焦点放在使这些变化成为可能的治疗关系上。这一章及下一章将更为具体地讨论当事人所体验的变化的性质。

我个人比较偏爱这一章。[①] 本章写于 1951 年至 1952 年间，当时我正在努力探讨并试图表述治疗的核心现象。那时我的《当事人中心治疗》这本书刚刚出版，但我对关于治疗过程的那一章（大约两年以前写成）已经感到不太满意。我想找到一种更有动态特征的方式来说明发生在当事人身上的变化。

所以我采用一个当事人的个案，这个个案对于我有着重要的意义，当时我也在从研究的角度来思考这个个案，并试图以此为基础，表达我正在形成的对治疗过程的尝试性理解。在成功的治疗中，当事人似乎对他们自己产生了真正积极的情感，指出这一点，我觉得很是冒失，而且确实没有把握。当时虽然提出了“人性的核心从本质上说是积极的”这样一个假设，但我的确感到缺乏足够的信心。那时我还不能预见这两个观点日后都从我的经验中得到越来越多的支持。

我们已从当事人中心的治疗理论中了解到，尽管心理治疗的过程是

① From *Psychotherapy: Theory and Research*, edited by O. Hobart Mowrer. Copyright 1953 The Ronald Press Company. Reprinted by permission of the publisher.

一种独特的、动态的体验，而且这种体验对每个个体而言都是不同的，但它展示的规则和秩序却带有令人惊讶的普遍性。这个治疗过程的许多方面的必然性给我留下了越来越深刻的印象，同时我对人们就这个过程提出的问题越来越不耐烦。他们经常这样问："它能治愈强迫性神经官能症吗?""你敢保证它能消除基本的精神病状态吗?""它适于解决婚姻问题吗?""它能否用于对口吃或同性恋的治疗?""治疗结果能够持久吗?"正像我们有理由质问伽马射线是否适于疗治冻疮一样，诸如此类的问题是可以理解的，也是合情合理的。但在我看来，如果我们试图更深入地了解心理治疗的实质及其目标，那么这些问题问得就很不妥当。在本章中，我将提出我认为更为合理的问题，探究我们称之为治疗的这个充满魅力而又有规律的过程，并尝试做出至少是部分的回答。

我将这样提出我的问题。不管是通过偶然的机遇，通过富有洞察力的理解，通过科学知识，通过人际关系中的艺术技巧，还是通过上述这些因素的综合，我们已经学到了如何去启动一个可被清晰描述的过程，此过程似乎包含着一系列富有规则的事件的核心，而且这个核心在不同的当事人身上是相似的。我们至少对使这一过程得以展开的态度方面的条件有了一些了解。我们知道，如果治疗师在内心对这个当事人的真实存在持一种深深的尊重以及充分接纳的态度，并以同样的态度对待当事人处理自身及其情境的多种可能性；如果这些态度结合着足够的热情，并能转换成那种对人的核心的最深厚的欣赏与喜爱；并且如果达到的交流水平能使当事人开始感受到治疗师理解了他当下的体验，而且是在充分理解的深度上接纳他，那么我们就可以确信这个过程已经开始了。所以，我们不应该强制这个过程为我们心中任何一种既定的目标服务（无论那些目标是多么值得赞美），我们需要提出的只是一个问题，由此真正推动科学的进步。这个问题是："这个过程的性质是什么，它的内在特性是什么，它采取哪一种或几种目标指向？如果说治疗过程有一个或几个自然而然的终点的话，那终点又是什么?"很幸运，当本杰明·富兰克林观测到他风筝线上的金属棒发出火花时，他并没有陷入有关的直接而实际用途的误区，而是开始研究造成这种现象有可能出现的基本过程。所以尽管他提出的许多回答有许多可以驳倒的错误之处，但他的研究却结出了丰硕的成果，因为他追问的问题具有真正重要的意义和价值，因此，我恳求诸位对心理治疗提出同样重要的问题，用开放的心灵去追问它——我们努力去描述、研究并理解这个作为治疗基础的基本过程，而不是企图去歪曲这个过程以使之适合临床需要，或适合我们预想的信条，或适合从一些别的领域拿来的证据。让我们耐心地检验这个过程，就它自身，就它的真实状况，进行追问。

最近我尝试着对当事人中心治疗作了一个描述（Rogers，1951）。这里我不再重复，但是我要提到，从临床和研究的证据来看，这个过程中似乎出现了某些持久而稳定的特征：随着治疗的进展，富有洞察力的陈述、当事人所报告的行为的成熟和积极的态度等都有所增加；自我知觉和自我接纳出现了变化；原先被拒绝的不协调的体验现在被纳入到自我结构中；评价的焦点从自我的外部转向内部；在治疗关系方面以及人格结构、行为、生理状况方面也都发生了特征明显的变化。尽管其中有些描述可能最终会被证明有所欠缺，但这些描述是从当事人中心治疗自身的角度去理解这个过程的一个尝试。这些已经得到了当事人中心疗法这个领域内的临床经验、逐字逐句录音的案例记录以及这个领域内已有的 40 项或者更多的研究中所显示的证据的支持。

在本章中我的目标是要在研究资料的基础上更进一步，对那些在治疗中尚未得到足够强调的某些倾向做出概括。我将描述一些似乎是治疗过程的内在倾向和最终目标；我们只是在最近才开始对这些进行清楚的辨析，这类知识意义十分深远，而到目前为止，还没有什么有关的系统研究。为了把意思表达得更充分，我将把一个案例中所记录的晤谈材料作为例证。因为我不很情愿地承认，在不同的治疗取向中，治疗的过程、趋向以及结局有可能是不同的，所以我就把我的讨论话题仅限定于当事人中心的心理治疗。

体验潜在的自我

在所有案例中都可以明显看到治疗过程的一个维度，我们可称之为经验意识，或甚至可称作“对经验的体验”。我这里把它称作“自我体验”，虽然这是一个不甚精确的术语。与当事人中心的治疗师之间的安全关系，对当事人的自我不存在任何实际的或隐含的威胁，所以当他真实地感受到他经验的各个方面，当他通过自己的感观和五脏六腑去体味这些经验，而不是去曲解它们，以使之适合现有的自我观念时，他就能够让自己去省视它们。这些经验中的许多方面证明与自我观念是极端冲突的，它们通常不能被充分地体验，但是当事人与治疗师的这种安全的关系，使得这些经验可以毫无扭曲地渗透到意识中。因此它们经常遵循这种格式：“我有时这样有时那样，但是我体验到的这种感受与真实的自我很不一致”；“我爱我的父母，但有时我对他们感到一种怨恨，这让我自己也很惊讶”；“我这个人的确不够好，但有时又觉得任何人都不如我”。因此，当事人首先表达的就是“我是一个整体的我，而不是我的经验的某一部分”。随后这个格式发生了尝试性的变化：“也许我有好多个自我，或许我做梦都不曾想到我的自我竟然有着那么多的矛盾冲突。”接下来，这种格式会变为：“以前我肯定不相信我会成为我的经验，因为经验本身有太多的矛盾，但现在我开始相信，我可以是我全部的经验。”

也许欧柯太太案例（case of Mrs Oak）中的两段摘录多少可以传达治疗的这个方面的性质。欧柯太太是位年近 40 岁的家庭主妇，当她开始接受治疗时，她正面临婚姻和家庭关系方面的困境。和许多当事人不一样，她对自己的内心感受过程有着热切的和自发的兴趣，并且在她的晤谈记录中，有许多材料来自她自身的参考框架，表现了她对当前生活事件的感受。她往往把在许多当事人身上隐含的不曾言说的东西形诸文字。因为这个原因，本章中的大多数摘录将引自这个案例。

第 15 次晤谈的开始部分的材料，体现了我们所讨论的经验意识的问题。

当事人：这一切都出现得很模糊。但是你知道，我一直有这个想法，就是对我来说，这整个过程好像检查拼图游戏的一些碎片。在我看来，我现在正在一片一片地检查这些碎片，每个碎片本身看不出有什么意义。可以说刚刚拿在手里，甚至还没有开始思考到底能拼出一个什么模样。这个想法反复不断地出现。可是对我来说这倒是挺新鲜，因为我，我从来不喜欢玩拼图游戏。这种游戏总是让我不耐烦。但是我的感受却是这样。我是说，我捡到的这些碎片完全没有任何意义（**整个对话过程中她不停地做手势以佐证她的陈述**），但是，我是说，这个，这个，我只是在捡这些碎片，没有把它们看作一个模样，可是从触摸中我能感到，嗯，这些大概总会拼成某个图样吧。

治疗师：就在那一时刻，那个过程中，得到一种感受，那些碎片的形状、轮廓，总是给你一种感受，就是总有可能拼成图样；但是注意的焦点是，"这是一种什么样的感受？它的质地给人什么样的感受？"

当事人：你说得对。其中有些好像实质性的东西。一种，一种——

治疗师：如果不用手势，你似乎很难描述清楚。那是一种真实的，几乎是确实的感官知觉——

当事人：对。再说它也是，是一种十分客观的感受，然而我又觉得从来没有离自己那么切近。

治疗师：你站在自己旁边，观察自己，但似乎同时，你却能够走近自己，比——

当事人：嗯。可是，几个月以来我第一次不再思虑我的问题。真是没有想，没有着手处理这些问题。

治疗师：我的印象是，你没有，比方说，坐下来处理"我的难题"。你根本不是那样的感受。

当事人：说得对。说得对。我想我是说，我的意思实际上是说，我没有坐下来完成这些拼图的难题，好像要拼成什么东西，我必须看到它的整体图画。或许，或许是，我实际上是在享受这个情感过程。或许，我确实在学习一些新东西。

治疗师：至少可以确定，你感到有一种急切的目标，就是要获得这种感受；不是说你做这些是为了看到一幅图画。而是说，真正熟悉每一个碎片就是一种，一种满足。是否这样——

当事人：就是这样。就是这样。而且，最终会变得像是真切的知觉、触觉。这很有意思。虽然我确信，这些并不总是令人愉悦，却是——

治疗师：一种新奇的体验。

当事人：是的，相当新奇。

这段摘录十分清楚地显示，我们可以让某种实际材料进入意识域，而不必企图让自我来占有它，把它当作自我的一部分，或者试图把它与意识域中的其他材料连成一片。也就是说，这样一种包容性的意识察知，包括了极其宽泛的种种经验，但在当下时刻，却没有思考这些经验与自我的关系。随后，我们可能会确认，体验到的东西也许会统统变成自我的组成部分。正因如此，我给这一段加的标题是“体验潜在的自我”。

当事人此处所体验的，是一种全新的、异常的经验。在第 6 次晤谈的一个片断中，这种经验的新异性体现得很典型，欧柯太太的表达看上去言辞不通，但情感的脉络十分清晰。

当事人：嗯，在这一段治疗的时间里，我经常发觉自己在想象，嗯，我好像在反复地哼唱一首歌。我这么说有点含糊其辞，而且——准确地说不是唱歌——有点儿像一支没有乐曲的歌词。也许是一首自编的诗歌。这个想法倒挺好。我是说，就像是突然出现的东西，没有形状，也不知道来源于何处。还有，然后——紧跟着又出现，出现另一种感受。唔，就是我发觉自己好像在问自己，所有的咨询案例都是这样吗？是不是？我不过是在不停地说话，并且，有点像是听着自己发出的声音而感到陶醉？然后，然后，嗯，紧跟着，唔，我是不是在浪费你的时间？然后，出现了疑问，一个疑问。然后，另有一样什么东西出现了。嗯，我不知道它是从哪里冒出来的，没有什么真正的逻辑顺序。这个想法让我心动：我们在触摸一些细节，嗯，我们没有感到压力，也没有怀疑什么，我们不是在关注某个东西，也没有针对什么东西的兴趣。好像是盲人开始学习用手指读盲文那样。我不清楚——也许有点儿像，嗨，真是一锅粥。也许，这就是我现在所体验的东西。

治疗师：让我们看一看，看我能否弄清你的那些感受的顺序。首先，你的情绪看起来，我觉得，你的第一种感受是相当积极的，你有点像是在创作一首诗歌——一首没有配上乐曲的歌词，很有创造性的；然后又出现一种，一种对此又深深怀疑的情感。“也许我只是在说话，只是被我，被我说的话弄昏了头，也许这些话无非是胡扯而已。”再后来，又出现了一种感受，你似乎感悟到一种完全新颖的体验，好像盲人尝试着去弄明白手指所触摸的东西究竟是什么意思。

当事人：是的，是的。（停顿）……有时我对自己说，嗯，也许我们可以深入谈谈这件事或那件事。然而当我来到你这里，又有点，又觉得那些事情不够真实，看起来似乎是虚假的。然后，不知怎么回事，自然而然地就出现了一连串的话语，然后关于这件事的疑惑感又油然而生。唔，这有点儿像是，也许像是我在创作音乐……或许，这就是为什么我今天疑心，整个地疑心这件事，因为这是一种莫名其妙地自然出现的东西。还有，我真的感到我应该做的是，是彻底理清这件事的头绪。我应该更加努力——

治疗师：这是一种深深的追问，好像说，对于这样一个不务实、不解决实际问题的自我，我究竟在干些什么呀？（停顿）

当事人：可是事实上，我，我真的喜欢这种新东西，这种，我不知道，把它称作令人难受的情感吧，我是说——我感受到我以前从未有过的体验。我也喜欢这种体验。也许我就应该这样。我今天简直糊涂了。

这是一种转折；在任何有深度的治疗中，这种转折几乎总会发生。我们可以概括地总结当事人的这样一种感受：“我本来是想到这里来解决某个问题，可现在我发觉自己在体验我自己。”而且这种转换，这样的当事人通常会伴有一种理性的自我批评，觉得这种体验是毫无道理的，可是在情感上又觉得这种体验让人“感觉很舒服”。

关于这一段文字，我们可以做出结论：治疗过程采取的一个基本取向是，自由地体验有机体的感觉和内部器官真实的反应，而不要过多地企图去把这些体验和自我联系起来。与这种治疗取向相连的基本信念是：这些材料既不属于自我，因而也就不能组织到自我中去。在治疗过程的终点，当事人终于发现，他可以存在于经验本身，而容忍经验的多样性以及表面上的矛盾冲突；他可以用他自己的经验表现他的自我，而不是试图把一个自我表述强加给自己的经验，从而把不符合这种公式化表述的经验从意识中排除。

充分体验情感关系

在心理治疗的各种要素中，我们近来较多地发现，对当事人而言，治疗是一种学习，学习去充分而自由地、毫无畏惧地接纳另一当事人的积极情感。这个现象并不是在每个案例中都明显可见。在我们所做的时间较长的案例中，这种情况似乎格外典型，但也不是毫无例外地、始终如一地出现。然而这是一种印象极深的经验，所以我们开始追问，这是否是治疗过程中一个意义重大的流动方向？或许在所有成功的案例中，在某种程度上它都会出现，尽管可能是在一个非言语表述的层面上。在讨论这个现象之前，让我们引述欧柯太太的体验来使它具体化。这种体验发生在第 29 次和第 30 次晤谈之间，而且让她受到了相当突然的冲击，在第 30 次晤谈中她用了大部分时间来讨论这种体验。下面的话是欧柯太太在会晤开始的时候说的：

当事人： 嗯，我有一个不寻常的发现。我知道它是——（笑）我发现你很关心这是怎样一回事。（两人都笑）我有这样一种感受，有点儿像——“也许我会让你，比方说，进入活动，担当角色”，诸如此类，就是——你也知道，如果是在一张试卷上，我会写出正确的答案，可是，我的意思是——就是我突然间恍然大悟——在当事人—咨询师的关系这件事情上，你实实在在地关心这件事的演变情形。这是一个启示，一种——不是那样。不能那样说。这是一种——唔，我想最接近的，是说那是一种精神上的放松，一种——不是松弛，而是一种——（停顿）那是一种没有紧张感的舒展，不知道我这样说有没有意义。我不知道怎么说才好。

治疗师： 听起来这不像是一个崭新的想法，而是一种崭新的体验，你感到我的确很关心，如果我理解你说的那些话，似乎是说你愿意接受我的关心。

当事人： 是这样。

在这个案例中，当事人允许咨询师以及他的兴趣进入她的生活，毫无疑问这是一个特别深刻的特点。在治疗结束时的一次晤谈中，她主动提及这种印象深刻的体验。这究竟意味着什么？

这种现象肯定不是移情和反向移情。几位富有经验并且自己也接受过分析的精神分析师，曾经仔细分析过另外一个案例，考察治疗关系的发展问题。他们最先质疑并反对使用移情和反向移情的术语来描述这种现象。他们的主要论点是，这种治疗关系是双向互动的，是合乎情理的。而移情或反向移情现象，具有典型的单向性质，而且不适合具体情境的真实性。

这种现象为什么较为频繁地出现在我们的治疗经验中？一个确定无疑的理由是，作为治疗师，我们已经不再害怕表达自己针对当事人的正面（或负面）情感。随着治疗的进展，治疗师看到当事人为了成为真实的自己而勇敢且深入地抗争时，他对当事人的接纳和尊重会转变成一种敬畏。我想，在治疗师身上有一种对人类内在共性——也许可以称之为人类的同胞情义——的深刻体验。因此，对当事人他感受到一种热切的、积极的、关爱的倾向。这对平常很难接受他人积极情感的当事人提出了一个难题。然而一旦被人接纳，当事人身上那部分习惯性的反应倾向就会放松，他人的关爱就会减轻当事人面对生活的紧张和恐惧感。

但是，我们这样做的时候，是超越了我们的当事人的。现在让我们来考察一下发生在欧柯太太身上这种体验的一些侧面。在早些时候的晤谈中，她曾经谈到，她对人没有好感，而且固执地认为她是正确的，拒不接受别人的辩驳意见。后来，当她谈论自己的领悟体验已经澄清了对他人的态度时，她再次提到了这件事。

当事人：接下来出现的事是我发现自己在想，现在还在想，是，怎么说呢——我也不清楚为什么——每当我说“我不爱人类”的时候，我总是怀有一种关心之情。这一直是——我是说我心里是相信这一点的。我的意思是，不是说——我知道这是件好事。就是说，我内心里已经搞清楚了——至于这跟当前的情境有什么关系，我还想不明白。但是我发现，不，不是爱；但是的确是对他人的关心。

治疗师：对，对，是这样……

当事人：说得更明白一点，就是我对各种事情十分关心。但是这种关心是——呈现的形式——它更像是一种理解，而不是想要加入什么，或者奉献什么东西，我觉得那些东西很虚假——我觉得——说到爱，那是一种最终的东西，要是你去爱，你就已经是做了足够的事，就是——

治疗师：似乎就是这个。

当事人：是啊。在我看来，这件新鲜事，就是关心之情，这个说法其实不好——我是说应该用一个别的词来说这类事情。说它是非个人的，并不是说它没有人情味。我是说我觉得这是一种很大的整体感。但这是一种似乎永不停顿的延续……你可以有这种爱人类的情感，爱他人，可是同时——却参与制造一些因素，让人们生病，得神经症——而我的这种情感是对那些病态的抵制。

治疗师：你的关心只是要理解，而不是想要增加导致人类病态的东西，例如神经症一类的病态。

当事人：是的。而且……（停顿）……是的，大致的想法是这样的。……嗯，不过，我必须回头再说一下那个新的体验。那是——我可不是在拍卖行推销自己——这不是最终的状态。……有时候我对自己私下说：“我不爱人类”，可是，我心里会很不舒服，而且我知道，同时还有某种东西是正面的。我这么说大概是对的。而且——我现在可能完全走了题，但是我想说，这个联系到——我现在的感觉——心理治疗的价值能够发生扩展作用。现在，我还不能完全理顺，还不能连接起来，但是我已经接近给自己一个解释——嗯，这个学习过程，落实我的这种领悟，就是——是的，你的确在具体的情境中很关心人。这是多么简单明了的事。可是我以前竟然不明白。要是我早先掩上这道门，离开咨询室，我也能说，对呀，咨询师一定会是这样子，那样子，等等，可是我知道，不经过这个过程，我不可能获得现在这样的生动经历。

在这部分对话中，她在努力描述她自己的感受，然而她所着力描述的，其实也正好是治疗师对当事人的基本态度。治疗师的态度，在其理想的状态下，是这样一种关心，它没有我们世俗所谓“爱”的经验中要求对方报答自己的因素。它是一个人对另一个人的那种人的纯粹的情感，在我看来，这是一种比两性之爱或父母之爱更为根本的情感。这种关心，对一个人有足够的关心，但不会让你渴望去妨碍他人的自由发展，不会让你渴望为了自我膨胀的目的而去利用他人。解放他人，让他人以自己的方式自由地成长，是你的最大满足。

我们的当事人继续谈论，接受任何来自他人的帮助，接受他人的积极情感，对她来说曾经是多么困难，而现在这种态度是如何发生了变化。

当事人：我有一种感觉……你总得主要依靠自己，但是有时候又应该跟别人一起做事。（她谈到有很多次她应该接受了别人的关心和善意。）我有一种情感，就像是害怕我自己会被毁掉。（接下来她谈到心理治疗以及她对于治疗的态度。）我觉得，好像是这样一种东西，似乎在把我自己彻底撕开来。就像——我是说，我觉得——我有时候试着叙说出来——似乎是——有时好像不想让你来重复，不想让你来映照，因为这个东西是我的。当然，没问题，我可以说，这是阻抗。但是现在，这个对我来说丝毫都不是问题了——我想——关系到这件事情，我是说——有些时候，我最强烈的情感是，这是我的，这是我的。我需要自己来决断。你能明白吧？

治疗师：这样一种经验，的确很难清楚地叙说出来。然而我觉得在这种关系中你已经有些变化，起初的情感是“这是我的”，“我需要自己来做”，“我自己做”，等等，后来的情感是“我可以让你走进来”，这就是变化。

当事人： 是，是啊。我是说，那——那个——嗯，好像是吧，可以说，进入故事的第二部了。这——这个——嗯，好像是，嗯。我现在还是独自在里面挣扎，可是我不是——你知道——我——

治疗师： 嗯。这句似乎矛盾的话做出了总结。

当事人： 是的。

治疗师： 所有这些经历之中，有一种情感，还是说——我的经验，点点滴滴都是我自己的，而这是必然的，不可避免的，等等。可是同时，这又不是完整的情形。通过某种方式，这些又都可以与别人分享，别人的兴趣也可以参与进来，而且在某些方面还感觉很新鲜。

当事人： 是啊。而且这是——是件很难的事，也应该如此。我是说——理应如此。有一种感觉，“这样子挺好”。我是说，对我来说，它表现了一些东西，澄清了一些东西。有一种情感，在这种关心里面——好像人会后退几步——冷眼旁观，如果我想要认识清楚这件事，就像是在割除乱草，我觉得我能做到，你也能做到——我是说，就是需要走过这样的草地，你也不会害怕。我说不清楚。这也许没有任何意义，我是说——

治疗师： 只是，你对于自己的这种情感你觉得是确切无疑的。

当事人： 嗯。

这段摘录不是活灵活现地描绘了社会化过程的实质吗？当你发现接受来自另一个人的积极感受并不是毁灭性的，发现接纳他人并不一定会导致自己受伤害，发现和另一个人一起努力应付生活的难题，实际上“感觉挺好”——所有这些，是我们一个人在治疗中、在生活中可以得到的最深刻的启示。

关于这种体验的新颖性以及非言语的层面，在第 30 次晤谈结尾的时候，欧柯太太有所描述。

当事人： 我在经历一种全新的——一种也许对我来说惟一真正有意

义的学习——我经常说，在这一点上，以前的那些知识根本没有用处。我的意思是说，我学习的那些知识是毫无帮助的。但是对我来说，现在这种学习是如此——充满活力，我是说，从根本上就是——是我个人自身的一部分，所以，如果我能够从中有所收获，那可真算是一件大事，我是说，我现在经历的这种体验，大概不能归属到知识积累的那一类之中。

治疗师：换句话说，在我们这里发生的这种学习，在类别上性质不同，在深度上也有区别：非常真实，充满活力。它本身对你有充分的价值。但是你的问题是：对于正在发生的这种深层的学习，我是否能够做出任何清晰的理智化的描述?

当事人：嗯。差不多是这样吧。

有些人根据对无意义音节的记忆，抽象出来一些所谓的学习定律，并且试图用它们来做心理治疗。他们要是能够用心地来研究这段对话摘录，可能会开一点窍。在治疗中出现的学习是一种整合的、有机的而且往往是非言语的东西，这种学习可能遵循完全不同的原则。理智化地学习一些烦琐机械的材料，与人的自我生活缺乏任何有意义的联系，这样的学习定律可能是完全不相干的事。然而，我的这些话已经离题太远了。

让我们换个说法来对这一节文字进行总结。有可能，深度治疗，或者说，具有重大意义的治疗的基本特征之一，就是当事人必须发现，充分接纳另一个人的关心，接纳治疗师对他的积极情感，对于自我的体验并非是伤害性的。接受别人为什么如此困难呢?原因之一可能是它从根本上涉及“我值得别人爱戴”这样一种情感。这个题目，我们将在下一节进行考察。现在我们需要指出，治疗的这个层面是一种对情感关系的自由而充分的体验，我们对此可以做出下面的归纳：“我能够容许别人来关心我，而且我内心充分接受那种关心。这样，我就认可我自己对他人的深厚关心和真诚关注。”

对个人自我的喜爱

公开发表的有关当事人中心治疗的各种各样的著作和研究，都强调自我接纳是治疗的一个目标取向和最终结局。我们已经明确了这样一个事实：在成功的心理治疗中，对自我的消极态度趋向于降低，而积极态度会得到提高。我们对自我接纳的增高趋势进行了测量，并研究了与之相关的对他人接纳程度的提高。但是近来我在重新检验这些命题，并把它们与新近的案例进行比较，我觉得这些说法并不完全属实。当事人不只是接纳他自己——这个说法带有这样一层含义，似乎接纳自己只是一种毫不情愿但又无可奈何的退路而已——他实际上变得喜欢自己。这种喜欢不是骄矜自夸或过分表现，而是当事人在他的自我形成过程中具有一种恬适的愉悦。

欧柯太太在第 33 次晤谈中恰如其分地证明了这种倾向。值得注意的一点是，这次晤谈发生在她首次承认治疗师对她的关心之后的第 10 天。我们可以做各种各样的推测，但是这个片断清清楚楚地显示，在成为自我的过程中当事人感到的那种恬适的愉悦，当然还夹杂着一种歉意（这在我们的文化中是难以避免的，一个人获得这种自我愉悦的体验，就会觉得自己有点过分）。知道治疗已经临近结束，在这次晤谈的最后几分钟，她说：

当事人：有件事让我困惑——我要长话短说，因为以后总可以说到它——有时我会有一种难以表达的情感。对我自己心满意足的感觉。还有那个 Q 分类技术。[①] 有一次我从这里走出去，不由自主地就对自己说："我是一个具有吸引力的人。"当时，自己也感到有些吃惊，但是，还是停留在那种感受之中，我是说，因为说真话，我是说，那时我的确

---

① 这一段需要作些解释。作为我的一位同事的实验研究的一部分，这位当事人在治疗过程中曾经数次接受 Q 分类检验。要求被试对一大堆写着自我描述短句的卡片进行分类，把最适合自己的卡片放在一边，最不适合自己的卡片放在另一边。欧柯太太选的第一张适合自己的卡片，就是她所说的："我是一个具有吸引力的人。"

就是那样的感受——嗯，心里有点不安，我现在就是忐忑不安的。不时地会出现这种很高兴的感觉，绝对不是超人一等，而是——说不清楚，只是很愉快。是一种挺惬意的心理变化。可是这又让人感到有点困惑不安。然而——我想——我很少记得住我在这里说过的话，我只是想，为什么我会有那样确信不疑的想法，还有，有时候我听到有人对小孩子说："不要哭！"我就有一种似乎自己心痛的感觉。我是说，我总是觉得那样是不对的，我的意思是，如果孩子感到痛苦，那就应该让他哭啊。嗯，那么，就是——总是跟那个感觉差不多吧。我们总不能否认小孩子有他们自己很快乐的时候。就是——我是说，这里没有什么虚荣心啊什么的。那是——也许人们就应该有这样的感觉。

治疗师：你已经因为自己的这种愉悦情感而倾向于责备自己了。可是，当你仔细想一想，也许整个情景的两个方面都显得清楚起来：如果一个小孩子要哭，为什么他不应该哭？如果他觉得自己很开心，为什么他会没有欣赏自己的个人权利呢？这样的情景联系起来，我就看到了你不时体验到对你自己的欣赏之情。

当事人：是的，是的。

治疗师："我是一个情感丰富、饶有兴味的人。"

当事人：就像你说的。于是我就会对自己说："我们的社会把我们这些人推来推去，我们就把它给丢掉了。"而且我常常想到小孩子的情形。嗯，大概儿童的情感比我们更丰富。也许我们——这是我们长大成人的过程中丢掉的东西。

治疗师：也许在这方面儿童具有一种我们已经失去的智慧。

当事人：是那样的。时间已经到了。

就像许多当事人那样，她试探性地、不无歉疚地达到了这样的一种了悟，即她已经变得能够喜爱、欣赏、赞扬自己。此时，当事人会产生一种自发的、轻松的愉悦感，一种原初性的生之乐趣，就好像一只羔羊在碧绿的草地上雀跃，像一只海豚在浪花中优雅地嬉戏。欧柯太太感到，这是一种与人类有机体、与新生的婴儿同源共生的东西，是我们成人在扭曲的发展过程中丢失了的东西。

在这个案例中，可以早早地看到这种情感的萌芽，一些细枝末节可以将它的根本性质清晰地展现出来。在第 9 次晤谈中，欧柯太太多少有点儿窘迫地揭示了她一直固守的某种秘密。当时，她停顿了很长时间，大概有好几分钟，说明她是很费了一番踌躇才说出来的。

当事人：这听起来很傻，我从来没有告诉任何人（忐忑不安地笑），不说这种事对我不是更好吗？好多年了，啊，大概是从少年时期开始，可能是 17 岁，我，我就开始有一种感受，我告诉自己，把它叫作"清醒的闪光"。我从未对人家说过这件事（再一次忐忑不安地笑），出现这种闪光的时候，我才觉得自己真正是精神正常的。而且，才对生活有真切的自觉。我一直有一种迫切的担忧和悲痛，觉得我们在现实中迷失了生活方向，偏离得很远很远。我不时的会有这种情感，发现自己是一个完整的人，面对着一个混乱不堪的世界。

治疗师：这种情感只是偶尔出现，而且转瞬即逝，但是的确曾经有过这样的时刻，你觉得你的完整的自我面对着一个十分混乱的世界——

当事人：是这样。我是说，而且我知道，实际上我们已经远远地偏离了，我们再也不是完整健康的人。当然，人们平常是不会这样讲话的。

治疗师：感觉到要是谈论那个哼唱歌曲的你[①]，可能是不安全的——

当事人：那样的人何处安身呢？

治疗师：似乎可以说，那样的一个人可能找不到一个生存的地方。

当事人：当然，你知道，正因为这一点，我——啊，请等一下——这就可以解释为什么在你这里，我主要关心的就是自己的各种情感。

治疗师：因为那个完整的你，是跟你的情感共同生长的。现在你对自己的情感更加自觉了，是不是？

当事人：说得对。它不再排斥情感，而且——这就对了。

治疗师：那个完整的你现在不再把情感推到一边去，而是过着一种

---

① 治疗师在这里重提欧柯太太在先前治疗中的叙述，即她经常哼唱一首没有曲调的歌。

情感丰富的生活。

当事人： 真是这样。（停顿）我想，从实用的角度可以说，我需要解决一些问题，日常生活的问题。可是，我，我——我正在努力做的事，是要解决，解决比日常琐事更大、更重要的事。也许这样就把整个事情说清楚了。

治疗师： 我想，这样说是不是会曲解你的意思：从讲究实用的观点来看，你应该把功夫用在解决具体的问题上面。可是你觉得，那样一来你就不再追问那个完整的你，而这一点比解决日常问题重要许多倍。

当事人： 我想是这样。我想是这样。这可能就是我想说的。

如果我们可以合理地把这两种体验结合在一起，如果我们有正当的理由认为它们具有代表性，我们可以说，无论是在治疗中，还是在她多年以来某些转瞬即逝的生活体验中，欧柯太太曾经体验到一种健康的、令人满意的、趣味盎然的自我欣赏，对她自己作为一个完整而且充分发挥机能的人而感到自我欣赏；而且，只要她不去拒绝自己的情感而是用生命去体验情感，这种自我欣赏就会出现。

在我看来，这是有关治疗过程的一个重要而又常被忽略的事实。治疗的目标是要推动这样一种趋向，即让个人充分地体验自己所有的反应，包括感受和情绪，使之达到意识的自觉。一旦发生这种趋向，当事人就会对自己产生一种正面的喜爱，一种对自己作为一个完整的、充分发挥机能的个人的由衷的欣赏，这正是治疗至关重要的目标之一。

关于人格的积极本质的发现

我们从临床经验中得出的最具革命性的观念之一，是一种越来越确信的认识，即：人性最内里的核心，人格的最深层面，其“动物本性”的基层，在本性上是积极的——从根本上说是社会性的，是向前运动的，是理性的，是现实的。

这个人性观与我们目前的文化没有任何一点共同语言，所以我根本不期望它能够被接受；而且，由于这种观点在其应用含义上的革命性，假如不经过寻根究底的探求，人们匆忙地接受它，反而是不应该的。即使这个观点经受住了彻底的探究考验，要接受它也不是一件很容易的事。宗教，尤其是新教的基督教传统，已把这样一个观念渗透到我们的文化中，即认为人类从根本上具有原罪，而只有通过某种奇迹，人的原罪特性才能被消除。在心理学界，弗洛伊德和他的后继者们已经提出了雄辩的论据，说明人类基本的和无意识的本性——伊底（id）——主要是一些可以导致乱伦、谋杀等等罪恶行径的本能冲动，所以必然会得到压抑，不允许它们表达出来。在弗洛伊德学派看来，心理治疗的全部问题就在于，为了控制这些未加驯服的野蛮力量，如何找到一种有益健康的、建设性的方式，而不是以患神经病的方式作为沉重代价。但是人们似乎都毫不怀疑地承认这样一个观点，即人类在其本性上是非理性的，非社会化的，对人对己都是破坏性的。当然，偶尔也有一些抗议的声音。例如，马斯洛对于人的动物本性提出了一个强有力的辩护，他指出，反社会的情感——如敌意，妒忌等——源于基本的爱、安全感、归属感这样一些正面需求受到挫折的经历。再如，芒塔古（Montagu）也提出了类似的命题，即人类生活的基本定律是协作，而不是竞争。但是这些孤寂的呐喊声很少被人们听到。总之，无论专业工作者，还是普通民众，似乎都认定，既然人类天性是这个样子，最好的办法就是将人们严厉控制住，至少要严实地掩盖起来，或者双管齐下，既控制又掩盖。

当我回顾自己多年来的临床经验和学术研究，我觉得，自己花费了很长的时间，才终于承认这个在民间和学术界都很流行的观点是根本错误的。我认为，其原因在于这样一个事实，即在治疗中，总是存在着不加遮掩的敌意和反社会情感，所以我们很容易作出假定，说这个现象表现了人类深层的因而也是根本的天性。因此，经过了很长时间之后，我才慢慢地承认，这些野性的和非社会化的情感，不是最深层的、最强烈的人类情感；人格的内核就是有机体自身，而有机体在本性上是自我保存的、社会性的。

为了进一步强调以上论点的特殊意义，让我再回到欧柯太太的案例。既然这是如此重要的焦点所在，让我从案例记录中引用较长的一段对话，提供例证，说明作为我上述观点之基础的那种体验。希望我的这个例子能够层层揭示人格的诸层面，直至它的最深层的核心。

在第 8 次晤谈中，欧柯太太揭开自己的最外一层防御，发现了自己内心的一种怨恨情绪以及一种复仇的欲望。

当事人：你知道，在这个，这个性变态的领域，我有一种感觉，就是我开始发现情况很糟糕，很糟糕。我发现，我十分怨恨，真的。恨得要命。我——我不想让这种情绪折磨我自己……我想，我现在的感觉大概是有点“我受骗上当了”（她的嗓音发紧，声音哽咽）。我一直掩盖得很得体，直到变得故意毫不在乎。但是我，我现在很震惊地发现，就在这种，怎么说呢，就叫做升华作用吧——还是词语——就在它下面，有一种，一种不活跃的力量，它是不——很不活跃，可是它同时又是那样残忍可怕。

治疗师：就是说有这样一种情感：“我真的被欺骗了。我一直在掩盖，而且似乎毫不在乎，可是在内心深处，有一种潜伏着的同时又是真实存在的、很强烈的怨恨情绪。”

当事人：十分强烈。我——我很清楚这一点。它令人恐怖地强烈。

治疗师：一种似乎压倒一切的力量。

当事人：对于它，我很少意识到。几乎从来不曾……啊，我只能用一种方式描述：它好像是一种谋杀的欲望，只是不带暴力……更像是想要报复的感觉……当然了，我将不会付出代价，可我宁愿真的去做。我真的想去做。

到此为止，通常的那种解释看起来完全恰当。欧柯太太现在能够揭开自己用社会规范严加控制的行为外罩，发现自己有一种潜伏在深层的充满仇恨的恶毒情感以及进行报复的强烈欲望。她的这种情绪一直延续到治疗过程的后半。在第 31 次晤谈时，她又一次回到这个主题。她一直在痛苦地挣扎，情感表达受到阻碍，难以平静地接受内心波动的情感。

当事人：我感到，那不是罪疚感。（停顿。她开始哭泣。）当然，我是说，我还是不能说清楚。（然后情绪忽然激动起来）那只是一种很可怕的伤痛！

治疗师： 是的。不是罪疚感，只是觉得受到了很深的伤害。

当事人：（哭泣）那是——你知道，我自己对它常常感到内疚，但是近年来，我听到父母呵斥小孩子说："不要哭！"我就会有一种受伤害的感觉，啊，为什么他们不许孩子哭呢？他们自己觉得伤心，还有谁会比孩子们有充分的理由伤心呢？嗯，这就是——我是说，大概就是说，我想，他们应该允许孩子哭。而且——还应该同情孩子们呢；以一种客观的方式。嗯，这是——这就是我所经历的那种东西。我是说，现在——目前这一刻。而且——

治疗师： 这样说可以比较准确地传达你的情感，似乎你是真正在为自己而哭。

当事人： 是啊。你也知道，这又很矛盾。我们的文化是很——我是说，人不应该沉溺于自我怜悯。但是这不是——我是说，这种感觉不完全是那样的自我怜悯。也许有一点点。

治疗师： 好像在想，我们的文化不让你自我伤感。而你觉得，自己现在的这种情感又不是我们的文化所抵制的那一种。

当事人： 然而，当然了，我已经——看到，感到这件事——你看，我一直在掩饰。（哭泣）可是我的这种掩饰总是带着许多怨恨。反过来我又必须加以掩饰。（哭泣）这就是我想要解脱的东西！我已经不在乎是否会有痛苦。

治疗师：（以共情的态度柔和细致地感受着当事人的痛苦）你感到，在体验的最深处，有一种为自己伤心流泪的情感。但是你觉得不能表达，不应该表达，于是就用怨恨掩饰起来，可是你不喜欢这种怨恨，你想要从中解脱出来。你甚至宁可把痛苦咽下去，也——也不愿意感到怨恨。（停顿）你努力在说明，我很痛苦，而我一直试图把它掩饰起来。

当事人： 过去我不明白。

治疗师： 是啊。就像一个新发现。

当事人：（同时在说）我真的一直不明白。可是——你知道，那是

一件具体的东西。好像——好像我一直在内心里看我自己——所有那些神经末梢呀一类的东西，统统都被碾得粉碎了。(哭泣)

治疗师： 似乎是你的身体，一些特别敏感的地方，受到了挤压，受到了伤害。

当事人： 是的。你知道，我的确有一种感悟——“啊，你这个可怜虫。”(停顿)

治疗师： 总是忍不住地觉得自己是个可怜的人。

当事人： 我不是为了这个人的全部伤心；只是其中的一部分。

治疗师： 看到那种痛苦而伤心。

当事人： 是的。

治疗师： 嗯，嗯。

当事人： 当然，还有我想去掉的这种怨恨。它——它让我陷入麻烦。因为这是一件很难捉摸的东西。它使我困惑。(停顿)

治疗师： 觉得好像这种怨恨对你没有任何好处，所以想去掉它。

当事人： (哭泣。长时间的停顿) 我不知道。在我看来，我觉得自己有理由这样想：把这种事情叫做罪疚又有什么好处呢？可否这么说，我是在捕捉一些东西以便使我能够组成一个有意思的案例吧。这有什么好处呢？在我看来——关键之处，真正的要害就在我的这种情感之中。

治疗师： 你能够捕捉到一些标签之类的东西，从而顺着某个思路一路追索；可是你又觉得整个事情的根本在于你眼下体验着的这种情感。

当事人： 说得对。我是说假如——我不知道这种情感会引出什么事情。也许什么事情都没有。我不知道。可是看起来，不管我会有什么样的领悟，都会联系到这种情感，这种伤痛——把它叫做什么倒是无所谓。(停顿) 然后我——谁也不能——裸露着这样的伤口，怎么活下去呀。我是说，在我看来，不管怎样，下一步必须要有一个痊愈的过程。

治疗师： 看起来，假如你的一部分伤痛如此强烈，你不可能完全裸露自己。所以你在想总得想办法首先让伤口愈合。(停顿)

当事人： 然而，你知道，这是——这是一件挺滑稽的事。(停顿) 听起来好像完全是言语混乱，或者说，就像是一个神经症病人不愿意放弃自己的强迫症状而左右为难。但是事情并不是这样。我是说，我现在不是这样，而是——我希望这样说能够表达我的情感。不知怎样一回事——那种怨恨的情感，我知道，那才是我感到挫折的根源，我是说，那——我更在乎。

治疗师：这样说清楚了吧？似乎是说，你不喜欢痛苦的感觉，可是你能接受它。那是可以忍受的。只是掩盖了这种痛苦的那些东西，比如说怨恨的情感，你是不能——在目前难以忍受的。

当事人：是啊。是这样子吧。似乎就是说，嗯，前面那个，痛苦，我是说，那是我自己可以对付的。是啊，嗯，那种情感，你知道，现在我仍然可以有很多的乐趣。可是，另一个东西，我是说这种挫折感——我是说，它以这么多的面目出现，你看，我现在才开始明白。我是说，就是这种事情。

治疗师：痛苦，你是可以接受的。那也是生活中很多内容的一部分。同时你可以有很多乐趣。但是，挫折和怨恨使你的生活零乱无序，所以你不开心，想解脱出来，而且现在也更加明白了这一点。

当事人：是啊。而且现在也没有什么办法逃避它。你看，我现在更明白这一点。（停顿）我不知道。现在，我不知道下一步会是什么。我真是不知道。（停顿）幸运的是，这是一种发展，所以——后果还是可以忍受的——我是说，我——我想，我的意思是说，我还是正常生活的。我能够享受生活的乐趣，而且——

治疗师：你是想让我知道，你还是在很多方面一直往前走。

当事人：是的。（停顿）啊，我必须停下，我得走了。

从这段长长的摘录，我们可以得到一个清楚的事实：在怨恨和敌意的情感背后，透过欧柯太太要回归曾经欺骗过她的这个世界的渴望，我们看到的与其说是一种反社会的情感，不如说是当事人受到伤害的一种深层体验。在这个更深的层面上，我们同样可以清楚地看到，她没有把她的怨恨情绪付诸行动的动机。她讨厌这些负面情绪，而且努力试图摆脱它们。

下面的一段摘录出自第 34 次晤谈。这部分材料显得逻辑混乱；每当当事人试图表达深层情感的时候，说话常常是语无伦次的。在这里，当事人努力探索内心深处的情感。她说，很难找到清楚明白的现成说法。

当事人：我不知道自己能不能说得清楚，让我试试吧。有个东西——我是说，一种情感——像是一种实实在在地要迸发出来的冲动。我知道这很难让人听明白。我想，也许，如果我能够说出来，好像，嗯，实实在在地照样说出来，那就可能会对我更有用处。而我不知道怎么说——我的意思是，我好像是要说说我自己。当然，我觉得，这是我用了很多咨询的时间在做的事情。但是，不对，这是——是关于我自己。最近一段时间，我领悟到，自己在否定一些说法，因为这些话不是——不是我的本意，我是说，那些话有点过于理想化了。我是说，我记得我总是对自己说，比起那些来，还更自私，更自私。直到我——那是突如其来的，好像是曙光出现，啊，是的，就是那个样子，可是我说的那种自私，具有一种完全不同的意味。我是用了“自私”这个词。然而我有一种情感——我——我从来不曾表达过这种——自私，这是什么都没有说！嗯，我还是要说说这件事。就像是一种脉动。而且是一直都有意识的东西。而且一直在那里。我自己也想利用它——好像是要落入这个东西之中。你知道，好像——我不知道，见鬼！我似乎已经找到了一个位置，对于那个结构已经有了一些了解。好像是已经掌握了很多根根稍稍的细节。这是一种意识。我是说，那是——一种不再受愚弄的感觉，不再落入其中的感觉，一种带有批判性的察知。但是在某个方面——理由呢，它是隐秘的，而且——不可能是日常生活的一部分。但是有些时候又有一些——有时我觉得好像有点害怕这件事，但是说是害怕，又不是害怕。为什么呢？我想我知道其中的原因。而且这——这也向我解释了很多事情。这是一种完全没有仇恨的东西。我是说，完全没有。不带有爱恋，但是完全没有仇恨。可是那——又是一种令人振奋的东西……我猜想，我大概是这样的一种人，喜欢追根究底，想要找到完整的答案，甚至愿意为此而折磨自己。我对自己说，当心，你现在有一种很强烈的情感。它不是很稳定。可是有时候你还是能够感觉到，而且当你允许自己去感觉的时候，的确是你自己在感受。你知道，我们在变态心理学书上看到一些词汇，说的就是这一类的东西。可能就是这种不时出现的情感，原因就像书上所说的那样。我是说，其中有些因素——我是说，这种脉动，这种兴奋，这种察觉。而且我说过，——我曾经追根究底，我是说，我非常、非常勇敢。怎么说呢——性冲动的升华。而我想，嗯，我终于抓住它了！我总算解决了这件事。而且除此之外，什么都不剩。有一段时间，我是说，我对自己很满意。就是这样了。然而，过后我又不得不承认，不行，那还不行。因为那是很早的事情，我后来才出现了关于性的严重困扰。我是说，那还不是真正的问题——但是在这个东西中，我开始有点明白，在这个关键点上，有对于两性关系的接纳，我是说，我惟一可以接受的那种关系。关键就在这里。不是以前那种——我是说，性并没有升华，或者被替代。没有。在这里面，在我所知道的东西里面——我是说，这的的确确是一种根本不同的性情感。我是说，这种情感完全没有那些伴随着性的东西，如果你明白我在说什么。这里没有追逐，没有追求，没有斗争，没有——嗯，没有仇恨之类的东西，我想，这些事情之中已经渗透了仇恨。可是，这种情感又有点，啊，让人心中不安。

治疗师：我想看看自己能否捕捉你的真正意思。似乎你已经在根根梢梢的经验细节上深入地理解了自己，在这个意义上变得更加“自私”，而且——剥离各种层面，发现了自己真正的内核是什么，你产生了现在这样一种想法，一种很深刻又令人兴奋不安的观念，就是说，自己的那个内核不仅没有仇恨，而是某种真正类似于圣人的情感，我应该说，非常纯粹的情感。而你自己可能会试图贬低它。你会说，那可能是一种升华，可能是一种变态心理的表现，像个疯疯癫癫的怪人，等等。但是在内心里，你知道不是这样。这种情感中间可能蕴藏着丰富的性的表达，但是又更广泛，更深刻。然而，如果能够充分地包容，那又是可以成为性的表达的一部分。

当事人：大概是这样……好像——我是说，好像是一种降落。降落到某种程度，你觉得似乎应该开始上升了，可是没有——我敢肯定，还是下降。

治疗师：这是一种下降，一直到你几乎完全沉浸在自我之中。

当事人：是啊。而且——我不能把它抛到一边去。我是说，它似乎是，呃，它就是，我是说，这是特别重要的事，我必须把它说出来。

治疗师：我也想抓住其中一件事，看我是否理解了它。听起来似乎是说，你所表达的这个观念是你必须努力去抓住的，它还没有成形。这种情感实际上，这就是下降到深处，在那里捕捉深刻的东西。

当事人：是的。正是这样——在那里有一个东西，它是——我是说，这个——我有一条出路，当然了，有时候我们会不得不进入到，激烈地拒斥那些正确的东西，拒绝理想的东西，这——如同——就是这样，我是说，诸如此类的事。一种是往上升，升到我不知道；我是说我只是有种感觉，我不能跟上去。我是说，如果你开始认真捉摸它，这是一种很稀薄的东西。而这个走向——我不明白其中的原因——我是说，它给人的感觉是非常确定地往下降。

治疗师：这不是上升到稀薄的理想，而是下降到实实在在的现实。这——

当事人：是啊。

治疗师：……这很让人惊讶……

当事人：是的。我是说，这是一件难以捉摸的事情。它就在那里——我不知道——你做了概括以后，在我看来整个事情就是那样。它一直持续着……

此处当事人的表达方式相当混乱，让我们把欧柯太太表达的几个主题按顺序进行梳理，以便让意思显现得更清楚：

> 我要谈论我这当事人的自私，不过“自私”这个词在这里具有一种新的含义。
>
> 我已经更深刻地了解了我自己，熟悉了自我的结构。
>
> 当我沉入到自己的内心，我发现了一些令人激动的东西，没有任何仇恨的一个内心。

这不是日常生活的一部分——它甚至可能是心理的变态。

最初我认为它是一种性欲望的升华。

但是它不是，它比性的内容更广泛、更深刻。

人们也许以为，当事人只有上升至高空中的理想王国才会发现这样的经验。

但是实际上，我是通过下降到自己的内心深处才发现了它。

看来这是一种可以持续的、具有根本性质的东西。

她所描述的是一种神秘体验吗？咨询师感觉到是这样。而他的反应传达了这种神秘感受。对于这样一种格特鲁德·斯坦因[①]式的表达，我们能否赋予它任何一种确切的意义？本书作者只想简单地指出，曾经有许多当事人对他们自己得出类似的结论，虽然他们的表达方式并不总是充满了情感的波动。欧柯太太在接下来的第 35 次晤谈中，用一种更为实在的方式，更清晰、更精确地叙说了自己的感受。她还解释，面对这种体验时自己为什么会感到如此的困难。

当事人：我觉得能够发现自我，或者说呈现自我，或者说愿意谈论自己，我非常非常高兴。我是说，这是一件非常个人的、隐私的事情，平常我们绝不会谈论它。我是说，我现在能够理解自己的这种，啊，也许可以说是有点害怕的情感。这——嗯，好像我正在排斥，我是说，排斥西方文明所代表的一切东西，你看。同时又在捉摸，我是对的吗？我是说，这条路是不是正确的？当然，直到现在我觉得是对的，你看。所以，肯定会有一种冲突。而且，这个，我是说，我现在觉得，当然这是我现在的感觉。我是说有一点——我叫做没有仇恨的那种情感，我觉着我的意思是，它是很真实的。它贯穿我所做的、我相信的所有事情……我认为这没有什么不好的。就好像我在对自己说："嗨，你从头到尾，一直在使劲敲打我，劈头盖脸地打下来，全是些迷信，禁忌，胡诌八扯

① Gertrude Stein（1874—1946），美国实验小说家、散文家、戏剧作家。在 20 世纪 20 年代的巴黎，她是一群美国移居国外的作家中的核心成员，其中也包括欧内斯特·海明威。她的主要著作有《三个生命》（1908）以及《艾丽斯·B·托克拉斯自传》（1933）。——译者注

的教条，还有法律呀，科学呀，电冰箱，原子弹，诸如此类的玩艺。可是我不买账！你看，我就是不买账。你没有成功。”我想我要说的就是，嗯，我是说，我就是不去顺从。而且——嗯，就是这样子。

治疗师：你现在感觉到你很清楚那些文化的压力——不是一直都很清楚，可是觉得“我的一生中有那么多这类的事情——现在我要深入自我，发掘自己的真实感情”。而在目前看起来，这让你跟自己的文化背景产生了很大的距离，这有点儿可怕，但是从根本上说你觉得很好。是否——

当事人：是的。嗯，我现在感觉这样很好，真的……还有一点别的东西——一种现在开始增长的感觉，或者说是正在形成的感觉。一种结论，我要停止寻找好像是什么严重错误的东西。我现在不知道为什么。可是我是说，就是——这样一种东西。嗯，我似乎在对自己说：“看看自己已经知道的东西，自己发现的东西——我相当确信，我已经排除了恐惧，而且我肯定自己不会害怕冲击——我是说我甚至会欢迎冲击。可是——看看自己呆过的那些地方，我在那里学到的东西，还有一点，嗯，比如说，考虑到我不知道的东西，也许这就是我需要记住的一件事情。嗯，我现在——我没法说，你明白吧?”没有任何，我是说，根本没有歉疚的感觉，或者说掩饰，只有一个简单的说法，我现在没有发现什么不好的东西。

治疗师：是否可以这么说：随着你越来越深入地探究自我，思考自己发现并学到的东西，等等，你增强了自己的信心，就是说不管你走了多远，你所发现的东西并不是狰狞可怕的。这些东西具有另外一种品质。

当事人：是的，大概就是这样子。

在这里，欧柯太太承认她的情感与自己所处的文化环境格格不入，但是她仍然确切地说明，她的自我核心既非邪恶，亦非错误，而是某种正面的东西。透过当事人举止谨慎的表面行为、怨恨的情绪以及痛苦的感受，我们能够看到一个积极的、没有仇恨的自我。我相信，这是我们长期以来面对当事人时早就应该得出的结论，而我们的确领悟得太晚了。

假如仇恨的情绪像是一个中性的或者是负面的概念，或许我们应该听听欧柯太太如何解释它的意义。知道治疗已经将要结束，她在第 39 次晤谈中谈到了这个话题。

当事人： 我觉得我应该澄清——我清楚地知道，而且真正重要的事情就在这里——澄清我对没有仇恨的态度之类的强烈情感。我们已经把它摆到一个很理性的平面上来讨论。我知道——听起来它是很负面的。可是按照我的想法——不是想法，而是我的情感，它——我的想法，是的，也包括我的想法——它还是很正面的——远远超过爱——它比爱更为自由，限制更少。但是它——我认识到它一定看起来、听起来，好像是对许多东西的否定，对许多教条的否定，也许真的是全盘否定。我不知道。可是我觉得它是很正面的。

治疗师： 你能够看到，它可能对别人显得是负面的，可是它对于你的意义却不同，它不像爱那样具有约束性，具有占有性。可以这么说，它实际上更开阔，更实用——

当事人： 是的。

治疗师： 远远超过了那些狭隘的词语。

当事人： 真的是那样。它更自由。嗯，总之，那种情感对我来说更轻松。我不知道。我觉得这真的是一种方式——不必——一种方式，你不必逼迫自己去奖励，或者去惩罚。它是——它太重要了！在我看来它意味着一种全新的自由。

治疗师： 是啊。是啊。在那种生活方式之下，人们没有必要再来实行奖励或惩罚，你会觉得大家都有了更多的自由空间。

当事人： 是这样的。（停顿）我已经准备好在这样的路上遭遇一些挫折。

治疗师： 你并不期望自己会一帆风顺。

当事人： 对。

这一段我们讲述了一个大大简化了的故事——当事人发现她越是深

入发现自己，她的恐惧就越少；从她的自我内核展现出来的不是什么可怕的邪恶，而是一个既不想奖赏也不想惩罚别人的自我，一个没有仇恨的自我，一个深层社会化的自我。我们是否可以从这类经验中进行大胆的推论，指出如果我们深入人类的机体本性，我们就会发现人是一种正面的、社会性的动物？我们的临床经验显示了这样的趋向。

个人成为自己的机体，成为自己的体验

贯穿本章中上面所讨论的材料的核心思路是，心理治疗（至少就当事人中心疗法而言）是个人借以变成他的有机体的一个过程——去除一切自我欺骗，一切歪曲。而这意味着什么呢？

这里我们是在经验的层面上讨论某种东西——这是一种难以用语言表达的现象，而且如果我们只在语言层面上去理解它，那这种理解本身就已经是一种歪曲。如果我们运用若干描述性的表达，也许它会得到某种真切的呈现，有望在读者的体验中唤起某种反应，尽管可能相当微弱，但会使他感到："噢，现在从我自己的体验中，我有点儿知道你正在谈论的东西。"

治疗似乎意味着回到基本的感觉和内部器官的经验。治疗之前，当事人会老是问他自己——常常是无心的——"在这种情境中别人会认为我应该怎样做？""我的父母或文化想让我怎样做？""我认为自己应该做些什么？"因此，他不断地按照强加于他的行为方式去行事。这并不必然意味着他的行为表现总是与别人的意见相一致。他的确可以努力表现得与别人的期待相反，然而他还是根据别人的期待（常常是内投的期待）来行事。在治疗过程中，他的生活空间日益扩展，于是当事人开始问自己："我怎样体验这件事？""对我来说它意味着什么？""如果我以某种方式行动，我怎样使这种方式将要对我产生的意义变成象征性的？"他开始在一种可称为现实的基础上行事，因为任何一种行为都会带来既满意又不满意的结果，他需要一种现实的平衡心态。

如果我把一些这样的想法，放入对这个形形色色的当事人所经历的

治疗过程的系统阐述中，也许它对那些——像我自己——倾向于用具体的、临床的术语来思考的人有所帮助。对一个当事人而言这也许意味着："我曾认为，我对父母的感觉必须只是爱，但我发现我既体验到了爱也体验到了苦涩的怨恨之情。也许我能够是那个自由地体验爱和恨的人。"对于另一个当事人，这种体会则可能是："我曾认为，我真是一个糟糕的、没有价值的人。现在我有时体验到自己是个很有价值的人；有时又觉得自己是一个价值不大或没用的人。或许我是一个能体验不同价值程度的人。"另外一个当事人则说："我原来持这个观念，就是没有人能真正为了我而爱我。现在我体验到来自另一个人温暖的情感。或许我可以是一个可爱的人——也许我就是这样一个人。"还有人这样想："我已经习惯于认为我不可爱——但是现在我可以欣赏我自己。我能够为自己而哭，我也能够喜爱自己。或许我是一个有着丰富变化的人，我能够欣赏自己，也能够怜悯自己。"或者，把欧柯太太作为最后一个例子，"过去，在内心深处，我觉得自己很邪恶，在我内心最基本的东西一定是恐怖可怕的。现在我没有体验到那种邪恶，而是一种积极的愿望，自爱爱人，自立立人。或许我能做个心地善良、积极向上的人"。

除了我们上面这些陈述的每个小标题所表达的含义之外，还有什么因素是真正起作用的？那就是意识的增长。在治疗中，当事人在普通的体验中增加了丰富性和对他的体验的——对他感官的和内部器官的反应——无歪曲的意识。他停止或至少减少了在意识中对体验的歪曲。他能意识到自己实际上正在产生体验，而不仅仅是在通过概念的过滤而彻底筛除之后他能允许自己去体验的东西。在这个意义上当事人第一次成为有着充分潜能的人类有机体，在感官和内脏反应的基本方面自如地增加丰富的意识元素。当事人开始成为他的真实存在，就像在治疗中当事人频繁提到的那样。这似乎意味着：个体开始成为——在自觉意识中——自己的存在，即经验的存在。换句话说，他是一个完整的、充分发挥机能的人类有机体。

我已经意识到我的读者的一些反应。"你是说作为治疗的一个结果，人只不过变成了一个人类有机体，一个有人性的动物？谁来控制他呢？

谁来使他社会化？那他会抛弃所有的禁忌吗？你不过是释放了人心里的一只野兽，伊底，是吗？”对此，最为恰当的答案好像是：“在治疗中，个体实际上变为一个人类有机体，带有有机体所包含的所有丰富性。实际上，他能够控制他自己；他的愿望使得他不可避免地被社会化。在人内心并没有野兽，在人的内心只有人，这才是我们能够释放的积极力量。”

所以，对我而言，心理治疗最基本的发现似乎是，如果我们的观察资料有任何效度的话，那我们就不必担心变为“仅仅是”现代人。它是这样一个发现，即感官的和内脏的体验，这是整个动物王国的特征，是一种只有人性的动物才完全有能力具备的、自由的和没有觉知歪曲的天赋，如果我们能增加这种体验，我们就会拥有一个面对现实的、善的、富有建设性的有机体。我们就会拥有一个有机体，它意识到文化的需求，就像意识到自身生理上对食物或者对性的需求一样；它意识到对友好关系的渴望就像渴望提升自己一样；它意识到它对他人的那种微妙的、敏感的亲切，就像意识到对他人的敌意一样。当人独特的意识能力自由而充分地发挥机能时，我们就会发现，我们拥有的不是一个我们应当害怕的动物，不是一只必须得到控制的野兽，而是这样一个有机体，通过它的中枢神经系统非凡的综合功能，对于所有这些意识的要素进行整合，它就能够达到一种平衡的、现实的、利己又利人的行为。换一种方式说，如果人不是完整的人——当他的意识否认他的各种经验时——那么的确，我们实在有太多的理由为他和他的行为担心，就像现在的世界形势所证实的那样。但是如果他是一个完整的人，如果他就是他的有机体的全部，如果他的意识体验，人的根本属性，在充分发挥作用，那么他就会是可以信赖的，他的行为就会是建设性的。人性并无一定之规，不会总是一致趋同。人性将会是个性化的，但同时也会是社会化的。

总结性评论

我已尽可能充分地表述了自己的观点，这些代表了我在多年的临床经验中形成的深层信念。但是，我清楚地知道，信念与真理之间存在着鸿沟。我不要求任何人赞同我的经验，只是希望他考虑我在这里提供的概括是否与他自身的体验相一致。

我也不会因为本篇文章的思辨性质而向人道歉。有时候，我们需要思辨，需要仔细审察论据。我仅仅期盼，对于本文的思辨、观点以及来自临床的直观猜测，能够一步步付诸实际操作的、明确无误的检验。

参考文献

Maslow, A. H. "Our maligned animal nature," *Jour. of Psychol*, 1949, 28, 273～278

Montagu, A. *On Being Human*. New York: Henry Schuman, Inc, 1950

Rogers, C. R. *Client-Centered Therapy*. Boston: Houghton Mifflin Co., 1951, Chapter IV, "The Process of Therapy"

第六章　个人形成意味着什么?

这一章是我 1954 年在奥伯林学院一次会议上演讲的内容。我当时试图以较为严密的组织形式，整理我自己正在逐渐形成的关于治疗的观念。在此处我稍微作了一些修正。

按照我的通常习惯，我总是努力使我的思考贴近治疗晤谈中实际经验的草根性基础，所以我利用了大量晤谈的原始记录，以此作为理论综合的来源。

在芝加哥大学咨询中心的临床工作中，我有机会与那些有着各种各样个人问题的人们相处。在这些人里边，有担心考试不及格的大学生；有被婚姻问题困扰的家庭主妇；有感觉自己已经接近精神崩溃或错乱的边缘的成年男人；有把大量时间用于性的幻想而在工作上毫无效率的责任心很重的职业人士；有深信自己能力不足而绝望无助，从而完全陷入瘫痪状态的在班级中名列前茅的勤奋学生；有因为孩子的行为而备感苦恼的家长；有感觉自己被黑色的抑郁情绪以强烈的魔力莫名其妙地打垮的时髦女孩；有担心生命和爱情已经与自己擦身而过，觉得她的出色的研究生成绩只不过是一种可怜的补偿的中年女性；有不知为什么确凿地相信某种强大的阴险势力正在密谋对他进行迫害的男子汉……我可以一口气不停顿地列举出人们带给我的千奇百怪的问题。这些问题涉及我们生活经验的方方面面。然而仅列出这类清单是不够的。作为一个咨询师，我知道，在第 1 次晤谈中叙述的问题在第 2 次或第 3 次晤谈中会变成另一个样子，而到了第 10 次晤谈，它会变成完全不同的另外一个问题。

不管怎样，我已然确信，尽管这些个人问题纵横交错，呈现出令人困惑的多重性和复杂性，对于所有的当事人来说实际上可能只是一个问题。在我为当事人努力创造的治疗关系中，当我密切跟踪许多当事人的体验时，在我看来，每个人提出的只有一个真正的问题。在当事人正在抱怨的问题情境之下——在学习问题、妻子或雇主造成的麻烦、自己无法控制的古怪行为或自己的恐惧情感等等烦恼的背后，存在着一个核心的追问。在我看来，实质上每个人都在问："我到底是谁？我怎样才能接触到真正的自我，在我所有行为底下的那个自我？我如何才能成为我自己？"

个人形成的过程

深入面具的背后

在我看来，个人最想达到的目的，他在有意和无意地追求的目标，就是成为他的真实自我。让我尝试解释一下我说这句话的意思。

当事人因为自己所特有的纠缠在一起的问题深感苦恼而来寻求帮助时，我发现最值得做的事是与他一起创造一种让他感到安全和自由的治疗关系。理解他内心世界的感受方式；接受他的真实存在；我的目标是创造一种自由的氛围，使他能够朝着他所向往的任何一个方向去思考、感受、生存。那么，当事人会怎样运用这种自由呢？

我的经验告诉我，他会运用这种自由使他变得越来越成为他真实的自我。他开始摒弃面对生活时曾有的虚假态度、面具、角色。他似乎在努力寻找他身上某种更基本的、更真实的东西。首先，他会把自己以前所戴的人格面具丢在一边，因为他早已在某种程度上意识到了这些面具的存在。在一次咨询晤谈中，一位年轻的女大学生描绘了她曾一直戴着的一个面具，叙说在这种委屈自己以讨好别人的外表下面，她感到自己是怎样地缺乏对于真实自我的确信。

> 我在思考价值标准的问题。不知怎的我练就了一种本事，我猜——唔——一种习惯——就是尽力使人们感到自在一点，或者让事情进展得平稳一些。总是要有人来做和事老啊，比如说给各种事情加点润滑油什么的。在集会的时候，或者小小聚餐会，或其他什么类似的场合——我应该使事情令人满意地进行，而且让大家看起来玩得很高兴才好。有时我看到管事的人满脸不高兴的样子，我就会悄悄打消自己的真实想法。有时连我都因为自己的这种行为感到惊讶。换句话说，我从来不曾——我的意思是，我发现自己对事情没有固定而明确的看法。我这样做的理由，可能是我因为一直是这样做的，习惯了。到现在我已经不知道自己是否还有什么信念可以去坚持。我从来没有实实在在地、真诚地做我自己，或许实际上我根本不知道我真实的自我是什么样子，我无非是一直在扮演一种角色。

在这段摘录中，你可以看到她正在审察她一直戴着的人格面具，她承认自己对面具不满，并且想知道如果面具下面有一个真实的自我，究竟应该怎样去找到这样一个自我。

在这种对自我的找寻中，当事人一般情况下都会利用治疗关系，来探索、审察他自己的经验的各个方面，开始承认并勇于面对他经常发现的深层矛盾。他会逐渐意识到他的行为有多少是不真实的，甚至他的情感体验也有多少是不真实的，不是从他的有机体真实的反应中涌流出来，而仅仅是一种假面具，是他一直赖以逃避自己的一堵避风墙。他会发现他的生活有多少是被他虚构的理想自我所指引，而不是由他的真实自我所指引。通常他会发现自己只是根据别人对他的要求过生活，发现他似乎没有一个真实的自我，发现他思考、感受和做事的方式只是在努力地遵循别人给他规定的标准。

在这一点上，我惊讶地发现，一个多世纪以前丹麦的哲学家克尔凯郭尔，用敏锐的心理学洞察力，十分精确地刻画了当事人存在的困境。他指出，最常见的悲观绝望是那种不去选择做自己的绝望，或者不愿意成为自己的绝望；而最深形式的绝望则是选择“成为一个他人而不是自己”。另一方面，选择“愿意成为个人真实的自我，实际上就是绝望的对立面”，这个选择是人生最重大的责任。当我阅读他的一些著作时，我几乎觉得他一定是倾听了我们的当事人寻求和探索真实自我时——常常是一种痛苦的和令人烦恼的寻求——所作的陈述。

当事人会发现，在摘掉虚假的面具之后（他们以前并不知道其虚假性），这种自我探索会变得更加令人心神不安。他们开始着手这项令人战战兢兢的任务，以探索他们内心汹涌狂暴的情感。摘掉一个你曾经认为是你真实自我的一部分的假面具，这可能是一种令人深感困扰的痛苦体验；然而当当事人能够无拘无束地思考、感受和存在时，他正是趋向于接近这样一个揭去假面具的目标。下面的一段陈述将会证明这一点，这个当事人已结束了一系列的心理治疗晤谈。当她讲述她是如何挣扎着到达她自我的核心时，她用了许多的隐喻。

> 现在我回顾这个过程，看到我那时正在一层一层地剥去自己的防御。你没有什么变化，可我把这些防御面具搭建起来，戴上它们，然后又一个个丢弃它们。我不知道在最深的地方究竟有什么，而且我也非常害怕去寻找，但是我不得不继续寻找。首先我感到我内心什么都没有了——只有一种巨大的虚空，没有核心，而我非常希望找到一个坚固的核心。然后我开始感到我正在对着一面坚固的砖墙，它高得不能翻越，厚得不能穿透。有一天这墙变成了半透明的样子，不再那么坚固。再后来，这堵墙似乎消失了，可是我发现在它的另一边有一个水坝，挡着凶猛的剧烈翻腾的洪水。我感到仿佛我正在抵挡着这些洪水的力量，而且要是我开一个哪怕一点点的小口子，我整个人就要被涌出的洪水般的情感毁掉。最终，我不能再忍受这种紧张，我放手了。我所做的全部，实际上，就是屈服于完全的绝对的自我怜悯，然后是憎恨，然后是爱。这种体验之后，我觉得仿佛跳过了一道悬崖，尽管是有点踉踉跄跄地落在了悬崖的边缘，但还是安全地跳了过去。我不知道我正在寻找什么，或者说我要到哪里去，不过我感到我是在真真实实地活着，我在向前走。

我相信，这段话很好地代表了许多人的情感，如果这虚假的面具（砖墙、水坝）不能继续维持，那么，他会发现，积聚在个人世界里的强烈情感，会把一切都席卷而去。然而这也证明了当事人已经感到了寻找自我、成为自我的迫切性。这也开始显示当事人用以确定他内心真实的方式，这种真实是他在有机体层面上充分体验他的真实存在的情感，也就是说，当事人体验到了他的自我怜悯、憎恨和爱，然后他觉得自己有一种信心，感到他正在成为他真实自我的一部分。

体验情感

对于情感的体验，我想多说一点。它确实是我们探究未知的自我要素的重要途径。我试图描述的这种现象很难用意义明确的任何一种方式清楚地传达出来。在我们的日常生活中，有无数的理由让我们不能充分体验我们的态度，这些理由来自我们的过去和现在，这些理由存在于我们的社会情境中。自由而充分地体验我们的态度似乎太危险，有着太多潜在的破坏性。但是在治疗关系的安全而自由的氛围中，这些态度可以得到充分的体验，直到完全达到它们的边界。要体验这种情感态度，我认为可以用一种“纯粹文化”的方式来实现：这种方式能够使人体验当下的自我，于是个人可以成为自己的恐惧，成为自己的愤怒，成为自己的软弱，或者成为任何一种情感态度。

也许我可以再举一个当事人的例子来进一步澄清这一点，来表明和传达我的真正意思。一个年轻的男性，一个进入了治疗关键时刻的研究生，此前一直因为他内心意识到的一种模糊不清的情感而苦苦思索。他能够逐渐把它识别为某种令人害怕的情感，一种对于失败的恐惧，因为他很害怕自己不能获得博士学位。接着是一段长时间的停顿。然后是下面一段晤谈的原始记录：

当事人： 我好像是让它自动渗漏出来，但我也把它和你联系在一起，把它和我与你的关系联系在一起。首先我感到，我似乎是害怕它会走开；那是另一件事情——真的很难把握它——似乎有两种情感在互相矛盾着。或者说，不知怎么的好像有两个“我”。一个是惊慌失措的我，想要抓住一些东西不放；我觉得现在能清晰地感觉到这个我。你知道，我需要抓住一些什么东西——我还感到有些害怕。

治疗师：哦……此刻你能感觉到这种东西。你一直有这种情感，而且现在正在这样感受我们两人的关系。

当事人：请你让我有这种情感好吗？你知道，我真的有点需要它。没有它，我会感到孤独、害怕。

治疗师：嗯，嗯，让我紧紧抓住它，要不我会非常害怕，让我紧紧抓住它吧。（停顿）

当事人：似乎一直是这样。你能让我完成毕业论文，拿到博士学位，是吗？然后……因为我需要那些东西，我的意思是……

治疗师：在这两个地方，都有点儿恳求的意味，对吗？让我拥有它吧！因为我非常需要它。没有它，我会非常害怕呀。（停顿）

当事人：我有一种感觉，不知怎么我不能再往前……像一个正在乞求的小男孩。不知怎么，甚至——这个乞求的姿势是怎么一回事？（双手合十，似乎在祈祷）这真是可笑！因为……

治疗师：你把双手做成乞求的样子。

当事人：呀，对啊。请你无论如何为我……就是……哦，这太糟糕了。谁？我？乞求？

或许这段摘录将会传达一点我已谈过的东西，即让一种情感体验发展下去，一直到达其边界。当事人此时正在体验到他自己的情感，他不再是别的，而仅仅是一个可怜的小男孩，他在恳请，在乞求，处于完全依靠别人的状态。在当下时刻他只不过是他的恳求，从头到脚都是。诚然，他说“谁？我？乞求？”的时候，几乎是立即躲开了这种情感体验，但是这种体验却留下了难以消除的印记。过了片刻，他又说：“来自于我内心的这些新奇的东西真让人感到惊讶。它每次都让我震惊，然后又是那种情感，害怕的情感，我忍受不了这么多，所以一直想要推开它，压住它。”他开始意识到这种情感在自动涌现。在那一刻，他陷入了一种纯粹的情感依赖状态，而这种体验方式让他感到震惊。

在这种赤裸裸的存在方式中，当事人体验到的不仅仅是依赖感。它还有可能是伤害、悲痛、妒忌、具有破坏性的愤怒、深沉的绝望或者是信心和自豪、敏感的脆弱、即将结束的爱情。它可能是人类能够拥有的任何一种情感。

我从这样一类经验中逐渐了解到，在这样一种治疗的时刻，当事人开始变化成为他的真实存在。在整个治疗过程中，当一个人以这种方式体验到发生在他身上来自有机体的所有情感时，当他以这种自觉而且开放的方式体验到这些情感时，那么他就是在用存在于他内心所有的丰富性来体验他自己。这样他就成为他的真实存在。

在体验中发现自我

让我们继续深入探讨成为一个人的真实自我究竟意味着什么。这是一个极为复杂的问题，让我再尝试用一个当事人写于两次晤谈之间的书面陈述，来提示一个可能的答案。她叙述了曾经作为自己生活之凭借的各种面具是如何在顷刻间崩溃坍塌的，这让她产生一种混乱感，但也让她得到一种解脱感。她说：

> 你知道，现在看起来再也用不着花费那么大的力气来拼凑一幅完全主观任意的图案，这样做完全是一种浪费。你认为不得不靠自己来维持这个图案，但是有那么多的碎片，真的很难把它们拼接起来。有时你把它们放错了地方，放错的碎片越多，就得费更多的功夫把它们放在合适的位置上。直到最后你累得疲惫不堪，宁可放手让它混乱不堪，也不愿再继续拼凑下去。然后你会发现，不去管那些乱七八糟的碎片，它们反而很自然地找到了自己的位置，一幅生动的图案用不着你费力就呈现出来了。你的任务仅仅是去发现它，而且在那个过程中你会找到你自己和你的位置。你甚至必须让你的体验告诉自己它自身有什么样的意义；当你试图告诉它那是什么意思的时候，你就开始和自己打架了。

让我尝试一下我能否领会她这种诗意的表达，并把它翻译成我所理解的意思。我想，她说的是成为她的真实自我，就意味着去寻找这幅图案，去发现存在于她不断流动变化的经验之中的潜在的秩序。成为真实的自我，意味着去发现存在于自身的实际情感与行为反应中的统一和谐与融洽无间，而不是试图把个人的经验装进一个面具，使它成为一种不真实的形式或结构。成为真实的自我，意味着在个人的经验中寻找真实的自我，而不是寻找某种强加于经验的外在的东西。

凭借这些当事人的叙述摘录，我试图说明，在与治疗师充满亲切感和理解的促进性关系中究竟发生了什么事情。个体似乎在慢慢地、充满痛苦地探索他向世人呈现的面具背后的东西，在他一直用来欺骗自己的面具背后隐藏着的东西。他深切地而且常常是生动地体验到在他自身之内隐藏着的各种各样的材料。这样，他越来越真切地成为他的真实自我——不再是一种顺从他人的表相，不是对所有情感的充满怀疑的否认，也不是一种善于自我辩解的理性的面具，而是一个新鲜活泼、气息生动、富有感情、流动变化的过程，简而言之，他变成一个真实的个人。

成为什么样的个人？

我猜你们有些人会问："但是他到底变成了哪种人？光说他摘去了面具是不够的。在面具的下面他是什么样的人？"既然最明显的事实之一，是每个个体都趋向于成为一个独立的、与众不同、个性独特的人，那么自然不容易找到一个固定的答案。不过我想指出我所看到的一些独具特征的倾向。当然没有哪一个人会充分地体现这些特性，也没有哪一个人会完全达到我将要描述的状态。但是根据我与许多当事人共享治疗关系的生活实践，我确实看到了一些普遍性的规则。

对经验开放

首先我要说，在这个过程中，个人对他的经验变得更加开放。这么说对我而言有着许多含义。这种对经验的开放与自我防御是相反的。心理学研究已经表明，如果我们已知的感觉证据与我们的自我想象背道而驰，那么这种感觉证据就会受到抵制，从而扭曲我们的经验。换句话说，我们不能看到我们的感官所报告的一切，我们看到的只是符合我们的自我想象的部分东西。

现在，在我所描述的那种安全的治疗关系中，这种心理防御或僵化性可能被一种对于经验的开放性所代替。像我试着描述的那样，当个人在有机体的层面上更加开放地意识到存在于内心的自我情感和态度时，他也就更加清楚地理解外在于自己的现实，而不是用一种预定的分类框架来感知现实。他看到，不是所有的树都是绿的，不是所有的男人都是严厉的父亲，不是所有的女人都是难以接近的，不是所有失败的经历都证明他自己是个笨蛋，等等。他能够在一种新的情境中领会这个证据，领会它的真实存在，而不是歪曲它，使之符合他已有的认知模式。正如我们所期待的那样，这种日渐增长的对经验开放的能力，使得当事人在对待新的人、新的情境、新的问题时，能够持有更加现实的态度。这意味着，他的信念不再是刻板僵化的，他开始能够容忍不确定性。他能够接受更多内在的相互冲突的情境，而不是对这个情境闭目塞听，匆忙地下一个简单的结论。我确信，对于此时此境存在于自己内部以及环境中的真实保持意识的开放性，可以作为描述从治疗中形成的这个新人的一个重要特征。

也许如果我用一个晤谈记录对之进行证明的话，那么我能够赋予这个概念以更生动的含义。一个年轻的职业男性在第 48 次晤谈时，报告了他对身体上的知觉以及其他的感受变得更为开放的方式。

当事人： 在我看来好像并非每个人都有可能讲述他感受到的所有变化。但是最近我的确感到我更尊重、更客观地看待我自己的身体。我是说我不再对自己有太高的要求。结果出现现在的情况：我感觉到过去自己常常在晚饭后跟我的疲劳感进行对抗。嗯，现在呢，我相当确切地感到了自己的疲劳——不是我故意让自己疲劳——我无非是身体情况差了一点而已。可是过去我好像是在不断地责备我的疲劳。

治疗师： 所以你现在能让自己成为疲劳本身，而不再感受到某种自责。

当事人： 是的，我不再说不应该疲劳一类的话。我现在不去对抗这种疲劳，我还觉得自己必须放慢节奏，因此，疲劳不再显得那么可怕，这似乎是意味深长的。我想，我明白了为什么我父亲会那样对待这些事情。比如说，我生病了，我就会告诉他，本来他应该为此做些事情，但是他会这样说："噢，天哪，麻烦又来了。"诸如此类的话。

治疗师：似乎生病是一件让人烦恼的错事。

当事人：是的。我确信我父亲对他的身体状况也不满意。去年夏天我扭伤了背，很痛苦，我听见咔嚓一声，那是我长这么大第一次真正感到痛，真正剧烈的痛。我让医生看了看，他说不严重，只要我别太频繁地弯腰，会自己痊愈的。这是几个月之前——近来我一直注意到——见鬼，真是痛得要命，现在仍然很痛——那不是我的错。

咨询师：那不能证明你不好——

当事人：不能——我似乎变得更容易疲劳，原因之一也许是因为这种持续不断的紧张吧。因此，我已和一位医生约好，他会给我检查并拍X光片什么的。我猜，你也许会说我变得更敏感了——或对这类事有了客观的敏感——而这是我的一个深刻变化，还有跟妻子和两个孩子的关系，嗯，如果你能看到我的内心世界，你简直会难以相信——我的意思是——似乎没有比真实和真诚更美好的东西——真正感受到对自己孩子的爱并接受这种情感。我不知道怎样表达这一点。我们夫妻俩对朱蒂越来越尊重，而且我们看到了——因为我们在参与——女儿身上发生了那么大的变化——这真是一件非常好的事情。

咨询师：在我看来，你是说你能更准确地聆听你自己的声音，如果你的身体说它累了，你听从它并相信它，而不是去批评它。如果它说疼痛，你也能听到它的声音。如果感到你在真正爱着你的妻子和孩子，你也能听到这种爱，而且你也看到了他们身上的变化。

这里，这段重要的摘录比较短，但却有象征性的意义，从中可以看到许多我有关对经验开放的观点的含义。以前当事人不能自如地感受痛苦或疾病，因为生病意味着当事人不能被接受。他也不能感受到他对孩子的呵护和爱，因为这种感受意味着当事人的软弱，他必须维护他貌似坚强的自我面具。但是现在他能够向他的机体经验真诚地开放——当他疲劳时他就可以感受疲劳，当他的身体疼痛时他就感受疼痛，他能自由地体验到他对女儿的爱；而在下一次晤谈时，他也能真切地感受和表达他对女儿的不满。他能充分体验他的全部的机体经验，而不是把它们拒之于意识的大门之外。

信任自己的有机体

在治疗中形成的个人的第二个特征很难描述。当事人好像越来越发现自己的有机体是值得信任的，而且它是一个很合适的工具，能让我们在每个即时情境中发现最令人满意的行为方式。

如果这看起来很奇怪，让我试着把它说得更明白一些。如果你认为个体面临着某种生存的选择，那它会有助于你理解我的描述："放假期间我是应该回家呢？还是出去打工呢?""我应该把这第三杯鸡尾酒喝了吗?""我是否希望选择这个人作为我的爱人和终生伴侣?"在这种情形下面，在治疗过程中形成的那个人应该是怎样的状态？在相当的程度上，这个人能够向他所有的经验开放，他可以使用在当前情境中所能得到的各种信息，而他的行为就是以此为基础来规划的。他熟悉自己那些常常是复杂而矛盾的情感和冲动。从相对严格的社会"规则"到朋友及家庭的渴望，他都能自如地意识到社会的需求。他能够记住类似的情境，以及在那些情境中不同的行为所引发的各种后果。在所有外在情境中，他对这个客观情境有相对准确的知觉，注意到情景的复杂性。他能够较好地动员他全部的有机体、他的有意识的思想，来参与考虑、斟酌和权衡每个刺激、需要和要求以及与之相应的权重和强度。由于有了这种综合的斟酌和权衡，他能够发现在当下情境中那些似乎最接近于满足他所有需要的行为过程，不仅能满足即时的需求，也能满足长远的需求。

在这样斟酌和权衡一个特定的生活抉择的所有因素时，人的有机体无论如何都不可能是绝对可靠的。它可能会做出错误的选择。但因为他倾向于向他的经验开放，所以对令人不满的结果会有一个比较强烈的和更为直接的意识，错误的选择会及时得到纠正。

这有助于我们认识到，在我们大多数人中，有碍于这种斟酌和权衡的问题在于，我们把不属于我们经验的一部分吸纳进来，而排斥了属于我们经验的那些因素。这样一来，当事人可能会固执地认为："喝酒嘛，我能应付!"但是如果他能开放地面对过去的经验，实际情形就证明他的这种自信很少是正确的。一位年轻女性可能只看见她未来配偶的优秀品质，而对经验的开放体验则会向她显示，他的身上还有许多缺点。

我们似乎可以一般地说，如果当事人对他的经验保持开放，他就会开始感到他的有机体是更加值得信任的。他对自己所拥有的情感反应不再那么害怕。他逐渐地越来越信任乃至越来越喜爱存在于他身上的有机体层面的这种复杂性、丰富性、各种各样的情感和趋向。意识，不再是对于危险而且不可知的、很少被容许在日光下曝露的无意识冲动的看守官，而成为一个由无数冲动、情感和想法组成的自由社会中的一名轻松自在的居民。如果这些冲动、情感和想法不再被充满恐惧地防备着，它们就能够非常令人满意地实行自我管理。

内在的评价源

在个人形成的过程中，另一个明显的趋向涉及决策选择的发源，或者说评价性判断的源头。我们可以称之为评价源（locus of evaluation）。当事人越来越感到这种评价源存在于他的内部。他越来越不再关注别人是否赞成；他不再依赖别人的标准生活；不再依赖别人为他做出决定和选择。他承认，做出选择取决于他自己；惟一要紧的问题是："我的生活方式是否真正令我满意？这种生活能否表达真正的自我?"我认为，对富有创造力的个人来说，这个问题意义最为重要。

也许举一个例子会有助于你更好地理解我。我想要择取一段与一个年轻女性的晤谈记录，她是一个前来寻求咨询帮助的研究生。最初她因为很多问题而烦恼，而且曾经打算自杀。晤谈期间的感受之一是她发现自己非常渴望有所依赖，就是说希望让某一个人来替她安排她的生活道路。她强烈谴责那些在学习上没有给予她足够指导的人。她谈起她一个又一个的教授，尖刻地抱怨说，他们中没有一个人教给她具有深刻意义的知识。慢慢地她开始意识到，部分的问题是她没有主动参与这些课程的学习。

在经验中接受存在于一个人内部的评价源，这意味着什么呢？我想你会发现这段摘录可以给你一些启示。在后来的一次晤谈中，这位年轻女性开始意识到她也许要对自己教育上的缺陷负至少是一部分的责任，下面是这次晤谈的一段摘录。

当事人：我想知道我做事是否一直都在绕圈子，肤浅地停留在事情的表面，不去抓住它并认真地对待它。

治疗师：也许你一直是东抓一把，西抓一把，而不是真正深入地钻研。

当事人：那就是为什么我说——（慢慢地，沉思地）真该轮到我自己了，我的意思是，很显然我再也不能依靠别人施舍给我真正的教育，我确实需要自己教育自己。

治疗师：现在真正的问题出现了——只有一个人可以教育你——现实是也许没有任何人可以教育你。

当事人：唔——（很长时间的停顿——她坐在那里长时间沉思）所有的惊恐症状我都有。（温和地笑）

治疗师：惊恐？你是说，这是一件令人惶恐不安的事。

当事人：嗯——（长时间的停顿——显然在她内心有情感冲突）

治疗师：你可以把那句话说得更明白一些吗？它真的让你感到害怕吗？

当事人：（笑）——我——我不知道我是否真的明白。我的意思是——我好像真的逃脱出来了，（停顿）似乎我就——我不知道——处在一个易受攻击的位置，但是，我，我提起这件事，不知怎么的，不是我要说，而是它自己冒了出来，似乎——它是自己流露出来的。

治疗师：这几乎不是你的一部分。

当事人：我觉得很奇怪。

治疗师：你似乎是在说：“看在上帝的分上，那是我说的吗？”（两人都笑了）

当事人：真的。我想我以前不曾有过那样的情感。我已经——唔——这真的像是，我是说，真正是我的一部分。（停顿）唔，我不知道。（表情困惑）我感到自己的一种力量，可是，我又有一种情感——我意识到它那么令人害怕，那么惊慌。

治疗师：你的意思是，说那些话既给你一种力量，同时又让你感到害怕，是这样吗？

当事人：唔，我感觉是那样。比如，我现在内心里就在感受它——一种冲动、力量，或者说是发泄，似乎那是一种特别巨大而强烈的东西。可是，起初似乎是一个人孤立无援的身体感受，似乎我拥有的支撑都被切断了。

治疗师：你觉得内心深处有一种强大的东西，试图冲出来；同时又觉得你似乎在切断自己的各种支撑。

当事人：嗯。也许是——我不知道——我想是我原来习惯的样式受到了震撼。

治疗师：似乎是一个意义重大的样式受到了动摇，似乎要散架。

当事人：嗯。（停顿，然后小心翼翼但却信心十足地说）我想——我不知道，可是我觉得我要去做一些应该做的事……我有那么多的事情要做。我的生活道路上需要有些新的行动，可是——也许——我看到自己将来会做得更好。

这段摘录使人认识到，成为一个独特的、为自己负责任的人，会使人体验到力量感以及与承担责任伴随而来的不安感。“我是那个自己做出选择的人”，“是我自己来确定我的经验的价值”，这些都是既令人振奋而又令人不安的体验。

成为过程的意志

最后我想指出，这些当事人在努力发现自我、成为自我的时候，还有一个特点，就是变得越来越乐意变成一个过程，而不是成为一件产品。在当事人进入治疗关系时，他很可能希望达到若干确定的状态：在某个程度上，他希望他的心理问题得到解决，或者工作起来有效率，或者他的婚姻令人满意。在一种自由的治疗关系中，他倾向于放弃这种确定的目标而接受一个更令人满意的认识，即他不是一个固定的实体，而是一个生成的过程。

有一个当事人在治疗结束时迷惑不解地说：“我还没有完成整合与重组自己的任务，但这只让人迷惑，并不使人沮丧，现在我认识到这是一个连续的过程……在行动中感受你自己会让人激动，有时又让人痛苦，但却更为令人振奋，即使你并不总是自觉地知道你身处何处，但显然你知道你要到哪里去。”此时我们可以看到，当事人不但表达了对自己有机体的信赖——我前面已经提到——还认识到了自我是一个实现的过程。接受自己是一个变化之流，而不是一件完成的产品，这种状态可以用我的一种个人化的说法来描述：它意味着，个人是一个流动的过程，而不是一个固定的静态的实体；是一条川流不息的变化之河，而不是一块固体的物质；是不断变化的群星灿烂的潜能，而不是一定数目的特征组合。

下面是关于流动性即存在性体验（existential living）这同一个要素的另一种表述：“这一整串的体验，以及我在其中所发现的种种意义，似乎把我抛入了一个既美丽动人，有时又让人感到惊恐不安的运动过程中。至少当我试图去理解体验的当下意义时，它好像是想让我的经验载着我，沿着一个看来是朝前的方向，向着那些我朦朦胧胧说不清楚的目标前进。我感觉到它是一种漂流，带着一系列令人眼花缭乱的体验，又带着一种令人着迷的可能，那就是我们可以不断努力，试图理解它那永远变动不居的丰富性。”

结论

在我的当事人挣扎着形成自我的过程中，我有幸与他们建立了真实的人际关系。我已经试着给诸位讲述他们的生活中所发生的变化。我尽可能准确地努力去描述个人形成过程所包含的意义。我确信这个过程并不是仅仅发生在治疗中。既然我对这个过程的理解和认识还在不断变化，我相信我的见解不可能是十分清楚完整的。我希望你们把它当作一个暂时的、尝试性的描述，而不是当作最终的结论来接受。

我之所以强调尝试性的特点，原因之一就是我想交待清楚，我不是说：“这是我希望你应该变成的样子；这是我为你定下的目标。”而是说我自己在和当事人一起共享的体验中看到的若干意义。或许这样一种对他人经验的描述可以验证你自己的一些体验，或赋予你的体验以更多的意义。

我已经指出，每个人似乎都在问一个有着两重含义的问题：“我是谁?”“我怎样可以成为我的真实自我?”我已经指出，在一种良好的心理氛围中，会出现一种个人形成的过程；此时个体会丢弃一个又一个他面对生活时的防御面具；他充分体验到了自己隐藏着的那些经验的层面；他在这些体验中发现了那个一直生活在防御面具背后的陌生人：那个陌生人就是他自己。我已试着描绘出了这个正在显现形成的人所特有的一些品质：对他的有机体的经验更加开放；养成对有机体这个敏于生活的工具的信赖感；接受存在于个人内部的评价源；在生活中不断学习，主动参与到一个流动的、前进的过程中去，并从中不断地发现自己的经验之流中新的自我的生成与变化。在我看来，这些是个人形成过程所涉及的主要因素。

第七章 心理治疗的过程构想

1956年秋天，我十分荣幸地获得了美国心理学会首次颁发的三个杰出科学贡献奖之一。然而与获奖相伴的一个“惩罚”是一年后每位获奖者要向学会呈交一篇论文。我对评论我们过去所做的工作没有兴趣。我更愿用一年的时间去致力于一个新的尝试，即研究人格变化的过程。我这样做了，但随着下一个秋天的临近，我意识到我原来的想法仍是不清晰的，仍是尝试性的，很难作为成形的东西递交上去。不过我还是试图记下这些杂乱的、对我具有重大意义的认识，并由此形成了一个关于变化过程的全新构想。完成之后，我发现论文由于篇幅过长而不合要求，于是我把它删节成一篇简短的文章，以便呈交1957年9月2日在纽约召开的美国心理学大会。本书这一章则既不像初稿那么长，也不像第二稿那么简略。

读者会发现前两章几乎完全是从现象学的观点、从当事人的参照框架来看待治疗的过程，而此处的阐述则尽力捕捉那些可以说是从一个他人的角度观察到的表达的特性，因而更多的是从一个外在的参照框架来看治疗过程。

本章所说的“心理治疗过程量表”已经完成，可以用于对晤谈记录进行操作。目前它仍然处在修订和改进的过程中，但目前的形式已经具备了一定的测评者一致性信度，并显示出富有意义的结果。依据别的标准而评为成功的案例，与那些不成功的案例相比，在过程量表上显示出明显的进步。还有，我们惊讶地发现，成功的案例在过程量表上治疗开始时的起点就已经高于不成功的案例。对于本章中所描述的那些处于典型的阶段1和阶段2的当事人，显然我们还不知道如何十分确切有效地对他们提供治疗的帮助。因此，本章中的想法，当时在我看来，似乎表达不够完备，论述不够充分，但已经为心理治疗的思考和研究开辟了众多新颖的、富有挑战性的领域。

过程之谜

我希望带你一起开始我们的探索之旅。旅程的目的地，亦即我们探究的目标，是要努力了解有关心理治疗的过程，或者人格变化借以发生的过程。我要提醒你那个目标还没有实现，似乎在丛林中还没前进多远。但是如果我带你一起，你会尝试着去探索各种全新而有益的途径，不断地向前走。

对我而言从事这样一种研究的理由似乎很简单。许多心理学家对那些稳定不变的人格状况——那些智力、气质、人格结构中稳定持久的方面——感兴趣，同样道理，长期以来我一直对于人格变化的那些稳定不变的方面感兴趣。人格和行为会改变吗？在这样的变化中存在着怎样的共性？先于变化的条件存在着怎样的共性？尤其重要的是，变化发生的实际过程又是怎样的？

直到最近，我们习惯于通过对治疗结果的研究来大致了解变化过程的情况。我们获得了许多事实，例如，有关自我知觉和对他人（社会）知觉所发生的变化情况。我们不但测量了纵跨整个治疗过程的变化，还测量了治疗间隔中发生的阶段性变化。但是，即使是这种结果研究，也不能对于了解有关的过程提供多少可用的线索。对结果的阶段性片断的研究也仍然限于对结果的测量，对于探究变化如何发生的问题，很少有贡献。

抱着把握过程问题的疑惑，我上下求索，终于了解到，在任何一个研究领域，对于过程的客观研究都非常稀少。客观的研究对于过程的某一静止的时刻进行断面切割，从而可以为我们提供一幅关于存在于那一时刻的内在关系的精确的空间图景。但是我们对不停顿地进行的运动的理解——无论它是发酵的过程，血液循环的过程，还是原子裂变的过程——往往是通过理论的设想得来的，最多也不过是在有条件的情况下补充一些对于过程的临床观察。所以我已然明白，我希望通过研究的程序能够直接了解人格变化的过程，这也许是一种不切实际的过高的期待。或许只有通过理论，才能间接地了解变化的过程。

一个被否定的方法

一年多以前，当我决定从头开始，尝试去理解变化发生的过程时，我首先考虑根据别人的理论框架对治疗经验进行描述的各种方法。在信息论领域，有许多概念非常引人注目，比如说反馈、输入和输出信号等等，显得很有诱惑力。或许我们可以根据学习理论的概念，或者根据一般系统论的概念，来描述心理治疗的过程。我在研究这些理解的途径时，曾经一度认为，或许有可能把心理治疗的过程翻译成任何一个理论框架的说法。我甚至认为，那样做是会很有好处的。但现在我已经确信，在我们这样一个完全新颖的领域内，这样做并非十分必要。

我开始得出一个已经有人得出的结论：在一个全新的研究领域，最需要做的可能首先是让自己专注于实际事件；尽可能不作理论预设，而是沉浸于具体现象；采取一种自然观察和事实描述的方法；在做推论时，要从最接近资料本身的基础层面开始。

我的探索方式

于是，在过去的一年里，我运用了一个我们许多人在生成理论假设时都用的方法，一个美国的心理学家似乎不愿说穿、不愿置评的方法。这就是：我自己就是研究的工具。

作为一个工具，我本人有好的特性，也有坏的特性。多年来，作为治疗师，我体验了心理治疗。我也同桌子另一边的当事人一起体验了心理治疗。我对心理治疗进行了思考，并在这个领域内进行研究，而且密切地了解别人的有关研究。但我也形成了一些个人的偏见，对心理治疗我已经有了自己特定的看法，我尝试性地提出了自己关于治疗的理论概括。这些观点和理论往往会使我对实际事件的敏感性降低。我是否能做到对于治疗的现象率真朴实地开放我自己？我是否能够让我的全部经验以它的最大潜在真正成为一个有效的研究工具？或许我的个人偏见会蒙蔽我的双眼，使我看不到事实的真相？我的出路只有去尝试，只有努力向前走。

所以，在过去的一年里，我花了大量的时间来倾听心理治疗的晤谈录音——尽可能努力不带成见、以无知的心态倾听。我尽力吸取我能捕捉到的关于过程的线索、关于变化的重要因素。然后，我努力从这种直接感受中提炼出最简洁的描述性概念。在这期间，许多同事的见解给予我很大的激励和帮助，在此我谨希望表达我对尤金·甄德林（Eugene Gendlin），威廉·科特纳（William Kirtner）和弗莱德·兹姆林（Fred Zimring）的特别的感谢。他们用全新的方法思考这些问题时表现的才能对我帮助很大，我也借鉴了他们大量的见解。

研究的下一步，是利用这些观察资料和基础的描述性概念，来提炼和系统阐述可以检验的假设。这是我的研究目前达到的现状。我现在并不是在发表对这些理论假设的实证研究；对这一事实我不需要为自己作辩解。如果过去的经验可以起某种指导作用，那么我就可以确信：如果我要提出的理论假设以任何一种方式与其他治疗师的主观体验相一致，那就会激发大量的研究，而在几年之内，将会出现充足的证据来证实我下面的陈述的真与伪。

研究过程的苦与乐

对诸位来说，也许很奇怪，为什么我要给你们讲述那么多我自己进行简单的——而且我确信也是不够充分的——理论概括时当事人的经历。这是因为，我觉得十分之九的研究总是被淹没在水下，而可见的冰上的部分非常容易让人受蒙蔽。很少有像莫内（Mooney）（Mooney，1957；1951）那样的研究者，会细致描述研究者个人的完整的研究方法。我个人也希望能够透露这项研究在我身上实现的完整过程，而不仅仅是展示与我个人无关的那些部分。

的确，我希望自己可以与你们更充分地分享我在努力了解治疗过程时的一些令人兴奋和气馁的感受。我想告诉大家，我新近发现的当事人的情感如何“击中”（这是他们频繁使用的词）他们。当事人正在谈论重要的事情，这时“砰!”的一声他受到一种重大的情感震撼——那不是某种可以叫得上名字或者可以贴上标签的东西，而是他对某种未知事物的体验，是一种必须要仔细探究才有可能弄清楚的体验。正如一位当事人所说：“那种感觉好像是我被什么东西打中了。我甚至不知道它究竟有些什么意义。”这一类情况频繁出现，给我留下了深刻印象。

另一个有趣的问题是当事人接触自己情感的方式多种多样。那些感觉会“自动泛起”，它们会“冒出来”。当事人也常常让自己带着谨慎和恐惧“沉降到”他的情感之中。“我想沉到这种情感之中。你会看到，真正接近它是多么困难。”

我这些相当天真的叙述当中还有一条，它与当事人十分看重的象征的准确性（exactness of symbolization）有关。当事人只是想用精确的词句描述出他体验过的情感。仅仅大致的意思接近还是不够的。显然，用精确的词句描述自己的经验，当然是为了更清楚地进行当事人与自己的交流；因为我们都知道，把意义恰当地传达给他人，有几句话就可以做到。

我十分珍惜我叫做“治疗瞬间”的那个特定时刻——当它出现时，当事人的变化实际上也就发生了。治疗瞬间还伴随着相当明显的生理上的变化，我将在后面对它进行描述。

这儿我还想提一下，当我彷徨于治疗关系难以置信的复杂性中时，我深刻认识到自己有时觉得近乎绝望。我们宁愿带着许多一成不变的预设来着手治疗。我们觉得似乎必须要为治疗建立某种秩序。我们几乎不敢指望能够在治疗的内部找到秩序。

这都是我在努力解决这个问题时所遇到的一些个人发现、困惑以及挫折。我希望现在提出更为正式的几个观点。

一个基本条件

如果我们正在研究植物的生长过程，那么在形成关于这个过程的概念时，我们会假设某些固定不变的条件，如温度、湿度以及光照等等。同样，在把心理治疗中人格变化的过程概念化时，我也将为促进这种变化而假定一系列稳定的、最理想的条件。最近我已尝试着琢磨出这些条件的一些细节（Rogers，1957）。为了我们眼前的目的，我想我能够用一句话来概括这个假定的条件。下面的整个讨论中，我假定当事人体验了那个完全被接受的自己。借此我的意思是说，不管他的情感是什么——恐惧，绝望，不安全感，愤怒；不管他的表达方式是什么——沉默，手势，眼泪或者话语；也不管在这一刻他发现自己是一个什么样的人，他都能感觉到在心理上他是被治疗师接受的——按照他真实的存在样式来接受。“接受”这个术语暗含着共情理解的概念以及接纳的概念。我还需要明确指出，是当事人对这个条件的体验使它能够产生最佳作用，而不仅仅是因为它是存在于治疗师身上的一个事实。

所以，关于变化过程，我将把最令人满意地和最大限度地被他人接受这个条件假定为一个不变项。

现象呈现的连续谱

在试图掌握变化过程并使之概念化的过程中，最初我一直寻找那些能够标志或者表现变化本身特点的因素。我本来以为变化是一个实体，并寻求它的明确的属性。当我接触到那些有关变化的原始材料时，把它们与我以前形成的概念相比，我逐渐认识到，这是一个不同类别的连续谱。

我开始看到，当事人的变动，不是从一个固定物或者平衡态，经过变化到达一个新的固定物或平衡态，尽管这样一个过程的确是可能的，但是许多更有意义的连续谱是从固定到变化、从一个僵化的结构到流动、从停滞到顺畅的发展过程。我形成了一个尝试性的假设，即在任何一个点上，当事人表达方式的特性可能会表明他在这个连续谱中的位置，也可能会表明他在这个变化过程中所处的位置。

我逐渐完善了关于这个过程的概念，区分了过程内部的几个阶段，然而我会强调它是一个连续谱，而且不管把它分成3个还是50个阶段，整个过程仍然有着内在连续性。

我已然确信，从总体上看，一个特定的当事人，通常会表现出集中在这个连续谱的一个相对狭窄的范围内的行为。就是说，当事人不可能在他生命的一个区域内展示完全的固定性，而在另一个区域内则展示完全的变化。总的来说，他往往存在于这个过程的某些阶段。然而，我相信，我要描述的过程更准确地适用于个人意义的特定领域，我假定，在这样一个领域内，当事人会明确地处在某一个阶段，而不会同时展现很多阶段的不同特点。

变化过程的7个阶段

通过变化过程的几个连续阶段，个人从固定到流动、从接近连续谱固定一端的那个点到接近连续谱“运动中”一端的那个点发生变化，那么让我试着描绘一下我所了解的在这几个连续阶段中个人发生变化的方式。如果我的观察是正确的，那么我们也许能够通过抽样研究来确定当事人在人格变化的连续谱中所处的位置；因为一个人在他认为自己被充分接受的氛围内，他的体验以及相应的表达会具有性质不同的特点。

第1阶段

这个阶段个人的体验是凝固的而且是冷漠的，此时当事人不可能自愿地来寻求治疗。不过，在某种程度上我能够说明这个阶段的特点。

与自我有着一种勉强的交流，但交流只是外在的。

例子：“唔，我要告诉你，讨论一个人的自我看起来总是有点儿胡说八道，除非是在极端必要的时候。”①

情感和个人的意义不被接受，不被承认。

借助凯利的术语（Kelly，1955），个人的构念（Personal constructs）十分僵化。

亲密与交际性的关系被认为是危险的。

在这一阶段当事人不承认或没有认识到自己有什么问题。

没有要求改变自己的渴望。

例子：“我认为我比较健康。”

内在的交流有许多障碍。

也许这些简短的说明和例子可以传达连续谱固定一端的心理僵化状态。当事人很少或根本不承认他内心有生命潮起与潮落的感受。他解释经验的那些方式被他过去的经历固定下来，而且丝毫未受他目前实际情况的影响。借用甄德林和兹姆林的术语来说，在他的经验样式中，经验的结构是受到束缚的。也就是说，“对于现在的情况，通过发现它像是一种过去的经验，然后对那个过去经验做出反应，仍然在感受过去那个实在”（Gendlin and Zimring，1955）。在经验中个人意义的分化是粗略的或者笼统的，可见的经验主要用非黑即白的术语来表达。实际上他传达的并非他自己，而只是关于外在事物的情况。他往往看不到自己有什么问题，或者即使他所承认的问题，也被认为全部是外在的问题。在他的自我与经验之间的内在交流上存在着许多障碍。这个阶段的个人的状态，可用停滞、固定等与流动、变化相反的术语来描述。

第 2 阶段

如果当事人在第 1 阶段能够体验到被充分接受的自己，那么随后而来的是第 2 阶段。对于第 1 阶段如何为当事人提供被接受的体验，我们似乎了解的还不是太多，但是在游戏治疗或团体治疗中偶尔能达到这个

---

① 用来作为说明的例子许多摘自晤谈记录，除非另外注明。它们大部分来自没有公开的晤谈，但也有若干是来自莱维斯（Lewis）、罗杰斯和施林（Shlien）的案例报告。

目的，这时当事人能够沐浴在一种接受的氛围中，他自己不需要采取任何主动的行为，他有足够长的时间来充分体验被接受的自己。他的确在所有事件中体验到了这一点，然后经验结构会出现一种轻微的放松，出现象征性表达的流动。经验的表达往往具有如下一些特征：

涉及关于自我以外的主题时，表达开始具有流动性。

例子："我猜想我父亲在他的工作关系中常常感到很不安全。"

认为问题是外在于自我的。

例子："在我的生活中会不断地出现突兀的情绪波动。"

没有意识到个人对问题负有责任。

例子：这一点已在上面的摘录中得到证明。

个人情感被描述为非我所有，或被描述成过去的对象。

例子：

咨询师：告诉我你到这儿来想要解决的问题是……

当事人：有一个症状——它就是抑郁。

这个例子表明，当事人把一个内在的问题完全理解和表达为外在的情形。

她不说"我现在很抑郁"或者"我曾经很抑郁"，她将自己的感觉当成一种异己的、非我所有的客观对象，全部外在于自我。

情感可以得到表现，但是没有被如实承认，也没有被自我接纳。经验被过去的结构所束缚。

例子：

当事人：我想我一直在做补偿，不是努力去和人们交流，或者和他们建立合适的关系，而是通过，嗯，我可以说，在理智的层面上作补偿。

在这里当事人开始认识到，她的经验受着陈旧的结构的束缚。她的叙述方式也说明，在这个阶段，她的经验还是异己的。仿佛她与自己的经验保持着一种实际的物理距离。

个人构念是僵化的，并且没有被作为个人构念来认识，而是被认作客观的事实。

例子：

当事人： 我这个人从来不能做好任何事情——从来不能完成一件事。

个人的意义以及感受的分化非常有限而且笼统。

例如：上面的例子是一个很好的说明。“我从来不能做好”表明，分化的水平只有黑与白两种差别。“对”和“错”也是在绝对意义上的分别。

矛盾冲突可以得到表达，但是没有被作为内部的矛盾冲突来体认。

例子：“我想学知识，但是我盯着这一页书已经有一个小时了，什么也没有学到。”

作为对变化过程第2阶段的评论，可以说许多主动寻求帮助的当事人是处在这个阶段的，但是我们（可能大多数治疗师都是如此）对于这些人的治疗成功程度是相当有限的。至少从科特纳（Kirtner，1959）的研究似乎可以得出这样的结论，尽管他的概念框架与我的有所不同。我们似乎对个人在此阶段开始“接纳”自我体验的方式了解甚少。

第3阶段

如果在第2阶段经验的轻微松弛与流动没有受到阻碍，当事人感到自己在这些方面自我的真实存在被充分地接受，那么象征性表达还会出现进一步的松弛和流动。

对于作为一个客观对象的自我，有了较为自由流动的表达。

例子：“我努力试着给她留下好印象：快活，友好，聪明，健谈——因为我想让她爱上我。”

也会将与自我相关的体验表达为客观的对象。

例子：“然而还有一个问题，就是，嗯，你有多少精力来经营婚姻，如果你认为职业发展很重要，那么你就只有留给自己的时间，这样一来你的交往机会就很有限。”

在这段摘录中，当事人的自我是这样一个异己的客观对象，我们最好把它归类于由第 2 阶段向第 3 阶段的过渡。

把自我表达为一个主要存在于他人身上的、仅供自我反观的对象。

例子："我能感觉到自己正在甜甜地微笑，像我母亲那样，或者态度强硬、傲慢自大，像我父亲那样——自己正悄悄地变成别人的人格，但是却不是我自己。"

对于并非当下呈现的情感和个人意义作出表达或描述。

当然这些表述通常是对过去的感受的表达。

例子：有"那么多事情我不能告诉别人——我做过的肮脏事儿。我感到自己是那么卑鄙和羞愧"。

例子："这种自动出现的感觉，只是我儿时的记忆。"

很少接纳情感。情感一般表现为某种可耻的、羞愧的、反常的、无论如何难以接受的东西。

情感被显现出来，然后有时作为情感被承认。经验被描述成是过去的，或者被描述为是异己的。

前述的例子可以说明这一点。

个人构念是僵化的，但可能会被认作个人构念，而不是外在的事实。

例子："对我年轻时的许多生活我都感到是有罪的，我认为，我觉得大多数时候我都应受到某种惩罚；不是这件事儿犯错，就是另一件事儿犯错。"显然，当事人能够把这些看作是她对经验的解释方式，而不是一个固定的事实。

例子："我十分害怕被牵扯到感情里面去；感情似乎完全意味着屈从。我不喜欢这样想，可我总是把感情和屈从混在一起，认为一旦产生感情，就一定要向对方的愿望屈服。"

比起前几个阶段，情感和意义的分化更加明晰，不再那样笼统。

例子："我是说，以前我也是这么说，可是这次真正感受到了。难怪这样的时候会觉得像是下了地狱似的，那时……他们那些人对我非常糟糕，而我也算不上是什么天使；我很明白这一点。"

愿意承认自己经验中的矛盾。

例子：当事人解释说，一方面他期待自己将来有一天成就大事；另一方面他又很容易变成一个无所事事的懒汉。

当事人的选择常常被认为是无效的。

例子：当事人似乎“选择”了去做某件事，但发现自己的行为处处不落实。

我相信，许多寻求心理帮助的人似乎大都处于第三阶段的这个水平上。他们可能会在这里停留相当长一段时间，即反复地描述过去的情感，把自我当作一个客观对象来探索。然后才会转入下一个阶段。

第 4 阶段

当事人感到，在阶段 3 的水平上，他的存在经验的各个方面得到理解、欢迎、接受，这时僵化的自我构念逐渐松动，个人情感开始较为自由地流动，出现诸如此类的活动性特征。我们可以试着捕捉这种松动的一些特点，并称之为治疗过程的第 4 阶段。

当事人描述了对过去经验的更真切的感受。

例子：“嗯，我真的是——它把我打进了深渊。”

情感被描述为当前的客观实体。

例子：“依赖别人的感觉让我很沮丧，因为这意味着我对自己一点儿办法也没有。”

几乎是与当事人的愿望作对，自己的情感偶尔会被表达为当下的情感。

例子：有一个当事人讲了一个梦，说梦中有一个旁观者，是个危险人物，因为那个人看到了自己的一些“罪行”，讲完后，他对治疗师说：“噢，说实话，我根本不信任你。”

趋向于即时体验自己的当下情感，可是对这种可能性又觉得难以置信，从而心存恐惧。

例子：“我觉得被什么东西束缚住了。一定是我自己作茧自缚！没有别的什么能做到这一点。我不能怪罪任何别的什么东西。就是有这么一个结——在我心里的某个地方……它使我想发疯——想哭——想逃开!”

尽管显示出少许的接纳，但对情感很少有开放性的接纳。

上述两个例子显示，当事人开始接触一些令人害怕的情感，并对这种体验表现出足够的接纳。但是对它们的有意识的接纳并不多。

经验较少地受到过去结构的束缚，较少异己性，并且可能偶尔地得到即时的表达。

上述两个例子再次很好地说明了这种对经验束缚方式的松动。

对经验的解释方式相对自由宽松。在个人构念上有若干发现；明确承认这些是构念；并且开始对它们的正确性产生疑问。

例子：“它使我发笑。为什么？噢，因为我觉得这有点愚蠢——我对它感到有些害怕，或者说有些尴尬，——有点无助感。（他的声音弱下来，他看上去很忧伤。）在我的生活中，幽默曾是我的防护墙；在试着真正地观察我自己时，大概有什么东西很不和谐。窗帘弄毁了……我立刻觉得有些不知所措。我这是在哪儿？我正在说些什么？我失去了控制——失去了支撑 。”本案例中他把幽默用作防御，此处似乎说明他对这个基本构念产生了动摇和质疑。

出现对象征的准确性的追求倾向，情感、个人构念、个人意义的分化更明显。

例子：这个阶段的每个例子都足以证明这个特点。

意识到经验和自我之间的抵触和不协调，并对此有所关注。

例子：“我没有实现真正的自我潜能，我真应该比我现在做得更好。小时候我学习蹲马桶，妈妈在旁边说道：‘一定要蹲出点什么来，否则就不要出来！’要努力工作呀！……我的生活就一直是这样。”

这个例子说明当事人开始关注内心的抵触，并开始质疑自己以往对经验的解释方式。

出现对问题的自我责任感，尽管这种感受还是犹疑不定的。

尽管密切的人际关系似乎仍然具有危险性，当事人已经开始能够冒险与他人在情感层面上有所接触。

上面几个例子都说明了这一点，尤其是前述的当事人说：“噢，说实话，我根本不信任你。”

毫无疑问，如同我们所了解的那样，这一阶段以及下一个阶段构成了心理治疗的绝大部分。在任何形式的治疗中，这些行为都非常普遍。

这可以再次很好地提醒我们，一个人从来不会完全地处于变化过程的某一个阶段。听取晤谈录音以及考察文字记录使我相信，在一次特定的晤谈中一个特定的当事人的表达和行为——举例说，可能以阶段 3 的主要特征为主，同时又具有阶段 2 的僵化特征以及阶段 4 更大的自由的特征。当然，在这样一次晤谈中你不太可能会发现阶段 6 所具有的特征。

上面我谈到，当事人在治疗过程中所处的大致阶段具有一定的可变性。如果我们把自己限制在有关当事人个人意义的一些确定的领域，那么我会假设更多的规律性；我们会很少在阶段 2 之前发现阶段 3；阶段 4 会很少隔过阶段 3 而紧接在阶段 2 之后。当然，这种尝试性的假设是能够付诸实证检验的。

第 5 阶段

当我们继续在这个连续谱中探索时，我们能够试着找出我们称之为第 5 阶段的特征。在第 4 阶段，如果当事人感到他的表达、行为以及体验方面都被接受了，那么，这种在起作用的心理定势还会进一步松动，机体流动的自由度得到提高。此时我相信我们能够大致描绘出治疗过程的这个阶段的特性。①

经验被当作当前的体验得到自由的表达。

例子：“我有点儿期望得到严厉的拒绝——我一直期望这个……不知为什么，我猜我甚至与你一道感受到了这一点……要谈论它也很困难，因为与你在一起，我想尽可能表现得最好。”治疗师的感受，以及

① 按照我们的这种衡量标准，越往上走就越是难以提供准确的文字案例。这是因为在较高的层面上，体验的品质更加重要，而文字记录难以完全传达这种品质。也许将来能够给读者提供录音的案例。

在与治疗师的关系中，当事人那些常常是很难展现的情感，在此处开放性地得到了表达。

情感被近乎完全地体验。这些情感能够自动“泛起”，“渗出”，尽管在充分和直接地体验它们时，当事人仍旧感到害怕和怀疑。

例子：“那种情形有点清楚了，可是我不明白那是什么意思。（长时间停顿）我试图把握那种恐惧到底是什么。”

例子：当事人正在谈论一个外在的事件。突然她显出痛苦的、受伤的神情。

治疗师：“怎么了——现在是什么在影响你？”

当事人：“我不知道。（她哭起来）……我肯定是有些接近我不想谈论的某件事，或者什么东西。”

此时情感几乎不由自主地渗入到意识之中。

例子：“我感到就在此刻停下来了。为什么我的头脑立刻一片空白。我觉得我正在紧紧抓住什么东西，正在放弃一些别的东西；我身上的某种东西在说：‘还有什么是我必须放弃的？’”

出现这样一个趋向，即开始认识到：体验一种情感会涉及一个直接对象。

引用的这三个例子恰恰说明了这一点。每个案例中，当事人知道他体验到了某种东西，知道对于他体验到的东西还不够清楚。但是他也渐渐意识到这种模模糊糊认知到的对象就在他内心，是一个机体事件，据此他可以审察他的象征和他的认知概括。这常常可以通过他与这个对象的心理距离表达出来。

例子：“我真的还不能把握它。我只是试着在描述它。”

对于自动“泛起”的情感，有诧异和惊骇，而很少有愉悦。

例子：谈论起过去的家庭关系，当事人说：“那已经不重要了。嗯——（停顿）我也说不清楚，可真是有意思——但是我一点儿都不明白……啊，是的，就是这个！现在我能够忘记它而且——哦，那本来并不重要啊。哦！所有那些苦恼和倒霉的东西！”

例子：当事人在表达他的无望。“我现在仍然惊讶这个东西竟然有这么大的影响力。我的感情几乎被它完全占住了。”

出现越来越强的对于情感的自我拥有，以及认同这些情感、做“真实自我”的愿望。

例子：“真正的问题在于，我这个人一直努力想要做个善解人意、宽厚温和的人，可是骨子里我根本不是这样的人。我脾气不好。爱对人发火，还有我觉得自己有时候挺自私的；可是我不明白自己为什么要装成另一种样子。”

体验过程变得灵活，没有了疏离感，情感能够常常即时表达。

在机体事件及其充分的主观经验之间没有了时间的延宕。下述案例中的叙述十分精确。

例子：“我还是觉得难以搞清楚，为什么我会这样悲伤，爱哭泣。我只知道，每当我触及某种情感，我就会觉得难过——当我难过的时候，通常会帮助我穿过一堵我给自己造的墙壁。因为某件事情，我会觉得受了伤害，自动地就会出现一堵墙，把这些东西隔开，于是我就不能真切地感受任何东西了……假如我能感受，或者说受到伤害的时候能够有即时的情感反应，我立即就会哭起来。可现在我没有任何感受。”

此处我们看到当事人已经把自己的情感作为内部对象，并以此为参照来澄清其意义。他认识到，自己的悲泣其实是受伤体验的延迟的、不完整的表现。他同时认识到，他的防御机制过于坚硬，目前他连受伤的体验能力都没有了。

经验的解释方式更加灵活。经常出现新颖的领悟，能够发现、审视并质疑个人的构念。

例子：一位男子说：“这种讨好别人的需求——强迫式的欲望——真的一直是我生活的基本假设（他开始抽泣）。好像是，你看，就像是一条不可置疑的箴言，我必须取悦他人。我别无选择。这是强迫式的。”他清楚地表明这种假设只是一种构念，而现在很清楚，它已经不再是不可置疑的了。

情感与意义的分化过程表现出明显而有力的准确倾向。

例子："……我内心里有种张力，或者说一种无望感，或者说一种不完整感——我的生活现在就是不完整的……我不知道。最接近的说法似乎是：无望感。"显然，当事人是在试图捕捉一个准确的用词，以便使自己的经验得到象征的表达。

经验之中的种种矛盾和抵触得到越来越直接的面对。

例子："我的意识心灵告诉我自己，说我这个人是有价值的。但在内心深处我却根本不相信。我觉得我是只老鼠——是个废物。我对自己做任何事情都没有信心。"

对于当前问题的个人责任出现越来越清楚的自我接纳，并且开始关注自己的作用。自我内部的对话交流更加自由、流畅，阻碍明显减少。

有时这种内部对话可以得到清楚的表达。

例子："我的内部有个声音在说：'还有什么我必须放弃？你已经剥夺了我那么多的东西！'这是我在跟自己对话——那个内心深处的我在挑战这个管家一般的我。他在抱怨说：'你管得太多了，滚开吧！'"

例子：常常可以看到这种对话采取聆听自我的形式，即参照直接的体验来验证认知的概括。当事人说："非常有意思。我从来没有像现在这个样子来看事情。我只是试着验证一下。过去我总是觉得，冲突都是由外部原因引起的。这种内在的方式对我来说很不习惯。可是这是很真实的——非常实际的。"

我相信，我所举的关于变化过程第 5 阶段的例子能够阐明几个论点。首先，这个第 5 阶段与我所描述的第 1 阶段隔着很远的心理距离。此时当事人的许多方面都处在流动之中。与第 1 阶段的僵化状态形成对照，他接近了他始终处于流动过程的有机体状态。他接近了自己情感之流动的存在。他对经验的建构有了决定性的自由松动，并不断地依据内外的对象和证据得到检验。经验得到了高度的分化，而已经流动的内部交流也能够做到更加准确。

在特定领域内关于过程的例子

因为我老是说，似乎当事人整体上来说是处在某一个阶段，那么在继续描述下一个阶段之前，我要再次强调，在个人意义的特定范围内，由于经验与自我观念如此明显地不一致，那个过程或许会下降到当事人一般的发展水平之下。或许以一个当事人的情感这样一个特定的领域为例，我可以说明，在经验的一个有限的片断内，我所描述的过程会以何种方式运作。在施林（Shlien，1959）发表的一个完整的案例中，当事人在晤谈中自我表达的性质，大约处于我所说的描述系统的第 3 或第 4 阶段。然而当她进入性的问题这个领域时，她的变化过程却明显低于这个阶段。

在第 6 次晤谈中，她感到有些事情简直没有办法告诉治疗师——然后，“长长的停顿之后，她用低得几乎听不见的声音说，在直肠周围有一种灼热的感觉，而内科医生对此可能找不到任何原因”。在此处，问题是被完全看作是外在于自我的，经验的性质是极为自我疏离的。如同我们描述的那样，这显然是第 2 阶段的特点。

在第 10 次晤谈中，灼热的感觉已转移到她的手指头上。接下来她非常尴尬地讲述了儿时玩过的裸体游戏以及其他一些性的活动。此时，虽然在我们所说的过程演化尺度上，可以看到明显的进展，但体验的性质还是在讲述非自我的行为，情感还是被当作是过去的客观对象。她的结论是：“因为我就是很坏，很肮脏，就是这样。”此处这个有关自我的表达也就是对一个未分化的、僵硬的个人构念的表达。这个表达的性质是在我们演化过程的阶段 3。下面一个自我的陈述，也属于阶段 3，只是在个人意义上显示出较多的分化。“我认为，内在的我是性欲过强，外在的我又不够性感，不能吸引我想要的异性反应……我希望自己内外一致。”这最后一句话是对个人构念的朦胧疑问，有着阶段 4 的特性。

第 12 次晤谈中，她使这个问题更深入，断定她并非天性就是淫乱的。显然这里有第 4 阶段的特性，明确地向她自己解释经验的僵化方式提出了挑战。在这次晤谈中，她获得了向治疗师诉说的勇气：“你是一个男人，一个长得挺好看的男人，我所有的问题就在于像你这样的男人。如果你年老一点就容易多了——更容易，可是并不是更好，从长远来看。”说了这些之后，她心情烦乱，十分局促不安，感到“我把自己暴露给你，就跟裸体似的”。此时一个直接的情感被表达出来，这种情感虽然是勉为其难、心有余悸地得到了确认，但的确是一种主观的表达，而不再是一种客观的描述。这时的体验较少自我疏离，较少结构的束缚，而且是即时的体验，虽然还是只有很少的自我接纳。在“更容易，可是并不是更好”这句话中，毫无疑问个人意义的分化非常明显。所有这些都体现了变化过程中阶段 4 的特点。

在第 15 次晤谈中，她描述了许多过去关于性的体验和情感，如同我们已经呈现出来的那样，这些都具有第 3 和第 4 阶段的特性。她曾经说：“我想伤害自己，所以我开始与可能伤害我的男人交往——与他们的阴茎交往。我既享受它，同时又被伤害，这样我就满足了自己因为追求享乐而受到惩罚的欲望。”在此处她对自己这种解释经验的方式有所体认，而没有将它理解成外在的事实。很显然，这种解释方式也受到了质疑，虽然是含蓄的、不直接的质疑。关于体验享乐以及她应该得到惩罚的情感，这类矛盾因素也得到了确认和关注。这些特性都充分表现了第 4 阶段乃至更高阶段的特征。

稍后，她描述了以前她在享受性乐趣时的那种强烈的羞耻感。她的两个姐妹，两个“端庄稳重的淑女”不能达到性的高潮，“所以，只有我是一个坏女人”。到此处为止，仍然表现出第 4 阶段的特征。接着她突然问道：“或许我真的是一个幸运的女人?”对当前困惑感的表达，情感体验的自发品质，对这种惊愕心理的直接体验，对她先前的个人构念坦率而明确的质疑，显然具有我们描述的第 5 阶段的特征。在个人变化的过程中，在接纳的氛围中，她已经向前走了距阶段 2 相当远的心路历程。

我希望，这个例子能够表明，在个人意义的特定领域中，随着当事人被接纳，当事人会变得越来越灵活，越愿意改变，越能够成为一个过程。或许这个案例可以表明，根据我的信念，这个经验得以流动的过程，不是发生在几分钟或几小时之内，而是发生在几个星期或者几个月内。它是一个不规则地向前发展的过程，有时会后退一点，有时则似乎没有进展，而是横向扩展自己的阵地，但最终会在自己的流动中前行。

第 6 阶段

如果我已经清楚地传达了每个阶段情感、体验以及解释方式的自由流动性的范围和品质，那我们就准备看看下一个阶段，据我观察，它似乎是一个非常关键的阶段。让我试着传达我所理解的第 6 阶段的一些典型特征。

假如在治疗关系中当事人继续得到充分的接纳，那么阶段 5 的鲜明特点往往会戏剧性地出现。它有以下特点：

以前曾被“卡住”，被抑制在它的过程特性中的情感，现在得到了直接的体验。

情感流向它完满地表达。

当下的情感立即得到了直接的和丰富的体验。

这种经验的直接性以及构成其内容的情感，被当事人接纳。这时当下经验不再被拒斥、害怕或受到抵制。

上面的这些陈述，都是试图对一种正在目前发生的、明晰而确实的现象，从不同的侧面做出精细的描述。要传达经验现象的完整性，可能需要一些录音的例子来说明；但我下面将试着用文字的记录片断加以描述。从一个年轻男子的第 80 次晤谈中摘录的一段较长的谈话，或许可以说明当事人进入第 6 个阶段的一些特征。

例子：

当事人：我甚至把它想象成这样的一种可能性：我可以很温柔地关心我自己……可是，我怎么能够对我自己温柔、关心呢？我，我自己，不都是一回事吗？但是我的这种情感确实又很清楚……你知道，就好像是关怀一个婴儿那样子。你想给他这个，想给他那个……我能理解关心别人的那种意图……可是对自己也可以那样，就是说我真的可以悉心照料我自己，你知道，把这个当作生活中的一个重要目标，这可能吗？那就意味着我必须面对整个世界，好像我是个管家，要照料贵重的稀世珍宝，而这个我（I）就处在那个宝贵的我（me）和整个世界之间……这差不多是说我爱上了自己。你知道，这很奇怪——同时又很真实。

治疗师：看起来像是个很难理解的奇怪概念。啊，这意味着“我就必须面对整个世界，似乎我要担起照料这个宝贵的人——甚至爱自己的主要责任”。

当事人：关心这个人，这个离我最近的人。噢，这听起来也很奇怪！

治疗师：简直有点难以理解。

当事人：是啊。这下算是击中要害了。爱自己、关心自己，这是个什么观念啊。（他的眼睛湿润了。）那样有多好啊，多好啊。

这段记录有助于传达这样一个事实：此时此刻他所体验的是，一种在他心中长期沉寂的情感得以流动起来，在当下时刻得到了即时的体验。这种情感表达自由地走完它的全程，而丝毫没有受到阻抑。它得到了完全接纳的体验，而没有受到排斥或者拒绝。

经验具有一种主观生活的品性，而不是间接的客观知识。

在以上例子中，当事人在述说时有可能从主观经验退缩到客观描述，然而上面的节录清楚地说明，当事人的话语处于其内在经验的外围，而不是他的真实生活的核心。最明显的例证就是他的话：“噢，这听起来也很奇怪！”

作为客观对象的自我逐渐消失。

在当下经验中，自我就是目前的情感。这是一种瞬间的存在，没有什么自知的意识，而主要是一种（如让·萨特所说的）反思意识。从主观体验来说，自我就是一种存在的瞬间。自我不是我们观察的对象。

在这一阶段，经验开始具有真正的过程品性。

例子：一个当事人，一个正在接近这个阶段的男人，说他对他内心大量隐秘想法的来源有一种恐惧的感觉。他说：“靠近表面的想法是蝴蝶。在下面更深一层的是水流。我感到自己与它离得很远。深层的水流就像是一大群鱼在下面游动。我看见一些鱼儿跳出水面——我一手拿着钓鱼线，另一只手拿着弯曲的鱼钩，试图寻找一个较好的钓法。甚至还有更好的办法，那就是直接跳入水中。那真是一件可怕的事。现在我脑海中浮现的画面是：我自己也想成为水里的一条鱼。”

治疗师：“你想跳入水中跟鱼儿为伍。”

尽管这个当事人还没有充分自觉地体验到这个过程的性质，因此没有充分体现第 6 阶段的特点，但他真实而透明地描述了这个过程的含义。

这个阶段的另一个特征是身体上的放松。

眼睛的潮湿，泪水，叹息声，肌肉的松弛，都常常是很明显的。经常伴随有其他身体上的变化。我假定，在这些时刻，如果我们进行测量的话，我们会发现，血液循环改善了，神经冲动的传导改善了。有关这些情感的“原始”性质的例子可以在下面的摘录中得到说明。

例子：当事人，一个年轻人，表达了希望他父母死去或消失的愿望：

当事人：有点儿像是想要他们离开，或者希望他们从来不曾存在过……而我为自己感到羞愧难当，当时他们在喊我，于是我就一下子逃开了——嗖！他们还是那么强大。为什么？我也不知道。有一种脐带的联系——我现在能感到就在我的体内——嗖！（他比画着，似乎揪住自己的脐带猛力拉扯出来。）

治疗师：你的父母真的能够控制你的脐带。

当事人：这种真实的感觉有点滑稽……就像是一种灼热感，大概是，而每当父母说的话让我觉得难受的时候，我就会感到肚脐这里（用手指着）发热。以前我从来没有想到这一点。

治疗师：似乎每当你与父母之间的关系出现障碍，你就会马上觉得自己的脐带不舒服。

当事人：是啊，好像是我的肚子出了问题。很难说清楚我的这种情感。

此时当事人在主观上正活在对于他父母的依赖感之中。但如果说他只是理解这种情感，那是非常不准确的。我们要说：他就在这种体验之中；他此刻的存在就是脐带给他的不舒服感。在这个阶段，内在的交流是自由、没有阻碍的。

我相信，这一点在我所举的例子中得到了非常充分的证明。说实在的，“内在的交流”这句话不再是十分准确的，因为，正如每一个例子所指明的，关键的时刻是整合的时刻，而此时内在的多个焦点之间的交流已经没有必要，因为这些焦点已经变成了同一个（one）。

经验与意识之间的不协调得到生动的体验，同时消失在总体和谐之中。

有关的个人构念在得到体验的时刻开始消融，当事人感到自己从过去的固定框架中得以解放。

我相信上述两个特征可以用下面的例子表达得更丰满。有一个年轻人，一直觉得自己难以触及某种神秘的情感。

当事人：差不多就是那种感觉吧——就是那种我过去的生活中有所依赖的情感，总是觉得为某件事情担心害怕。

他说，他的职业行为只给了他一点点安全感：“一个我感到安全的小天地，你知道，而且原因也不过如此（停顿）。我那时似乎是被动地让这种神秘情感冒出来。但同时我又把它和你联系在一起，和我们的关系联系在一起。还有，我有一种确确实实的情感，就是我害怕它会消失。（接下来他的口气变得像是内在情感的角色表演。）请你让我有这种情感，好吗？我真的需要它。没有它，我会十分孤独、害怕。”

治疗师：嗯。让我抓住它，否则我会十分害怕！……这也算是一种祈求吧。

当事人：我有一种感觉——就像是个祈求的小男孩。就是这种恳求的姿势（他双手合十如同祈祷）。

治疗师：你的手势像是在祈祷。

当事人：是的，是这样。请你帮我好吗？就是这样。噢，真是可怕！谁？我？祈祷？……这种情感我可是从来没有体验过——这种事我从来不会……（停顿）……我现在真是糊涂极了。人啊，真是，有这种新鲜情感从我心里出现，竟是这样奇妙。它每次出现都让我感到惊讶，而还是这种情感，我会有这么多的体验，真让人害怕（他流下了眼泪）……我不明白我是怎么了。突然出现自己以前根本不知道的东西，也从来没有一点预兆——那就是我想要变成的某种东西，或者说某种方式。

此处我们看到他在完整地体验自己祈求的情感，而且生动地认识到这种体验与其自我观念之间的差别。然而这种差别的体验在它出现的瞬间就会趋向于消失。从此刻开始，他就是一个自觉到自己的祈求以及诸如此类情感的人。在这样一个时刻，他开始消解以前的自我解释方式，从而感觉到从先前的固定世界解放出来的一种自由——这种感觉既奇妙，又令人害怕。

充分的体验瞬间成为一种清晰明确的对象。

上面的例子可以显示，当事人经常不是很清楚地意识到在这些时刻是什么“袭击了他”。然而这似乎并不太重要，因为这个事件是一个实体，一个参照对象；必要的话，它可以一次又一次地再现，个人可以在它那里重复多次地发现更多的东西。在这些例子中，当事人祈求的情感，“关爱自己”的情感，也许并不像我所描述的那样能够精确地得到最终证明。然而，它们是一些可靠的参照点，当事人可以多次返回这些参照点，反复探究自己，直到他们对自己的真实存在感到满意。也许，这些参照点构成了轮廓清晰的生理事件，一种意识生活的根基；当事人可以无数次返回这个根基，进行自我存在的探索。甄德林已经使我注意到体验作为一个参照点所具有的意味深长的特性。他正致力于在这个基础上发展一种心理学理论（Gendlin，In press）。

经验的分化是明显的和基本的。

因为这每一个时刻是一个参照点，一个具体的对象，它没有和别的任何东西混淆在一起。这个分化明显的过程建立在这个对象以及有关的意义之上。

在这个阶段，不再有“问题”，不管是外在的或内在的。当事人正在主观地体验的“问题”，就是他的生活本身，而不再是一个客观对象。

我确信，上述各个例子都可以显而易见地证明，我们说当事人把他的问题看成是外在于自己的，或者说把它当成一个客观问题来处理，这样的说法很不准确。我们需要找到一些方式来表明，他要比这更前进了一步，在变化过程中，他已经远离了把问题看作外在问题的立场。最好的一种描述似乎是：他既不去感知问题，也不去处理问题。他只是自觉地、接纳地体验着它的内容。

我花了这么多时间详细叙述有关变化过程的第 6 个阶段，因为我觉得这个阶段非常关键。我的观察告诉我，这些即时的、完整的、接纳性的体验时刻，在某种意义上可以说是不可逆转的。结合这些例证来说，我的观察发现以及基本假设是：对于当事人来说，同样的品质和特性再一次得到体验时，他就会在意识中辨认出它的本来面貌：对自己的温情关爱，与父母之间脐带似的情感联系，小男孩般恳求依赖，诸如此类。而且，顺便说一句，一旦一个经验被完整地呈现于意识，完整地被接纳，那它就如同任何一种明显的现实一样，能够得到有效的处理。

第 7 阶段

在某些意义领域内，如果当事人已经达到第 6 阶段，被治疗师充分接受仍然有一定的帮助作用，但这已经不再是必需的了。然而，因为第 6 阶段的变化趋向已经是不可逆转的，所以即使不需要治疗师太多的帮助，当事人也似乎经常能够自己进入第 7 个即最后一个阶段。这个阶段的出现可能是在治疗关系之内，也可能出现在治疗关系之外，有关体验的报告更多地来自于治疗结束之后。下面我将试着根据自己的观察发现，描述阶段 7 的若干特征。

无论是在治疗关系内还是在治疗关系外，新鲜的情感都得到了直接和详尽的体验。对这种情感的体验被用作一个清晰的参照对象。

当事人非常自觉地使用这些参照对象，以一种更清楚可辨的方式来了解他是谁，他想要什么，他的态度是什么。即使那些情感是不愉快的或令人害怕的，情况亦是如此。

接受自己是这些变化的情感的主人，对此具有一种日益增长的连续的意识，对自我变化过程有了根本的信任。

这种信任主要不是体现在流动的有意识过程，而是体现在整个的有机体过程。一个当事人描述了似乎属于第 6 阶段的经验特征的方式，我们可以用第 7 个阶段的特征来分析它。

> 在这儿的治疗，真正有价值的，就是坐下来诉说，“这就是我的困惑”。经过一番周折，直到某种东西通过情感的冲突被挤压出来，然后事情就结束了——事情看起来已经有所不同了。尽管这样说，我还是不能准确地讲清楚到底发生了什么事情。我只不过接触了某种东西，唤醒了它，转换了一个方向；当我把它重新放回去，感觉就好多了。我有一点儿沮丧，因为我希望准确地知道，究竟发生了什么事……这是一件蛮有趣的事儿，因为我自己似乎没做任何事——我所惟一主动担当的角色是——保持警觉，并抓住一个瞬间出现的想法……我有一种感觉，“嗯，现在，既然我已经看得很清楚，那我要怎么处理它呢?”没有什么地方可以入手。只能是谈一谈，然后就过去了。看起来事情就是这样。可是剩下来的情感却是很不满意——觉得自己一事无成。事情做成了，也不是我的功劳，我还根本什么都不知道呢……我想说的是，我不知道这种重新调整的性质是什么，因为我没法接近它，检查它……我能做的只是冷眼旁观——我换了一种眼光看事物，不再那么焦虑，从长远着眼，也更加主动。情况大致显得开始好转。我对局势的发展很满意。可是我又觉得自己成了一个旁观者。

这是一种相当勉强的对于过程的接纳。过了一会儿，他接着说：“当我的意识心灵只关心事实，让事情自己去呈现本来的样子，而不费什么心思的时候，我的状况是最佳的。”

体验几乎完全摆脱了框架的束缚，变成了过程体验——就是说，生活情境不再被当作过去已有的事物，而是以其新颖性得到体验和解释。

上面所举的阶段 6 的例子显示了我正在试图描述的特性。另一个特殊领域的例子是一个当事人在一次随访晤谈中提供的，他说，原先他总是试图按部就班地工作，现在他的艺术创作过程中出现了一种新颖的特性。“过去你从头开始，按部就班地走到最后。”现在事情显然不同了：

> 当我有了一个想法，开始动手创作，整个念头会完整地显现出来，就像是洗照片的时候潜在的图像一下子显出影来。它不会从一边开始逐渐地过渡到另一边，而是整体地显现出来。开始你看到一个模糊的轮廓，你会捉摸，这将会是什么东西呢？然后渐渐地这里像，那里也像，很快你就一下子得到一个完整的形象。

显然，他不仅开始信任这个过程，而且能够如实地在当下时刻体验它。

> 自我变成了当下主体性的反思性的意识体验。自我很少再被看作是一个认识的对象，而更多地成为变化过程中自觉的流动体验。

我们可以从我与上述那个当事人的同一次随访晤谈中摘取一段例证。在这次晤谈中，由于他在叙述从治疗到现在的体验，所以他再次把自己认知为一个客观的对象，但显然这并不具备他平日的生活经验的特性。在报告完许多的变化之后，他说："直到今天晚上，我才开始思考与治疗有关的事……（玩笑地）呀！也许的确发生了什么。因为我的生活从此大不一样了。我的工作效率提高了，我的信心增加了。碰到以前我竭力避开的情形，现在我变得大胆了。还有，以前我会变得令人讨厌，现在我不那么鲁莽了。"很清楚，只是在事后，他才真正意识到他的自我是怎样的情形。

尝试性地重新形成个人构念，并依据进一步的经验去检验，但即使得到了证实，个人构念也仍然保持着灵活性。

一个当事人在治疗即将结束时，描述了发生在咨询室之外的个人构念发生变化的情况。

> 我不知道是什么发生了变化，在回顾童年时，我明确感到自己的态度不一样了，对我父母的敌意烟消云散了。他们对我做了一些不愉快的事，我现在愿意接受这个事实，我用这种接受代替了原来的怨恨。但是，这种转化变成了一种兴趣盎然的兴奋——真是呀——现在我发现以前问题究竟出在哪儿，那就是：我自己可以做些什么事情，来改正父母当年所犯的错误。

此时他对自己与父母相处的经验作解释的方式已经发生了明显的变化。

我们还可以择取一个例子，这位当事人总是感到他必须取悦他人。“我能明白……它会是什么样子——如果我不取悦你，那也没关系——取悦你或不取悦你，对我来说不是那么重要的事情。如果我能对人们这么说，那有多好呀！你明白吧。……想一想吧，你想说什么就说什么——哦，上帝！你什么都可以说呀。可那是真实的，你知道。”过了一会儿，他满腹怀疑地问自己：“你的意思是说，如果我真的像我设想的那样去做，那，那可以吗？”可以看出，他在努力重新解释他的经验中一些基本的东西。

内在的交流很清晰，内在感受与象征性表达相一致，用新颖的术语描述新鲜的情感。对新颖的存在方式做出有效选择并对这个选择有所体验。

经验的所有元素都对意识开放，所以自主选择就变得真实而有效。下面是一个刚刚获得这种领悟的当事人说的一句话：“我现在试图聚焦在这样一种谈话的方式，以便能够克服对于谈话的恐惧。也许大声说出自己的真实想法就可以做到这一点。可是我有这么多的想法，我只能一次说一点点。但是我可以让我的话真正表达我的真实思想，而不是仅仅按照特定场合的要求机械地发声。”此时他已意识到有效选择的可能性。

另一个当事人讲述了他和他妻子争论的一个问题。“我对我自己不那么生气了。我不那么恨我自己了。我认识到当时‘我的表现很孩子气’，而那似乎是我自己主动的选择。”

要找一些可以说明第 7 阶段的例子不太容易，因为比较而言，只有为数很少的当事人能够达到这一点。让我试着简短地总结一下这个连续谱终点的特性。

个人在变化的过程中到达第 7 阶段时，我们开始面对一个新的维度。当事人现在已经把运转、流动和变化的特性纳入他心理生活的各个方面，这一点成为最显著的特征。他自觉地活在他的情感之中，并对这些情感有一种基本的信任和接纳。当他的个人构念得到每一个新的生活事件的修正时，他用以解释经验的方式也在不断变化。他的体验在本性上是一个过程，他在每一个新的情境中感受新的东西，并对它重新做出解释；他用现在的体验重新检验过去的事件，去比较其间的异同。他的体验带有一种直接性，同时他也知道他自己正处在体验之中。他看重内在情感和经验的个人意义的分化是否具有准确性。他的心理生活各方面的内部交流是自由而不受阻碍的。在与他人的关系中，他真诚地面对他人，自然真切地表达自己，而且不会将人际关系模式化。他能意识到自我，不是将自我作为一个对象来认识；相反，自我是一种反思的意识，一种自身不断运动的主观体验。他能看到自己对自己的问题负有责任。很确实地说，他自觉地感受到对生活所有方面的变化，他自己具有一种完全负责任的关系。他把自己当作一个不断变化流动的过程，并在其中过着一种完整的生活。

有关这个过程连续谱的若干疑问

对于我所做的这个过程描述，现在我想尝试着设想大家可能会提出哪些疑问。

首先，这个过程是人格惟一的变化过程，还是多种变化之一呢？对此我不得而知。或许人格变化的过程会有多种类型。在此我只能具体地指出：当个人的经验得到充分接受、个人真实地体验着自我的时候，似乎就会启动上述的这一个变化过程。

其次，这个过程能够适用于所有种类的心理治疗，还是只在一种特定的心理治疗取向中出现？我们需要对其他取向的治疗有更多的原始记录，才有可能对这个问题做出回答。然而，我情愿贸然来做一个猜测：或许那些特别强调对于经验的认知而很少强调情感侧面的治疗取向，会启动全然不同的另一种变化过程。

其三，是否大家都赞同这个变化过程的方向，赞同这样的价值取向？我相信不会是这样。我认为有些人并不钟爱流动性。这是一个社会价值评判的问题，它必然要由每个个人和文化做出自己的取舍。只要避免或排除了使个人得到无条件尊重和充分接纳的人际关系，就可以轻而易举地避免出现这样的变化过程。

其四，沿着这个连续谱的变化是否可以进展得非常迅速？我的观察结论是：不会。我对科特纳的研究（Kirtner，1958）有一点不同的解释。我认为，很多当事人开始寻求治疗的过程大概处在阶段 2 的状态，而达到阶段 4 就往往结束治疗，因为这时当事人和治疗师都有充分的理由感到满意，觉得治疗取得了实质性的进展。一个完全体现第 1 阶段的当事人能不能很快进入第 7 阶段？这种情况极少有可能。如果这种情况真的出现了，那也一定需要经历许多年的时间。

最后，将那些描述性的条目归拢在每一个阶段是完全恰当的吗？我的感觉是，我归纳观察资料的方式肯定存在许多错误。我还想知道有哪些重要的因素被我忽略了。也想知道对于这个连续谱的因素描述是否过于啰嗦，而不够简洁明了。然而，如果我正在提出的假设在各类研究工作者眼里具有真正的价值，那么所有这些问题，都可以得到实证的答案。

总结

当一个当事人体验到自己被接纳、受欢迎以及被人理解的时候，变化过程就会出现；我已试着用一种粗糙的方式初步地勾勒了这个流动的变化过程。这个过程开始时包含有几条分开的脉络，在过程持续进行时，这些脉络就逐渐变得统整起来。

变化过程涉及情感的自由流动。在这个连续谱较低的一端，情感被当事人描述为与自己疏离的，不属于自己的，而且似乎不是当下的体验。然后，它们被描述成当下体验到的客观对象，似乎为个人所拥有。再接下来，它们被表达为明确接近于当事人直接体验的、自己拥有的情感。更准确一点说，就是随着对变化过程的恐惧感的减少，情感会直接地在当下意识中得到体验和表达。再进一步发展到一个焦点，先前一直被意识所拒斥、抵制的那些情感，开始在意识中浮现，得到真切体验，并越来越明确地为自我所拥有。处在变化过程连续谱的较高一端时，体验一种不断变化的情感流动，成为个人生活的基本特征。

变化过程涉及一种体验方式的变化。连续谱开始的一端是停滞、僵化。这时，个人疏远自己的经验，不能吸收、利用经验中隐含的意义，无法使隐含的意义得到象征性表达。经验被固定而安全地放置在过去的一个位置上，然后才能够从中汲取某种意义，而且个人的当下体验是根据过去的意义来解释的。个人从这样一种与自我经验的疏离关系，转向承认经验是一个运行于自我内部的令人不安的过程。经验逐渐成为得到较多接纳的内在对象，成为个人可以不断返回来寻求更确切意义的参照物。最终，他变得能够真实自如地、充分接纳地生活于一个经验之流的过程中，能够亲切舒适地把经验作为个人行为的一个主要参照。

变化过程涉及从不真诚和谐到真诚和谐（congruence）的转变。过程开始于最大限度的不和谐（当事人可能并不了解这种不和谐），穿越几个变化阶段，此时当事人对存在于自我内部的矛盾冲突和差异错位有了越来越明确的认识，最终达到在直接的当下体验中来面对这种不和谐，从而也就以某种方式消融了这种不和谐。在连续谱较高的一端，个人不再需要对经验中的那些危险的方面进行心理防御，所以，经验与意识之间的不和谐状态就不大可能持久存在。

变化过程也涉及交流方式的变化，使个人能够并且愿意在一种接纳的氛围中表达自我。在连续谱上的变化趋势，是从完全不情愿表达自我，转向这样一个自我，即以自己的内在体验为内容、意识丰富而且不断变化；个人可以让自己的体验得到真切自如的表达，如果他愿意这么做。

变化过程还涉及对于经验的认知图式的松动。最初当事人用一种僵化的方式来解释被看作是外在事实的经验，当事人转向形成不拘一格、不断变化的解释经验之意义的方式，形成可以通过新颖的经验加以修正的个人构念。

个人与自己的问题之间的关系发生了一个变化。在连续谱的低端，问题是不被承认的，个人也没有任何想要改变现状的愿望。渐渐的当事人开始承认问题的存在。在更深一层的变化阶段，个人开始承认问题并非完全来自外部，自己也是问题出现的一个源泉，对问题的自我责任感日渐增加。沿着这个方向再前进一步，当事人会直接感悟或经历问题的某些内容。个人能够在生活中主观地体悟他的问题，直接体验他对问题的责任。

个人与他人形成关系的方式发生了变化。在连续谱的低端，个人尽力避开密切的人际关系，认为密切的关系充满了危险。在连续谱的高端，他十分开放而且自由自在地生活在与治疗师以及其他人的关系中，以直接经验作为引导关系行为的基础。

概而言之，变化过程开始于一个僵化的固着点，在这里，上面所说的各种要素和线索都是清晰可辨、可以拆开来理解的；而变化要达到的目的地，是治疗时刻的高峰体验之流（flowing peak moments of therapy)。此时，所有的要素和线索都变得不可分离地交织成一个整体的体验。在这种时刻出现的、带有直接性的崭新体验中，情感和认知相渗透，自我主观地呈现于体验之中，自由意志纯粹成为一种遵循有机体的和谐平衡的主观自觉。这样，治疗过程达到关键点，个人成为一个整体的运动之流。个人已经发生了根本的变化；但是最具意义的是，个人已经成为一个完整合一的变化过程本身。

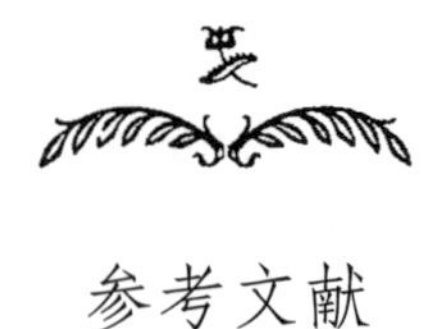

参考文献

Gendlin, E. *Experiencing and the Creation of Meaning* (tentative title). Glencoe, Ill.: Free Press. (In Press) (Especially Chap. 7)

Gendlin, E. and F. Zimring. "The qualities or dimensions of experiencing and their change," *Counseling Center Discussion Papers 1, # 3, Oct. 1955*. University of Chicago Counseling Center

Kelly, G. A. *The psychology of personal constructs*. Vol. 1. New York: Norton, 1955

Kirtner, W. L., and D. S. Cartwright. "Success and failure in client-centered therapy as a function of initial in-therapy behavior," *J. Consult. Psychol.*, 1958, 22, 329～333

Lewis, M. K., C. R. Rogers, and John M. Shlien. "Two cases of time-limited client-centered psychotherapy," In Burton, A. (Ed.), *Case Studies of Counseling and Psychotherapy*. New York: Prentice-Hall, 1959, 309～352

Mooney, R. L. "The researcher himself," *In Research for curriculum improvement*. Nat'l Educ. Ass'n., 1957, Chap. 7

Mooney, R. L. "Problems in the development of research men," *Educ. Research Bull.*, 30, 1951, 141～150

Rogers, C. R. "The necessary and sufficient conditions of therapeutic personality change," *J. Consult. Psychol.*, 1957, 21, 95～103

第四编

一种关于人的哲学

如果个人得到自由，他的生活会趋向何种目的？对此我已经形成了一些自己的哲学感想。

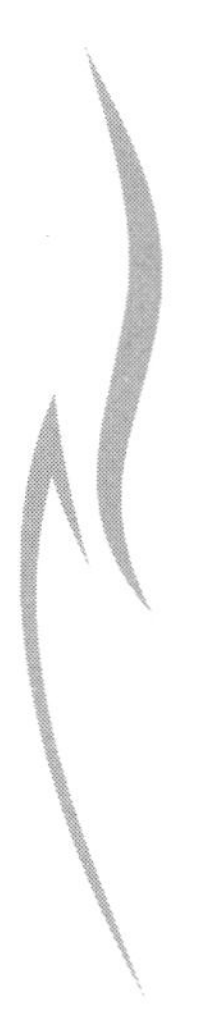

第八章 “成为真实的自我”
——一个心理治疗师的人生目的观

在我们这个时代，对于大多数心理学家而言，如果有人认定他们在进行哲学思考，他们会觉得自己受到了冒犯。我个人却不会如此反应。对于观察到的各种现象，我忍不住要去深思其意义。这样一些哲理对于现代生活世界具有激动人心的含义。

1957 年，拉塞尔·柏克（Russell Becker）博士，我的朋友，也是以前的学生和同事，邀请我到俄亥俄的伍斯特大学同学会做一次特约演讲。于是我开始思考，当事人在治疗关系的自由氛围中所采取的当事人指向，究竟具有何种哲理意义。演讲完成后，我严重怀疑自己是否表达了任何新的或有意义的观点。出乎我的意外，听众对演讲报以长时间的鼓掌，这在某种程度上减轻了我的疑虑。

随着时间的流逝，我能够更加客观地看待当时我所说的话，现在我觉得自己有两个理由可以感到满意。我确信，演讲很好地表达了我的观察所见，而这已经形成两个重要的主题：其一，只要人类有机体自如地发挥作用，我就会十分信任它；其二，令人满意的生活具有生存性（existential quality）。这个主题早在 2500 多年前就已经由老子优美地表达出来了。他说：“生之蓄之，生而弗有，长而弗宰。”①

① 此处引文不能十分确定其出处，暂且引用了《老子·第十章》的原话。英文大意直译是“生存乃行事之道”（The way to do is to be.）。——译者注

问题

“我的人生目标是什么?”“我为什么而奋斗?”“我生活的目的是什么?”这些都是每个人时时扪心自问的问题，有时是平静地、沉思冥想地发问，有时是在痛苦难耐的迷惘或者绝望中发问。这些问题都很古老，它们是在历史的长河中不断提出而且永远回答不完的古老问题。也是每个人必须以自己个人的方式向自己追问，并不得不做出回答的问题。它们也是我作为一个心理咨询师经常听到的那些陷入个人生活痛苦的男男女女们为了体悟、理解、选择自己的生活取向时，以各种不同的方式所表达的问题。

在某种意义上，关于这些问题我们并没有任何新的东西可说。的确，在题目中我为这篇论文选取的卷首语就摘自一个多世纪以前一个对这些问题冥思苦想的哲人的著作。对于人生目标或目的这个总体问题，只是简单地表达一种个人看法，似乎有些自以为是。但是，多年来在我同那些困惑不安以及适应不良的当事人打交道时，在他们就这些问题为自己做出的尝试性的答案中，我认为我能够辨认出一种模式，一种趋向，一种共性，一种规律。人类自由选择的时候，他们为之奋斗的到底是什么？我希望与大家一起分享我对这个问题的看法。

若干答案

在试着带领你们进入我与当事人共处的经验世界之前，我想提醒诸位，我提的问题不是一个虚假问题，对这些问题过去或现在都没有一致的答案。过去当人们向自身询问人生的目的时，有的人用教义问答的方式回答：“人生的主要目的是实现上帝的荣耀。”有的人认为，人生的目的是为自身的永生做准备。有的人选择了更为世俗的目标——享乐、释放并满足每一种感官的欲望。还有的人——尤其是当代人——认为人生的目的是功利：获得物质财富、名望、知识、权力。有人把自己彻底地、一心一意地奉献给一种身外的事业，诸如基督教或者共产主义。希特勒一类的人致力于领导某个“优秀人种”称霸世界，统治他人。与此截然相反，许多东方的人努力修炼，力图消除所有的个人欲望，以实现对自我的极端克制。提及这些变化宽泛的选择，我是想说明，人活着可以有若干各式各样的目的，我想暗示，人生的目标的确不止一种。

在最近的一项重要研究中，查尔斯·莫里斯（Charles Morris）实证调查了六个不同国家的大学生对生活道路的选择倾向，这六个国家是印度、中国、日本、美国、加拿大和挪威（Morris，1956）。正如我们会预料的那样，他发现这些民族在对待人生目标的态度上存在着明显的不同。通过对资料的因素分析，他确定了在数以千计特定的个人选择倾向中，似乎发挥作用的是一些根本的价值维度。虽然没有核查他的研究的细节，但我们可以看到其中以各种肯定和否定的方式结合在一起的五个维度，对于个人的生活选择似乎具有重大关系。

第一个维度：强调选择一种负责任的、道德的、自我克制的生活态度，致力于爱护并保存人类现有的一切。

第二个维度：强调采取强力行动来克服各种障碍所带来的乐趣。它涉及充满信心地发起一种变革，以解决个人的、社会的问题，或者克服自然界的障碍。

第三个维度：特别推崇以丰富而高度发展的自我意识来过一种自我充实的内在生活。赞成对自我和他人的一种深入的富有同情心的洞察，拒绝对他人以及事务的外部控制。

第四个维度：重视对人和自然的感受能力。认为灵感来自于一种超个人的源泉，而个人的生活和成长是对这种源泉做出的诚挚的回应。

第五个即最后一个维度：强调感官享受和自我愉悦。欣赏简单直接的生活乐趣、当下体验的丰富多彩及生活的自由开放。

这是一项意义重大的研究，它开创性地客观地测察了不同文化中人们对于“我的生活目的是什么?”这个问题的回答。它使我们增进了关于若干答案的知识。它也有助于我们界定人们做选择时依据的基本价值维度。谈到这些维度，莫里斯说：“各种不同文化的人们具有共同的要素，就像是音乐家用五个音阶可以组成各种不同的旋律一样。”（Morris，1956，p. 185）

另一种见解

然而，我发现自己对这个研究似乎感到有些不满意。莫里斯摆在大学生面前的“生活之路”没有一条可以真正成为可能的选择。似乎没有一个要素的维度能令人满意地包含我与当事人的经验中所显现的生活目标。当我目睹一个又一个的人在治疗中挣扎着为自己寻找一条生活道路时，我的眼前似乎出现一个普遍的模式，而莫里斯的任何一条描述都没有充分注意到这个模式。

当我看见这个生活目标显现在我与我的当事人的关系中时，我对它最好的陈述方式，可以用克尔凯郭尔的一句话来概述：“成为个人真实的自我”（Kierkegaard，1941，p. 29）。我很清楚，这听起来也许过于简单，以至于让人觉着很好笑。成为个人真实的自我，似乎是在陈述一个显而易见的事实，而不是生活的目的。这句话意味着什么呢？它有什么特殊含义？我想在本章中详细阐述我的观点。作为开头的话，我仅仅想说，这句话意味着而且暗含着一些不同寻常的内容。出于我与当事人的经验，出于我自己的研究，我发现自己现在得出的看法，在 10 年或 15 年之前会让我自己感到不可思议。所以我确信，各位一定会带着批判的怀疑态度来看待我的这些观点，只有感到它们确实与诸位的经验契合时，才可能接受它们。

当事人采取的导向

让我尝试一下，我是否能够说出并澄清我和当事人一道工作时所注意到的一些倾向和趋势。在我与当事人的关系中，我的目标一直是尽可能为当事人真诚地提供一种安全、真诚、共情理解的氛围。我还发现，用诊断式的或因果说明的解释来干预当事人的经验，并不能产生令人满意的结果，对当事人也毫无帮助，提建议、进行指导也没有什么益处。因此我看到的变化导向，在我看来，似乎是来自当事人本人，而不是来自治疗师。[①]

远离人格面具

首先我注意到，当事人显示出的典型趋向是逐渐远离那个不真实的自我，尽管会有不少踌躇和顾虑。换言之，即使在没有清楚地看到未来出路之前，当事人也会远离某种虚假的生存状态。当然，这样做的时候，他都要开始定义自己是什么，无论这一定义有多么负面。

开始时，这种状态可能被简单地表达为一种对自我曝露的恐惧。在治疗初期的一次晤谈中，一个 18 岁的男孩说：

> 我知道我在性方面对人没有吸引力，我担心他们那些人会发现这一点。因此我才做出了那些事情……总有一天他们会发现我在性方面对人没有吸引力。我是在尽可能努力拖延时间……假如你能像我自己一样了解我——（停顿）我不会告诉你我对自己的真实看法。只有一点我不会跟你合作，就这一点……我对自己的看法，对你怎么看我没什么用。

很清楚，正是对这种恐惧的表达成为他的真实自我的一部分。仿佛这种恐惧就是他自己，而不只是一个外表。现在他正逐渐接近成为真实自己的自我，即一个躲藏在面具后面、受到惊吓的那个人，认为自己被别人了解是一件非常可怕的事情。

远离“应该”

另一种趋向显然是当事人正在远离他“应该是”什么这种强迫性的想象。许多个体如此强烈地受到他们的父母的影响，并从父母那里吸收了这样的一些观念：“我应该是好样的”或者“我必须是好样的”。正是由于内心巨大的挣扎，他们发现自己正在远离这个预设的

---

① 但是我不会完全否认这样的可能性，即别人也许会提出证据，说明在某种微妙的方式或者一定的程度上，变化的趋向是由治疗师发动的。我的描述限于安全的治疗关系中当事人的变化，我觉得这样的解释更加可信。

目标。一个年轻女性，描述了她与父亲之间令人不愉快的关系，说明最初她是多么需要父亲的关爱。“我认为我对父亲的情感，实际上我的确一直想要跟父亲有一个良好的关系……我多么想让他关心我，然而我好像从来没有得到我真正想要的。”她总是感到她必须要满足父亲的所有要求和期待，然而这些要求和期待“简直太多了。因为一旦我满足了一个，就会有另一个接二连三地出现，我永远无法真正满足它们。那是一种无休止的要求”。她感到她就像自己的母亲，对父亲百依百顺，试图不断满足他的要求。“而我真的不想成为那种人。我发现那不是成为我的真正自我的好办法，但是我想我有这样一种信念，就是如果你想被人重视，被人喜爱，你就不得不那样做。可是谁会关爱像我这样的可怜虫呢?”咨询师回应说：“谁会真的去爱一个逆来顺受的可怜虫呢?”她接着说：“至少我不想让那种会爱一个可怜虫的人来爱我!”

因此，尽管这些话并没有显露她可能正在成为的那个自我究竟是怎样的，但是她的反感而鄙视的声调和陈述，清楚地显示她正在远离那个“我必须善良而服从”的自我观念。

足以让人惊奇的是，许多当事人发现，他们已经感到把自己视为糟糕的人是出于迫不得已，而他们要远离的正是自己的这种观念。一个年轻人非常明显地表现出这种改变。他说：

> 我不知道我是怎样变成这样的一个人，就是为自己感到羞愧好像是一种合适的感受方式……为自己感到羞愧是我惟一的选择方式……在我的世界里，自我羞愧是最好的感受方式……如果你总是受到责备，你就只能用自我谴责来保持自尊。
>
> 但是现在我拒绝再像以前那样行事。似乎有个人对我说：你必须让自己感到羞耻，这就是你的生存方式！我很久以来已经习惯了接受这个命令，说好吧，我就是这样子。可是现在我要面对那个人，告诉他：我不管你说什么，我再也不会感觉自我羞愧了！

显然当事人正在摒弃那种可耻而糟糕的自我意象。

不再迎合他人的期待

另外一些当事人发现自己正在远离文明期待他们所成为的目标。例如，在我们当代的工业文明中，正如怀特（Whyte，1956）在他新近的一本书中有力地指出的那样，社会上的各种组织期待着人们成为某种典型的“机构人”，这给个人造成巨大的心理压力。个人似乎应该成为组织中的一分子，应该使他的个性完全适合组织的需要，应该成为“适应良好”的人，以便能够与自己周围那些“适应良好”的人相处。

在雅各布（Jacob）刚完成的一项对美国大学生价值观的研究中，他总结了他的发现：

> 高等教育对大学生价值观主要的、总体的影响，就是要让大学生接受美国上流社会普遍接受的关于受过高等教育的男性和女性的价值标准以及态度体系……大学教育的影响是……使当事人社会化、净化、雅致化，或“塑造”青年人的价值观以便使他能够舒适地进入美国上层社会。(Jacob，1956，p. 6)

我发现，与这种为了服从而带来的压力形成鲜明对照的是，如果当事人自由地实践他所希望的生存方式，他们往往会憎恶并质疑社会组织、大学或文化要把他们塑造成型的趋向。我的一个当事人非常激动地说：“长久以来我一直努力按照对别人来说有意义，而对我来说根本没有道理的标准活着，真的。不知为什么，在某个层面上，我的情感远远超出那些标准。”所以，他开始远离社会对他的固定期望。

不再取悦他人

我发现许多个人试图通过取悦他人来形成自我，但另一方面，如果他们得到了自由，他们就会远离这种取悦他人的目标。有一个职业男性，在治疗的结尾时回顾他的经历，他写道：

> 我终于觉得我真的必须要开始做我想做的事，而不是做我认为

应该做的事，不管别人认为我应该做什么。我的整个生活彻底翻了个个儿。我一直感到我必须做一些事情，那是因为别人期望我这样做；更重要的是，我那样做是为了让人家喜欢我。见鬼去吧！我想，从现在开始，我就是我——不管富有还是贫穷，好还是坏，理性还是非理性，合乎逻辑还是不合逻辑，名声好还是不好。所以，非常感谢你帮我重新领悟莎士比亚的那句话——“要做到对你自己真实”。

可以说，当事人用一种有几分消极的方式，在一种自由和安全的理解关系中，通过发现一些他们不希望改变的方向，确定了他们的生活目标，他们的人生目的。他们宁愿不去掩饰自己以及那些来自他们自身的情感，或来自一些重要他人的情感。他们不希望成为他们“应该”成为的样子，无论那些规则是由父母规定的，还是由文明规定的，无论它得到积极的阐释，还是得到消极的阐释。他们不希望把自己以及自己的行为塑造成一种可能纯粹是为了取悦他人的形式。换言之，他们不选择成为任何矫揉造作的东西，任何被强迫的东西，任何被他人从外面界定的东西。他们认识到，他们并不重视这样的目标或目的，尽管在此之前他们已经按照这样的目标度过了他们的大部分生活。

向着自我导向转变

但是在这些当事人的经验中确实涉及了什么呢？我要试着去描述我看到的在他们的转变中出现的若干导向。

首先，当事人向着独立自主转变。我借此是说，他逐渐地能够选择他要转向的目标，他变得对自己负责任。他能够决定，什么样的行为表现和方式对自己有意义，什么样的没有意义。我相信这种自我导向的趋势在我所举的例子中已得到了详尽的证明。

我不想给你们留下这样的印象，就是在这个导向中，当事人是无忧无虑或充满信心地转变着。实在不是这样。自由地成为真实的自我是一种令人恐惧的承担责任的自由，开始时，个体往往是谨慎而胆怯地、几乎是没有信心地朝着这个目标转变。

我也不想让你们觉得，似乎当事人总是可以做出合理的选择。负责任的自我导向意味着个人要做出选择——然后从选择的后果中学习。所以当事人会发现这是一种令人清醒但又令人兴奋的体验。一个当事人说：“我感到害怕，感到很脆弱，失去了支撑，但我在内心也感到一种汹涌澎湃的力量或活力。”在当事人开始掌握他自己生活和行为的导向时，这是一种非常普遍的反应。

转向生成过程

第二个命题很难描述，因为我们没有很合适的现成词语。当事人似乎更开放地趋向于成为一个过程、一种流动性、一种变化。他们发现自己一天天地日新月异，对此他们没有丝毫感到不安。对于一种特定的经验或特定的一个人，他们并不总是有着相同的感受，他们并不总是始终如一的。他们处于不断的变动中，而且看起来更加满足于在这种流动的趋势中继续走下去。追求结束或终止的驱动力似乎会减少，甚至消失。

有一个当事人说：“当我在这儿再也不能预测我自己的行为时，事情肯定在变化着，朋友。它是某种以前我能做的事情。现在我不知道下一步我要说什么。老兄，那是一种怎样的情感！……我甚至惊奇我自己说过这些事情……每次我都能够看到新的东西。这是一种冒险，真的是那样——对未知的东西的冒险……我现在开始享受这个乐趣，对此我感到快乐，甚至体验那些陈旧消极的东西也让我感到兴趣。”他正在开始把自己当作一个流动的过程来欣赏，起初是在治疗时间内，但以后他会发现在他的实际生活中亦是如此。这不禁使我想起了克尔凯郭尔对个人真实存在的描述：“一个真实存在的个人不断地处于形成的过程中……并把他所有的思想转化为过程的术语。对于他来说……情形就像是对于一个作家及其写作风格一样；因为个人并没有任何完成的东西，个人只是一种风格；每次开始的时候，他都是‘在语言的潮流中兴风作浪’，这样，最习以为常的表达可以经由一次次的新生，成为他全新的存在。”

(Kierkegaard，1941，p. 79) 我发现这段话极其优雅地捕捉到了当事人转化的倾向：他转变为一个实现潜能的生存过程，而不是成为某个固定的目标。

转向的复杂性

这里还涉及一种复杂的生成过程。有一个例子也许有助于我们理解这种状态。我们的一个咨询师，他本人曾经得益于心理治疗，最近来找我讨论他与一个非常难以相处的、心理失常的当事人的关系。让我感兴趣的是，他不希望过多地谈论当事人，而是主要想确定在治疗关系中他能够清楚地意识到自身情感的复杂性——他对于当事人的热情，偶尔的挫败感和厌倦感，以及他对于当事人福祉的共情关注。在一定程度上，他害怕当事人有可能成为一个精神病患者，他担心如果咨询效果不好，别人会怎么想。我意识到，如果对于治疗关系中他自己的复杂性、不断变化甚至相互矛盾的情感，他总体的态度能够做到完全的开放和透明，那么，事情就会进展顺利。然而，如果他只是自己情感的一个狭小部分，在一定程度上甚至是人格面具或自我防御，他就会发现治疗关系可能变得很糟糕。我发现，在每时每刻都成为自己的全部——全部的丰富性和复杂性，对于自己毫无掩饰，在自己内心无所畏惧——这是那些在治疗中变化显著的当事人普遍的渴望。当然我要说，这是一个难度很大而且在绝对意义上说是不太可能实现的目标。但是当事人一个最明显的变化趋势，就是在每一个意义重大的治疗瞬间，当事人能够转变成为一个综合的复杂的自我变化过程。

转向对经验的开放

“成为真实的自我”还包括其他因素。也许一个已经不言而喻的要素是：个体开始转向一种对自身经验开放、友好、关系密切的生活。这种情况并不是轻易出现。当事人意识到他自身一些新的经验，机会可能出现，但一开头他是拒绝这个转变的。直到他在一种接纳的氛围中体验到一种自己一直否认的经验时，他才能够尝试着把它作为自身的一部分来接受。一个当事人带着些许震惊，体验到自己身上那种依赖的、孩子气的一面时，他说：“那是一种我从来没有清晰地感受过的情感——我从来不曾体验的一种情感!”他无法忍受他的这种孩子气的体验。但是他逐渐开始把它们作为自我的一部分来接受并包容它，随时接近它们并体验它们。

另一个年轻人，有严重的口吃问题，在治疗将近结束时，他公开了一些长期隐藏的情感。他说：“朋友，那是一场可怕的战斗。我过去从来没有意识到这一点。我猜可能是因为太令人痛苦，以至于完全不能表达出来。我是说我现在刚刚开始感受到它。噢，这可怕的痛苦……谈论它太可怕了。我是说，我想谈论它，然而我又不想……我现在感到——我想我知道——它是一种常见的紧张——可怕的紧张——压力，对，就是这个词，我感到那么大的压力。在它出现的这些年之后，我现在才刚刚开始感觉到它……太可怕了。我现在几乎喘不过气来，我心里简直完全被堵住了，完全透不过气来……我觉得我要被压垮了。(他开始哭泣起来)我从来没有意识到那个东西，我从来不知道它。”(Seeman，1957)此时他在向着对他来说显然已不再新鲜的内在情感开放，但是直到这时，他才充分体验到它们。现在他能够允许自己体验它们，他会发现它们不是那么可怕了，他能够更接近自己的经验并真实地体验它。

当事人逐渐认识到经验是一种友好的资源，而不是一个可怕的敌人。因此我想起一个当事人，在治疗将近结束时，他为一个问题迷惑不解，他用手抱着头说：“现在我感受的是什么?我想接近它。我想知道它是什么。”然后他等待着，安静而耐心地等待，直到他能够辨认出现在他身上的那些情感的品味。在治疗中我常常感到当事人正在尝试着倾听自己，尝试着倾听他自己的生理反应所传达的信息和意义。他不再那么害怕他可能会有的发现。他开始意识到自己内在的反应和体验，他的感官和五脏六腑的信息，都是十分友好的。他开始想接近他内在的信息资源，而不是避开这些资源。

马斯洛在对他所说的“自我实现的人”做研究时，已经注意到与此同样的特征。在谈及这些人时，他说：“他们能够轻松地洞察现实，他们近似于动物式或孩子式的接纳性和自发性，表明他们对自身的冲动、欲望、见解以及主观反应具有非同寻常的自觉意识。”（Maslow，1954，p. 210）

这种对内心世界的高度的开放，往往与类似的对外在现实的开放体验相联系。“自我实现的人有一种惊人的能力，他们能够带着敬畏、愉悦、惊奇乃至心醉神迷的狂喜，神清气爽、天真烂漫地一次又一次地欣赏生活的原初的善（basic goods of life），尽管这些体验对别的人们来说则可能是陈旧乏味的东西。”（Maslow，1954，p. 214）马斯洛的这些话非常适合用来谈论我们那些已经对经验开放的当事人。

转向接纳他人

一般说来，与这种对内在和外在经验的开放密切相关的，是一种对他人的开放和接纳。正如当事人转向能够接受自己的经验一样，他也转向接纳他人的经验。他珍视并欣赏自己以及他人的经验，只是因为经验本身的真实性。在此，让我引用马斯洛对自我实现者的评价：“他不会因为水是湿的而抱怨水，也不会因为岩石是硬的而抱怨岩石……当孩童睁大自己的眼睛，不加批评地、天真无邪地瞭望外面的世界时，他只是聚精会神地观察情形的真相，而不去争论这种情形有什么实质，也不去要求它成为另外一种情形。自我实现者观看自己身上及他人身上的人性时，亦是抱着这样的孩童心态。”（Maslow，1954，p. 207）我发现，这样一种对真实存在的接纳态度在我的当事人身上也不断发展。

转向自我信任

还有一种方式可以描述我在每一个当事人身上都能看到的这种模式，即他越来越信任并珍视他的作为一个过程的自我。这种观察使我开始更好地理解那些富有创造性的人们。例如，当埃尔·葛雷柯[①]审视他

① EL Greco（1541—1614），希腊裔西班牙宗教画画家，作品有《除去外衣的耶稣》（1579）和《圣母升天》（1577），其作品以修长的人物、对比鲜明的色调和幽深的阴影为特色。——译者注

早期的一些作品时，他一定会意识到：“好的艺术家都不会这样作画。”但不知出于何故，他足够信任自己的生活体验，即他的自我过程，所以他能够继续表现他的独特审美知觉。仿佛他会这么说：“好的艺术家不会这样作画，但是我这样作画。”让我们转到另一个领域。欧内斯特·海明威（Ernest Hemingway）肯定知道“好的作家不这样写作”。但是幸运的是，他走向成为海明威，成为他自己，而不是走向成为别人心目中的“好作家”。爱因斯坦似乎常常忘却一个事实，就是好的物理学家不去像他那样思考问题。但他没有因为在物理学上不够充分的学术准备而退却，他只是朝向成为爱因斯坦，致力于思考他自己的问题，尽最大努力真实而深刻地成为他自己。这不是一种仅仅出现在艺术家和天才人物身上的现象。我一而再、再而三地看到，当事人更加信任发生在自身的过程时，这些普通人在他们自己的领域内就变成了重要而有创造性的人，敢于感受他们自己的情感，敢于依靠在自我内部所发现的价值来生活，并以他们独特的方式来表达自己。

总体的导向

我已经描述了我在当事人身上见到的这种变化模式以及其中的某些要素；现在让我尝试一下，是否能够简洁地陈述这个总体的导向。似乎可以这么说：当事人有意识地、接受性地向着成为本质上和实际上真实存在的过程转变。他逐渐远离那个虚假的存在样式，远离成为一个人格面具。他没有不安全感或装腔作势的防御性，在自己的真实存在之外无所增加。他没有内疚感或自我贬低感，在他的真实存在之外无所减少。他日益听从自己的生理存在和情感存在最深处的声音，并且发现自己带着更大的准确性和深度，越来越愿意成为他最真实的自我。一个当事人在晤谈中开始认识到他采取的变化导向，满腹怀疑和惊奇地问自己：“你的意思是说，如果我真的成为我想要成为的样子，那是完全可以的？”他自己更深层的体验以及许多别的当事人的深层体验，趋向于肯定的回答。如果当事人能够自由地朝向任何一种可能的方向变化，那么，成为他的真实自我，似乎就是他最向往的生活道路。这不仅仅是一种理性的价值选择，而且似乎是对当事人通过探究、尝试、不确定的行为来探索未来生存之道的最好描述。

众多的误解

我所着力描述的这样一条生活道路，在许多人看来的确不能令人满意。由于这个问题涉及价值标准的真正差异，所以在这方面我只能尊重这种差异。但我又发现，有时候这样一种态度是由某些误解引起的。我希望我能尽力来澄清这些误解。

它是否意味着固定性？

据有些人看来，成为个人的真实自我，就是保持恒定不变的静止状态。他们把这样一种目的或价值看作是固定不动或无变化的同义词。这真是一个天大的误会。成为个人的真实自我，就是完全投身一个生存过程。如果个人愿意成为他的真实自我，他会在最大限度内促进自己的变化。确实，前来寻求治疗帮助的，正是那些拒绝自己的情感和反应的人。多年来，当事人一直试图改变自己，但是发现自己被固定在他很讨厌的行为样式之中。只有当他更多地成为他的真实自我，更多地接纳被自己拒斥的真实经验，他才会有希望发生改变。

它是否意味着邪恶？

对我所描述的生活道路还有一个更为普遍的反应：成为一个人的真实自我，意味着他就是坏的，邪恶的，不受任何约束的，具有破坏性的。它意味着要把某种妖魔鬼怪放出来，在我们的世界上兴风作浪。这种看法对我来说一点都不陌生，因为我几乎在每一个当事人身上都遇见过。“如果我敢于让这些被压抑在内心的情感流露出来，如果我有机会实际经历那些情感，这将造成一场大灾难。”几乎每一个当事人在体验自己的那些未知经验时，都会有这样的态度，无论他如实表白或尽力掩藏。但是整个治疗进程的经验会打消这些顾虑。当事人会发现，如果他真实的反应是愤怒，那么他就可以如实体验他的愤怒，但是这种被接受、被转化的愤怒不再具有任何破坏性。他发现他能够实际体验他的恐惧，但是有意识地体验自己的恐惧并不会使他崩溃。他发现他可以做到自我怜悯，而这并不是什么"邪恶"。他能够感受并体验自己的性情感，或者自己的"懒惰"情感，或者对于他人的敌意，而我们这个世界的根基并不会因此而塌陷。这其中的道理似乎是：他越是能够允许他内心的这些情感流露出来并得到体验，它们就越可能在他的情感的总体和谐中占据适当的位置。他会发现，还有与这些情感交融在一起的其他情感，从而找到一种平衡。除了敌意、贪欲、愤怒，他还有关爱、温柔、体贴、合作的情感。除了懒惰或冷漠，他还有兴趣、激情、好奇的情感。除了恐惧，他还有勇气、冒险的情感。如果他能够以亲密、接纳的态度体验自己的这些复杂的情感，它们会在建设性的和谐之中发挥作用，而不会把他席卷到某种无法无天的邪恶道路上去。

有时人们用这样一种说法来表达自己的忧虑：如果一个人真的要成为他的真实自我，他也许会把自身野蛮的兽性释放出来。对此我感到有些好笑，因为我认为我们可以更切近地观察那些森林中的野兽。狮子经常被人当作是"掠夺性野兽"的象征。但是这种印象和真实的狮子有什么关系？除非它由于和人类接触而被严重扭曲了本性，狮子具有许多我所描述的人的特性。当然，饥饿时狮子肯定会去捕杀，但它不会野蛮杀戮，也不会贪吃无厌。它的形象气度比我们有些人还保持得更好一些。在它的幼年时期它显得无助和依赖，但它长大后会变得独立自主。它不会一味地被动依赖而不愿长大。在幼年期它是自私和自我中心的，但在成年期，它显示出相当程度的合作性，并且喂哺、照料、保护它们的幼崽。它也满足它的性欲，但这并不意味着它会产生野蛮而贪心的纵欲行为。它内心的各种倾向和强烈欲望显示出一种基本的和谐状态。在某些基本的意义上说，它是动物界（felis leo）的具有生产性和可信赖性的成员。我所提出的基本想法是，当事人如果能够真实而深切地成为人类的具有独特个性的成员，不应该引发大家的恐惧。这种主张意味着当事人充分而开放地体验包罗万象的生存过程，成为一种在地球上发达程度最高，最具敏感性、活泼性、创造性的动物。根据我的经验，充分地实现当事人的独特性不是一个邪恶的过程。更恰当地说，它是一个积极的、建设性的、现实的、可信赖的过程。

社会含义

让我先用一点时间，对我刚刚描述的生活道路的若干社会含义做些说明。我的讨论表明，这是一个对当事人来说有着重大意义的导向。对团体或组织来说，它又有或者可能有任何价值或意义吗？它会被工会、教会、公司、大学、国家所选择，来作为一个实用的导向吗？在我看来这是可能的。例如，让我们观察一下我们国家外交事务的指导方针。一般说来，在过去几年间，如果我们听取我们领导人的声明，并阅读他们发布的文件，我们大概会发现：我们的外交手段总是基于高度的道德目的；它总是与我们以前遵循的政策相一致；它不涉及任何自私的欲望；它的判断和选择从来没有出过任何错误。可是如果我们听到某一当事人如此这般地讲话，我们会不假思索地确认：这肯定只是一个假面具，这样的口头声明不可能代表发生在他内心的真实过程。我想各位也会同意我的看法。

现在让我们来做一个假设：假如，作为一个国家，我们真能够开放、自觉、接纳地成为我们真实的样子，那么，在外交关系中我们会怎样表现自己？我无法准确地说我们真的是什么样子，但我猜想，如果我们努力真实地表达自己，那么我们与其他国家的交流将会包含下列一类要素：

作为一个国家，我们正在慢慢地意识到我们的巨大力量，以及与此力量相对应的权利和责任。

我们正在逐渐接受一个责无旁贷的世界领导者的地位，可是又有些无知和笨拙。

我们犯许多错误，我们经常自相矛盾。

我们绝对不是完美无缺的。

我们深深地害怕共产主义的力量——害怕这种与我们不同的人生观。

我们高度地意识到自己在同共产主义竞争。如果苏联人在任何一个领域超过我们，我们就会感到极大的愤怒和耻辱。

我们有一些很自私的外交利益，比如在中东的石油方面。

但是我们又不希望统治别的民族。

我们对于一些人民和国家的自由、独立、自治，有着复杂而矛盾的情感：我们希望他们独立自治，并夸耀我们过去对这些趋向给予他们的支持，然而我们又经常担心他们这样做的各种后果。

我们倾向于重视和尊敬每个个人的尊严和价值，然而，当我们自己感到害怕时，我们就会背弃这种价值取向。

假如我们以某种开放和透明的方式，在对外关系中把自己的真实呈现给全世界，结果会是什么样子呢？我们将会努力尝试着接纳我们所有的复杂性乃至矛盾性，坦率地成为我们国家真实的样子。结果将会怎么样呢？在我看来，其结果会和一个当事人更为真实地自我实现时的体验是相似的。让我们看看若干可能的结果：

我们会更加轻松自如，因为我们没有任何东西需要掩饰。

我们能把焦点集中在眼前的实际问题上，而不是花费精力去证明我们是道德的，或前后一致的。

我们能够运用我们所有的创造性的想象力来解决问题，而不是徒劳地进行心理防御。

我们能够开放地推进我们自己的利益，也推进对他人的共情关心，并且让这些相互抵触的愿望找到一种对我们来说可以接受的平衡。

我们可以在我们的领导者的位置上自由地变化和成长，因为我们不会被那些我们曾经是什么、我们必须是什么、我们应该是什么的僵化观念所束缚。

我们会发现我们的恐惧会减少；这是因为别人会很少怀疑我们的外表后面隐藏着什么不可告人的东西。

通过我们自己的开放性，我们会使他人产生开放性和现实性。

我们能够面对真正的问题，制定出解决世界性难题的方案，而不是纠缠于在谈判中彼此恐吓、相互较力。

简而言之，通过这些想象的例子，我是在建议：各个国家和各种组织都会发现，如同当事人已经发现的那样，成为自己内心真实的自我，这是一种回报丰厚的经验。我是在建议：这种视野不仅是在当事人的体验中可以观察到的一种趋势，而且还包含着一种可以适用于所有生活领域的哲学立场。

总结

我带着每个个人询问自己的问题开始讨论——什么是我的人生目标，什么是我的人生目的？我已试着给大家讲述了我从当事人那里了解到的情况，他们在免除了威胁而鼓励选择自由的治疗关系中，以自身的体验例证了在他们的生活中一种普遍的导向和目标。

我指出，当事人往往会远离自我隐瞒，远离成为他人的某种期望。我已说过，对当事人来说，典型的转变是允许他自己自由地成为他的真实自我这样一个变化流动的过程。他也会对于自身的实际经验变得友好而开放——学会敏锐地倾听自己内心的声音。这意味着，他的那些复杂的情感和反应越来越和谐一致，而不是执著于僵化自我的整齐划一和清楚明白。这意味着，当他向着接纳他的“实在性”（is-ness）转变时，他就越来越可能以同样的倾听和理解的态度接受他人。如果他能信任并珍视自身复杂的内部过程，这些就会得到真切的表现。他具有创造性的现实态度，又具有现实的创造性。他发现，成为自身的变化过程，就是加快自我的变化和成长。他能够永不停顿地发现，在流动的感觉中成为真实自我，并不会使自己变得邪恶或失控。恰恰相反，他为自己成为敏感、开放、现实、内在引导的一个人类成员感到自豪，为自己能够有勇气有想象力不断适应变化的情境而感到自豪。这意味着，他不断地在意识中、在表达中采取行动，来实现与自己的机体反应协调一致的真实存在。用克尔凯郭尔更优美的话来说，存在意味着“成为个人真实的自我”。我相信，我已经说得很明白，这绝对不是一个简单而轻松的行动取向，也绝对不是一个可以完成的取向。这是一条永无止境的生活之道。

在探索这个概念的应用界限时，我曾经表示，这样一种生活取向并不仅仅局限于心理治疗的当事人，也不仅仅局限于正在苦苦寻求生活目标的那些人。对于一个团体、一个组织甚至一个民族，似乎这都是一条有意义的道路，而且会伴随着相应的回报。

我清楚地知道，我所勾画的这样一条生活道路是这样一种价值抉择，它与我们通常所做的选择和随波逐流的行动会大相径庭。然而，因为这是一些出类拔萃的勇者自由选择的道路，而且在他们身上表现为一种整合一致的趋势，所以我特意提出来，供各位方家斟酌。

参考文献

Jacob，P. E. *Changing Values in College*. New Haven：Hazen Foundation，1956

Kierkegaard，S. *Concluding Unscientific Postscript*. Princeton University Press，1941

Kierkegaard，S. *The Sickness Unto Death*. Princeton University Press，1941

Maslow，A. H. *Motivation and Personality*. Harper and Bros.，1954

Morris，C. W. *Varieties of Human Value*. University of Chicago Press，1956

Seeman，Julius. *The Case of Jim*. Nashville，Tennessee：Educational Testing Bureau，1957

Whyte，W. H.，Jr. *The Organization Man*. Simon & Schuster，1956

第九章　一个心理治疗师对美好生活的见解

——充分发挥人的机能

大约在 1952 年或者 1953 年的冬天，我在南方度假期间写了一篇文章，题目是“充分发挥机能的人”。在文中我试图详细说明，如果治疗取得最大成功的话，那个重新出现的当事人会是怎样的一种形象。治疗过程合乎逻辑的必然结果似乎是：那将是一个流动变化的、相对主义的、个人主义的个人；但是这个结论让我感到有些惊恐不安。我感到有两个问题：第一，我的逻辑是正确的吗？第二，如果逻辑是正确的，那么他就是我所推崇的那种人吗？为了让自己有机会更仔细地考虑这些想法，在随后的几年中我把这篇论文复印了几百份，分发给那些有兴趣的探究者。后来我对这篇论文包含的思想变得有了较大的确信，便把它提交给一份重要的心理学期刊。编辑回信说可以发表，但需要用常规心理学的框架重新加工一遍。他还提出了许多根本性的修改意见。这让我觉得心理学家们可能不接受这篇论文的写法，于是我完全打消了发表的念头。但是各种各样的人士一直对它表现出很大的兴趣，而且海亚卡沃（Hayakawa）博士还就此概念在语义学杂志《等等》（ETC）上发表了文章。所以，在考虑写作目前这本书时，我首先想到了那篇论文。

然而重新阅读那篇论文时，我发现在这几年中，它的许多最核心的主题和想法已被吸收到我收入本书的其他的论文中，而且得到了更好的表达。所以，我有点不情愿地再次把它搁置在一边，并在此处用我的一篇有关美好生活的论文作为替代。这是一篇从“充分发挥机能的人”演化而来的文章，我相信它以更简洁可读的方式表达了前一篇文章的基本主题。这一章的副标题还保留着原文的痕迹。

我对美好生活的看法大都基于我在心理治疗的非常密切和亲近的关系中与人打交道的经验，因此这些看法有一个经验的或实证的基础，或许这会与某种学术的或哲学的基础形成反差。我观察并参与到那些心理失调或精神困惑的人们为实现美好生活而挣扎的经验之中，从而了解到什么才是美好的生活。

我应该从一开始就说清楚，我所获得的这种体验源于多年来形成的心理治疗的一种特殊的观点取向。很可能所有的心理治疗在根本上是类似的，但是现在我对此却不像以前那么有把握。所以现在我想说明，我的治疗体验只是与在我看来最为有效的、名字叫作“当事人中心的”这种治疗相一致。

我感到，我对美好人生的了解大多来自于变化异常丰富的治疗体验，让我试着对这种治疗的本质做一个非常简洁的描述，并且假定这种治疗在各方面都处于理想的状态。如果这种治疗很成功，有深度又有广度，这将意味着，治疗师进入了与当事人之间的一种高度个人化的主观关系之中；这不是一个研究对象与科学家之间的关系，也不是一个期待诊断和治愈的病人与医生之间的关系，而是一个人与另一个人的关系。这意味着，治疗师把当事人看成是一个有着无限的自我价值的个人：不管他的局限性、行为或者他的感受是什么，他都是一个有价值的人。这意味着，治疗师是真诚的，他不以任何防御性的外表掩饰自己，而是以他在感官上体验到的感受与当事人相遇。这意味着治疗师能够让自己理解这个当事人；意味着没有内在的障碍把他和当事人在关系中的每一瞬间的存在分隔开；意味着他能传达对于当事人的共情理解。这意味着，治疗师已经轻松自如地完全进入这个关系中，尽管在认知上并不了解它将通向何处，但他心满意足地在双方关系中提供一种氛围，允许当事人在最大限度上自由地成为他自己。

对于当事人来说，这种理想的治疗意味着，他将探索自己内心那些越来越奇怪的、未知的以及危险的感受。当事人在逐渐意识到自己被无条件地接受，所以才可能有这种探索。他因此变得对自身体验的各个元素熟悉起来，而这些元素在过去被拒斥于意识之外，因为它们对自我结构具有太大的威胁性、破坏性。他发现自己在关系中正在充分地、完全地体验这些感受，以至于在这一瞬间他就是他的恐惧、他的愤怒、他的脆弱、他的力量。而且当他体验这些千变万化的感受时，他发现，实际上他已经在这些感受的各种各样的强烈程度上体验到了自己，他就是所有的这些感受。他发现自己的行为以建设性的方式发生着变化，从而与他最新体验到的自我相一致。他不再担心自己的体验可能会成为什么样子，而是把它作为变化发展着的自我的一部分来轻松自如地迎接。

这是对当事人中心治疗的理想状态的极为概略的勾画。这里只是把我形成关于美好生活的观点的背景做了一个简洁的描述。

一个否定式命题

当我试图以理解的态度体悟当事人的体验时，对于什么是美好生活，我已逐渐得出了一个否定式结论。在我看来美好生活不是任何一种固定的状态。依我的判断，它不是一种美德，或者满足，或者涅槃(nirvana)，或者幸福状态。它不是一种个体在其中得以适应或者得到满足、得以实现的状态。用心理学术语来说，它不是某种内驱力的减少或者紧张状态的化解，也不是某种动态的平衡。

假如说，只要实现了一个或多个这样的状态，人生的目标就实现了——我相信上述所有这些词语，都曾经被人们以隐含这种意思的种种方式使用过。当然，对许多人来说，快乐或适应就等同于美好生活。而且社会科学家们还在不断地大谈这类紧张的消除，动态平衡或均衡的实现，仿佛这些状态就构成了人生过程的最终目标。

所以，我有些惊讶而且忧虑地意识到，我的体验并没有支持上述任何一种对于美好生活的定义。如果我把焦点放在那些个人的经验上，他们在治疗关系中已被证明发生了最大限度的变化，而且在经历这种关系之后的几年中，他们对于美好生活的体悟已明显取得了实实在在的进步，那么，在我看来，任何这些有关存在的固定状态的词语根本就不能恰当地描述这些当事人的情形。我相信，如果把他们描述成“适应良好的”，他们会认为自己受到了冒犯；如果把他们描述成“快乐的”或“满足的”，甚至是“实现的”，那他们会认为这纯粹是一种谬误。如果我了解他们，说他们所有的驱力性紧张减少了，或者说他们处于一种动态平衡状态，我认为是最不准确的。所以我不得不问自己：是否有某些方式能够概括他们的情形？是否我能提出任何一种有关美好生活的定义，而且符合我对当事人的观察得到的事实？我发现要做到这一点非常不容易，下面的内容只是一些尝试性的陈述。

肯定式的命题

如果我尝试着用几句话去概括我所看到的真实情形，我认为会得出下面这样一些结论：

美好生活是一个过程，而不是一种存在的状态。

它是一个取向，而不是一个目的地。

构成美好生活本质的这种取向是整个机体的选择，它具有心理的自由空间，使当事人可以在任何一个方向上变化流动。

机体选择的这种取向似乎有着某种可以辨认的普遍特性，这种特性在许多独特的个人身上都是一样的。

所以我可以把这些陈述综合为一个定义，至少可以作为思考和讨论的一个起点。以我个人的经验为依据，我认为，美好生活是人类机体具有内在自由时所自觉选择的一种变化过程的独特取向，而这个取向的一般性质显然有着某种普遍性。

过程的特征

现在让我尝试着具体说明，当这个变化过程的那些典型特性在治疗中出现在一个又一个人身上时，会是什么样的情形。

对经验日益增长的开放性

首先，这个过程对经验的开放日益增长。这个阶段对我来说越来越有意义。它是防御性的对立面。我曾经把心理防御描述成是有机体对经验的反应，这些经验被认为或被预期为是有威胁性的，是与个体现有的自身形象或者与个体与世界的关系中的自身形象不一致的。这些威胁性的经验通过意识的歪曲或被拒于意识之外而暂时没有危害。我不能准确地领会我内心的那些体验、感受和反应，它们与我拥有的自身形象有着重大的差异。大部分的治疗过程是当事人不断地发现他正在体验到此前他一直没能意识到的、没能作为自身的一部分所“拥有”的那些情感和态度。

然而，如果当事人能充分地对自己的经验开放，每一个刺激——不管是源于机体内部，还是源于环境——都会通过神经系统自由地被传达出来，而不会受到任何防御机制的歪曲。这时就不需要“阈下知觉”这种机制，因为这种机制的作用是使机体借此得到对自我构成威胁的经验的预警。相反，不管刺激是一种形状、颜色或者周围环境中的声音对知觉神经的冲击，还是一种来自过去的记忆痕迹，或者是一种内心的恐惧感或快乐感或厌恶感，个体都会“体悟”它，让它完全地接近自己的意识。

因此，我称之为“美好生活”的这个过程，是逐渐远离自我防御，向着对经验的开放而转变的过程。个体变得越来越能够倾听自己，越来越能够体验发生在他内心的感受。他对自己的恐惧、沮丧以及痛苦的情感更加开放，他也对自己的勇气、软弱以及敬畏的情感更加开放。他能够在主观上自由地体验内心的感受，并能自由地意识到这些感受。他越发能够充分地体悟他的机体经验而不是把它们拒之于意识的大门之外。

日益提升的存在性的生活

对我而言，美好生活过程的第二个特征是充分生活在存在的每一个瞬间。这样说很容易被人误解，而且在我的头脑中这个想法也许多少有些模糊。让我试着解释一下我的意思。

我相信，很显然，如果充分地向新的经验开放，而且对这些新的经验完全没有防御，那么对这样的个体来说，每一个瞬间都将会是崭新的。内外刺激的复杂组合在此刻是完全新鲜的。因而这个个体可以意识到“在下一个瞬间我将会是什么，我将要做什么，这来自于那一个瞬间，而不能被我或被别人提前预测”。我们发现，当事人并不能够经常准确地表达这类感受。

这种存在性生活具有流动性，为了表达这种流动的性质，我们可以说自我和人格是从经验中显现出来的，而不应该说将经验翻译或扭曲以适合预先认定的自我结构。这意味着个人变成机体经验的流动、前进过程的参与者和观察者，而不是对经验加以控制。

这样一种沉浸于瞬间的存在方式意味着没有僵化、没有紧缚的组织框架，没有把结构强加于经验之上。它意味着一种最大限度的适应性，意味着在经验中发现结构，意味着一种流动变化着的自我和人格的结构。

在我看来，正是这种朝向存在性的生活的趋向在那些涉入美好生活过程的人们身上表现得非常明显。可以说，这是它最基本的特性。它涉及在体悟经验的过程中发现经验的结构。另一方面，我们大多数人对我们的经验都带有一种预先认定的而且永不会放弃的结构和评价，把经验勉强塞入价值框架中，并扭曲经验以使之适合我们的先入之见，而且我们厌恶经验所具有的那些难以驾驭的流动特性，因为流动性使得经验难以符合那些我们小心谨慎地建构起来的经验分类。对发生在此刻的事情敞开你的心灵，去发现那个当前的过程，不管它看来有什么结构——对我而言，当我看见当事人趋近它时，这就是美好、成熟的人生的特点之一。

对机体日益增长的信任

体验着美好生活过程的个体还有另一个特征，就是在每个生存环境中，机体作为达到最令人满意的行为工具，个人对它有一种日益增长的信任。让我再次尝试着解释我的意思。

对于在环境中选择采取什么样的行为过程，许多人依赖于一些指导性原则，依赖于由团体或机构规定的一种行为规范，依赖于他人的判断（从妻子到朋友到埃米莉·普斯特[①]），或者依赖于他们在过去某些类似的情境中行为表现的方式。然而就像我观察到的那样，那些当事人（当事人的经验已经教会了我那么多）能够日益信任他们的有机体对一个新的情境的全部反应，因为他们发现，如果他们对经验开放的程度不断增长，做"感觉正确"的事情，这对真正令人满意的行为来说，可以证明是一种适当的和值得信任的指南。

试着理解其原因时，我发现自己采取了下面这样的思路：充分向经验开放的当事人可以掌握环境中所有可能得到的作为行动依据的信息，可以了解社会的要求，了解自己复杂而且可能相互冲突的种种需要，了解他在相似情境下的记忆，了解他对某个独特情境的知觉，等等。这些信息的确非常复杂。但是他能够允许他全部的机体、他的意识，去参与思考每一个刺激、需要、需求，对它们相对的强度和重要性做出极其复杂的估算和衡量，使他发现能够尽最大可能满足所有需求的行动进程。一个比较接近我的描述的类比，是把当事人和大型电子计算机作比较。既然他对自己的经验开放，那么来自于他感官印象的，来自于他的记忆的，来自于他以前的知识的，来自于他脏腑的和内部状态的所有信息，被不断地放入这个机器。机器吸收了所有这些输入的信息，并且很快计算出在这种生存情境中对必要的满足来说可能是最经济的行为进程。这是我们的假想人的行为。

我们大多数人使这个过程变得不可信赖，那是因为纳入了不属于当前情境的信息，或者是排除了属于当前情境的信息。正是在记忆和以前的知识被不断放入计算程序时，它们被看作就是此刻的真实，而不再是

① Emily Post（1872—1960），美国礼仪专家，著有《礼仪：社会用途蓝皮书》（1922），并且为受欢迎的辛迪加报纸撰写专栏。——译者注

记忆和知识，这样就产生了关于行为的错误答案。或者当某些具有威胁性的经验被阻抑在意识之外，并因此被阻止进入计算程序或以一种歪曲的形式被输入，也会产生错误。但如果我们假设的这个人发现，他的机体是完全值得信赖的，因为所有可以得到的信息都可被运用，它就会以准确而不是歪曲的形式呈现出来。因此他的行为就会尽可能地接近于满足他所有的需要——增强自我的力量，丰富与他人的联系，等等。

在这种权衡、估量和计算中，当事人的机体不可能达到绝对的正确无误。它总是对可以得到的信息做出最佳可能的回应，但有时候信息会丢失。然而，由于对经验开放的缘故，任何错误、任何令人不满意的行为会很快得到纠正。计算总是处于自我纠正的过程中，不断地在行为中得到核查。

也许各位不喜欢我用计算机来做比喻。让我回到我所了解的当事人。如果他们变得对所有的经验更加开放，他们就会感到越来越可能信任他们的反应。如果他们“想要”表达愤怒，他们就把愤怒表达出来，而且发现其结果令人满意，因为他们同样注意到他们对情感、亲密关系和与他人的联系等所有其他的渴望。在找寻对复杂而令人烦恼的人际关系的解决办法时，他们惊讶于自身强大的直觉能力。只有在事后他们才意识到，在产生令人满意的行为过程中，他们内在的反应是多么令人吃惊地值得信赖。

更加充分地发挥机能的过程

我希望把这三条描述美好生活过程的线索一并概括进一个更为连贯清晰的图景中。看来，心理上自由的当事人趋向于变成一个更加充分地发挥机能的当事人，趋向于能够充分地体验并接受他的每一个感受和反应。他越来越多地运用他的全部机体感官，尽可能准确地感知内外的生存环境。他利用他的神经系统提供的所有信息，在意识中运用它，但是他承认他整个的机体也许而且常常比他的意识更具有智慧。当他从众多的可能性中进行选择时，他越发能够允许他整个的机体在它所有的复杂性中自由地发挥机能，以至于在当下变化中的行为将非常普遍地和真正地令人满意。他能够把更多的信任赋予这种机能，并非因为它是绝对正确的，而是因为他能完全地向自己每一个行为的后果开放，如果证明它们不够让人满意的话，就对它们加以纠正。

当事人更加能够体验他所有的感受，较少害怕他的任何感受；他就是他自身证据的检察官，而且对各种来源的证据更加开放；他完全沉浸在个人形成的变化过程中，并因此发现他完好而实际地变成了社会性的人；他更加充分地活在生活的当下瞬间，而且认识到这是终生最健全的生活。他正在成为一个更加充分地发挥机能的机体，对于自身的意识自由地在他的经验中流动并穿越他的经验，由此他正在变成一个更加充分地发挥机能的个人。

若干含义

什么是美好生活？对这个问题的任何一种看法都具有许多含义，我呈现的观点也是这样。我希望这些含义可以成为思考的素材。对此我做出几点评论。

自由观对决定论：一个新观点

这些含义的第一层意思可能不是直接显明的。它与由来已久的“自由意志”的问题有关。让我尽力以一种新的见解详细地说明这个问题。

有一段时间，我对心理治疗领域中自由观与决定论之间鲜明对立的两难困境感到很困惑。在治疗关系中，最引人注目的一些主观体验就是那些最基本的自由选择能力。这种能力使当事人感受到他的内心世界。他是自由的——要么选择成为真实的他自己，要么掩饰在一个面具背后；要么前行要么后退；要么以对自我和他人有破坏作用的方式实现其行为，要么以自我提升的方式行动；在生理学或心理学的意义上，要么十分真实要么麻木漠然。然而当我们带着一些客观的研究方法进入心理治疗这个领域时，像任何其他的科学家一样，我们受到一种彻底的决定论的束缚。由这种观点出发，当事人的每种想法、感受以及行为都被先于它的那些想法、感受和行为所决定。不可能存在自由之类的东西。我正在试图描述的心理治疗的困境与在其他领域发现的困境没有什么两样——只是这个两难困境被凸显到一个更明晰的焦点上，并显得更难解决。

然而，当我们根据我已表述过的充分发挥机能的个人的定义来思考这个两难困境时，我们就可以用一种清新的视角来理解这个困境。可以说，在治疗的最适宜的条件下，充分发挥机能的个体恰当地体验到最完全和绝对的自由。他自由选择与所有内外刺激相关的最经济的行为进程，因为它最令人满意。但是从另一个观点来看，这个同样的行为过程，也可以说是被生存情境中的那些因素所决定的。让我们把这个人与一个使用防御机制的当事人做一下比较。这个自我防御的当事人自愿选择了一个特定的行为进程，但发现他不能以他选择的方式行动。他被外在环境中的因素限定了，但是这些因素也包括他的自我防御、对有关信息的拒绝或者歪曲。因此他的行为必然不会令人满意。他的行为被限定了，他不能自由地做出一个有效的选择。与此相比，那个充分发挥机能的个人，当他自发地、自由地而且是自愿地选择那个同样被绝对限定的行动进程时，他就不仅仅是在体验而且是在使用他的绝对的自由。

我还不至于那么天真，竟然认定这样就可以完全解决主观和客观、自由和必然之间的两难问题。然而，对我来说有意义的是：当事人越是能够过美好的生活，他将越能体验到一种选择的自由，而且他的选择将越能够有效地在他的行为中得到实现。

创造性作为美好生活的一个要素

我认为，很显然，有着“美好生活”取向的当事人是一个有创造性的人。他对他的经验世界有着敏感的开放性，他相信他有能力与他周围的环境形成新的关系，所以他将产生创造性的成果，过上创造性的生活。他不做出“调整”以适应他所在的文化。几乎可以肯定他不是一个墨守成规的人。但在任何时候，在任何文化里他都可以与他的文化和谐相处，同时建设性地生活在一种需求均衡的满足之中。在某些文化情境中他可能会以某种方式表现出不快乐，但他会不断趋向于自我的生成，不断给自己最深层的需要提供最大限度的满足，以这种方式来实现自己。

我相信，这样一个人，是那种进化论研究者所认可的最有可能在变化着的环境条件下适应并生存下来的人。他能够创造性地针对新旧环境条件做出适当的调整。他将是一个人类进化的勇健的先行者。

对人性的基本信赖

我呈现的观点的另一个含义很明显，就是当自由地发挥机能时，人类的基本特征是建设性的，而且是值得信赖的。这是我从四分之一个世纪的心理治疗经历中得出的一个必然结论。当我们能够把个体从自我防御中解放出来，使他向自身各种各样的需要以及各种各样环境和社会的需求开放，那么就可以相信他的反应是积极的、向前发展的、建设性的。我们不需要追问谁可以使他社会化，因为他最深层的需要之一就是与他人建立联系和沟通。当他更充分地成为自己时，他也将更现实地成为社会化的人。我们也不需要追问谁能够控制他的攻击性冲动，因为当他对自己的所有冲动变得更加开放时，他对被他人喜欢的需要和付出情感的倾向将会像他的攻击冲动一样强烈。在那些合理的适当的情境中他也许会有攻击性，但是不会有为了攻击而失去控制的需要。凡此种种方面，当他变得对所有的经验更加开放时，他的全部行为将变得更加平稳和现实，更适于一个高度社会化的个人的生存和提升。

有人说，人在本质上是非理性的，如果对他的冲动不加以控制的话，将导致对他人和自我的伤害。我不太赞同这个流行的观点。人的行为是极度理性的，带着微妙而有序的复杂性向着他的机体着力达到的目标前进。对我们大多数人而言，悲剧就在于我们的防御机制抑制了我们对这种理性的意识，结果是我们意识上是在一个方向上运行，而机体上我们却朝着另一个方向运行。但在那些体验着美好生活过程的人身上，这些障碍性因素的数量是逐渐减少的，他越来越参与到机体的理性中去。惟一可能存在的或证明是必要的对冲动的控制，是不同需要之间的自然的和内在的平衡，以及发现合理的行为方式来尽量满足所有的人类需要。在使用防御机制的人身上非常普遍的经验，是极度满足某种需要（如攻击性或性，等等）以致损害了其他所有需要的满足（如友情、亲情，等等），这种经验方式在充分发挥机能的人那里则大大减少。他会参与到机体极为复杂的自我调节的活动——心理上和生理上的平衡控制——之中，从而做到与自己、与他人日益增长的和谐共处。

生活更加丰富

我想提及的最后一个含义是，与我们大多数人狭隘的生活相比，美好生活的过程包含一个更宽广的范围，具有更大的丰富性。成为这个过程的一部分，意味着当事人涉入对一种更敏感的生活的体验，他会不断地害怕同时又不断地感到满足，这种生活有着更宽广的范围、更充分的多样性以及更深厚的丰富性。在我看来，在治疗中发生了显著变化的当事人，不但更密切地与他们的痛苦相处，而且更生动地与他们的心醉神怡相处；他们更清晰地感受到自己的愤怒，更会感受到爱；他们更深地了解恐惧，而且还有勇气体验这种恐惧。他们能这样充分地活在一种更宽广的范围内，原因在于他们有着潜在的信心，认定自己就是迎战生活的值得信赖的工具。

我认为，有一点非常明显，那就是对我而言，用幸福的、满意的、至乐的、愉悦的以及诸如此类的形容词，来描述我称之为美好生活的这个过程，似乎都不是特别恰当，尽管这个过程中的当事人在适当的时候确实能够体验到这种种感受。但是，似乎更确切的形容词应该是丰富的、激动的、有益的、挑战性的、意义深长的，等等。我深信，这个美好生活的过程，绝不是为怯懦者设计的生活。它涉及当事人潜能的日益拓展和成长。它涉及生存的勇气。它意味着使自己完全投身于生活的洪流。当当事人获得了内部自由的时候，他会选择这种个人生成变化的过程，作为最美好的一种生活；而这对于人类来说是极其令人振奋的事情。

第五编

让事实说话：研究在心理治疗中的位置

我一直致力于用现实来检验我的临床经验，不过，究竟哪一种“现实”是确实无疑的？

对此我的确有一些哲学上的困惑。

第十章　要人，还是要科学？
——一个哲学问题

这篇文章写得让我非常满意，而且我一直觉得它令人满意地表达了我的观点。我所以喜欢它的理由之一，就是这纯粹是为我自己写的。我没想到要去发表，或者利用它来达到别的任何目的，只是为了要澄清我内心日益增长的困惑和冲突。

每当我回头细想，我会认识到冲突的起源何在。我的内心冲突在于：我所受的教育是逻辑实证主义的，对它我有一种高度的尊重；而主观取向的存在主义思想又植根在我内心深处，因为它似乎与我的治疗体验十分契合。

我不是存在主义哲学的研究者。我最先熟悉的是克尔凯郭尔和马丁·布伯的著作，我在芝加哥大学时一些研究神学的学生竭力向我推荐这些著作。这些学生确信我会发现这些人的思想与我旨趣相投，在这一点上他们没有说错。例如，对于克尔凯郭尔的某些思想我并没有多少共鸣，但他许多深刻的洞见和信念完美地表达了我所持有但却未能明白说出的观点。虽然克尔凯郭尔是生活在一百年前的古人，我却禁不住要认定他是一个敏锐而极有远见的同道。本文可以表明我十分感激他对我思想的启发，最重要的事实是，阅读他的著作使我能够放开思路，使我更愿意信任并且愿意表达我自己的体验。

在写作本文时另一个有益的因素，是我远离我的工作同事，在台科斯科（Taxco）过冬，并完成了文章的主要部分。一年后，在格林纳达的加勒比海的岛上，我写了最后一部分并完稿。

如同本书中的其他论文一样，我曾经复印了这篇文章给我的同事和学生们阅读。几年之后，在别人的建议下，我才把它提交去发表。让我感到惊奇，《美国心理学家》竟然接受了它。在此我把它收入本书，是因为它似乎比我以往所写的任何东西都更好地表达了我所理解的科学研究的背景，并清楚地表现了我自己的主观与客观“双重生活”的起因。

引　言

本文是一篇高度个人化的文献，主要是为我自己写的，目的是为了澄清一个让我越来越感到困惑的问题。他人如果也有这样的问题，这篇文章才会使他们感兴趣。所以在引言中，我将要描述一下这篇论文是如何形成的。

作为一个治疗师，我在令人激动的而且获益匪浅的心理治疗过程中不断获得并更新自己的经验；作为一个科学研究者，我致力于探索一些关于治疗的真理；我已经越来越清楚地意识到这两种角色之间的鸿沟。我做治疗师做得越好（我相信事实真相是这样），在自己的功能处于最佳状态时，我就会更加确实地感觉到自己的完全主观性。而当我成为一个更好的研究者，更讲求事实和科学时（我相信事实真相是这样），我对自己作为科学家的严格的客观性，与自己作为一个治疗师的近乎神秘的主观性之间的隔阂，越来越感到一种不适感。这篇论文就是我探索的结果。

我在论文中首先是让我自己作为一个咨询师，去尽量简要地描述，当我面对来访者的时候，我所看到的心理治疗的基本性质。我要强调指出，我的这些叙述具有非常流动和个人化的性质。如果是由另一个人来写，或者是由我在两年前写就的，或者是两年以后再写，在很多方面就会有不同的解释。然后，我让自己作为一个科学家——作为心理学领域里的一个“硬心肠的”事实发掘者——致力于让科学给予心理治疗某种意义。在此之后，我展开在我心中进行的辩论，让争论双方提出自己的观点，向对方提出质问。

我发现，上述努力到此为止只是使我的冲突更为尖锐。两种观点似乎比以往更加不可调和。我曾经在教授和学生的研究班上讨论过这些材料，发现他们的意见对我很有帮助。随后的一年间，我反复地思考这个问题，然后我开始感到自己内心产生了一种要整合这两种观点的想法。写完手稿第一部分的一年多之后，我才试图用文字表述这种尝试性的或许只是暂时性的整合。

因此，在这个问题上愿意与我同行的读者将会发现，文章完全无意识地采取了一种戏剧化的形式——所有的剧中人都包容在我一身；第一主角，第二主角，冲突，最后是结局。闲话少说，现在让我介绍第一主角，作为治疗师的我，以我的有限口才，尽量清楚地描绘从事心理治疗的体验。

从经验的观点看治疗的本质

我把自己投放进一个人际关系中，是因为我有一个假设或者说信仰：我对另一个人内心世界的兴趣、信心、理解将导致一个有意义的人格生成过程。我不是作为一个科学家，不是作为一个能准确诊断和治疗的医生而进入人际关系。如果我只是把当事人看作一个客体，那么他将倾向于只能成为一个客体。

我这样做是让自己去冒风险：假如人际关系的深入会导致一种失败，一种退步，一种当事人对我个人以及治疗关系的否定，那么我认为我将会感觉到一种自我丧失，至少是丧失自己的一部分。有时这种危险是非常真实的，而且可以被异常敏锐地体验到。

我让自己进入关系的直接性之中，在那里，我的整个有机体，而不仅仅是我的意识，会感受这个关系并为我定向。我不是用有意识的、预先规划的或分析的方式作出回应，而只是以一种非反思的方式对另一个人做出反应。我的反应基于（并非有意识的）我的整个有机体对另一个人的敏感性。我实现这个关系的基础即在于此。

心理治疗的某些最深刻部分的本质，似乎在于经验的整体统一性。当事人能够自由地体验自己的感受，将感受作为一种“纯粹的文化”不打折扣地进行体验，没有理性的抑制或告诫，没有受到对矛盾情感的认知的束缚。我也能够用同样的自由去体验我对当事人这种感受的理解，没有任何有意识的评价；至于这种感受将通向何处，不存有任何忧虑和担心；没有任何进行诊断或者分析的想法；一种彻底的对理解的“解放”没有任何认知或情感上的障碍。一旦治疗关系中出现了这种体验的完全的整体性、合一性、完满性，那么，它就获得了许多治疗师常说的“超越此世的”品质，治疗关系中一种精神入定似的感受，就像在一个小时的治疗之后，我和来访者都仿佛是从一口深井或一条隧道中出来进入光明。在这种时刻，借用马丁·布伯的话，出现了一种真正的“我—你”关系，它是存在于个人和我之间的一种永恒的生命体验。这种现象具有高度的个人主观性，相对于将人（来访者或者我自己）看作客体的观点，它处于截然相反的另一个极端。

我常常意识到这样一个事实：在认知方面，我不知道这种直接性的治疗关系将导向何处。似乎我和当事人一道，常常是心存疑惧地让自己掉进了无尽变化的溪流之中，这个溪流或过程卷带着我们一直向前。治疗师自己先前曾经在这条经验或生命的溪流中漂流，并且发现这种经历富于收获，因此他不再那么害怕跳入水中的冒险。而正是我的这种信心才使得当事人也跟我一步一步地共同去探险。这条经验的溪流时常仿佛引向某些目标。然而，更为真实的陈述可能是：它富于收获的特征就在于这个过程本身，而且它的最主要的回报，是使当事人和我都能够在今后独立地投身变化的过程。

随着治疗的进展，当事人发现他正在大胆地变成自己，虽然他确信，投身这种自我的变化会使所有的可怕后果降落到他的身上。这个自我的变化意味着什么呢？它似乎意味着对有机体的恐惧会减少，意味着当事人原本具有的非反思的反应会更多，意味着当事人对感官或有机体层面上的那些复杂的、各式各样的、丰富的感受和倾向会有逐渐增长的信任乃至热爱。意识，不再是一个看守者，监视着大量无法预测的危险冲动，不允许它们见到亮光；意识变成多元社会中一个轻松自在的居民，与那些丰富的、各式各样的冲动、情感和想法和谐相处，不再使用恐怖或权威的统治，而是让那些情感冲动令人满意地自我管理。

这个自我变化的过程涉及一种对当事人自主选择的深刻体验。当事人意识到他可以选择继续掩藏在一个面具之后，也可以选择冒着风险让自己进入变化的过程；他是一个自由行动者，这个行动者本身具有的能量可以毁灭另一个人或者他自己，也可以促进自己和他人的成长。面对这个无可逃避的等待抉择的赤裸裸的真实，他会选择自我存在的变化之路。

但是自我存在之路并不能“解决问题”。它只是打开了一条新的生活道路，只是让当事人对他自己的情感有着更深、更高、更宽广、更开阔的体验。他会感受到更多的个人独特性，并因此感到更多的孤独，而且他变得更加真实，以至于他的人际关系去掉了矫揉造作的特点，变得更加深入，更加令人满意，并且把别人的真实更多地吸收到彼此的关系中来。

我们换一种方式来考察这个过程、这种关系，可以说它是当事人（在较低的程度上，是治疗师）的一种学习，但这是一种类型奇特的学习。这种学习几乎永远不会显示出过高的复杂性，而且就它最深刻的地方来说，这种学习似乎永远不会特别地适合言词符号的表达。这种学习常常采用简单的形式做出表述：“我是与众不同的”，“我的确感到恨他”，“我害怕自己情感上的依赖性”，“我确实很可怜我自己”，“我是自我中心的人”，“我确实有温情和爱心”，“我能够按照自己的想法做人”，等等。尽管看上去简单，但这些学习在某些新颖而很难定义的方式上具有极大的启发意义。我们可以用各种各样的方式来思考它。比如说，这是自我欣赏的学习，其基础在于个人的经验，而不是象征符号。就像一个知道“2＋2＝4”的小孩儿，有一天正在玩着两个东西和另外两个东西，突然间她在经验中体会到一种全新的学习，一种“原来如此”的体悟。治疗过程的变化与这种儿童的学习性质很相似。

另一种理解这种学习的方式，我们还可以说，是一种试图使情感世界中的意义与象征符号相匹配的延迟的尝试；类似的努力在认知领域早已得到了成功的实现。在理性认知领域，我们谨慎地选择特定的符号，与我们具有的经验意义相互配合。例如，我说某件事“逐渐地”发生了，是因为我已经快速地（而且在很大程度上是无意识地）检索了“慢慢地”、“不知不觉地”、“一步一步地”等等词语，并且拒绝使用这些词语，觉得它们在经验的意义上与“逐渐地”一词具有细微的意义差别。但是，在情感领域，我们从来不曾学会意义准确地把象征符号附加于经验。在安全接纳的治疗关系中，我的某种情感涌现出来了——它是什么？是悲哀吗？是愤怒吗？是遗憾吗？是自我伤感吗？是对机遇丧失而感到愤怒吗？——我心徘徊踌躇，在无数多的符号中苦心筛选一个词语，直到找到一个“匹配的”、“感觉合适的”词，似乎符合有机体的真实经验。在做这类事情的过程中，当事人发现，自己必须从头学习关于感觉和情感的语言，仿佛他就是一个牙牙学语的婴儿；更加糟糕的是，他发现为了学会一种正确的情感语言，他首先必须学会放弃自己已经固定成形的一套虚假的语言。

我们还可以试着用另一个方式来定义这种学习的类型。这是一种无法进行教学的学习。它的本质是自我发现。说到“知识”，我们习惯的思考方式倾向于认定，只要老师和学生都有足够的动机和能力，完全可以由一个人教给另一个人。但是在治疗中发生的有意义的学习，是不可以进行教学的。在心理治疗中，教育会毁灭学习。因此，我也许可以教育一个当事人，告诉他投身于自我变化是安全的，自由地实现自己的情感并不特别危险，诸如此类。他对此学得越多，他用有意义的、体证的、自我欣赏的方式进行的学习就越少。克尔凯郭尔把这后一类型的学习看作是真正的主体性，并提出了一个确凿无疑的命题：这种主体式的学习无法直接交流，甚至无法间接谈论。为了促进他人身上出现这种学习，我们所能做的，最多是为这种学习成为可能而创造某些条件。外部的强迫对它是完全无效的。

最后我们尝试着描述这种学习的一种方式是这样的：当事人逐渐学会把一种完整合一的状态，进行象征化的表达，对有机体在经验、感受、认知方面的状态以某种统合整一的方式作出描述。甚至可以说，这种象征不必要表达出来；这样一来情形就显得更加模糊，更加令人不能满意。通常的确会出现这样的表达，因为当事人希望向治疗师至少传达他自己的一部分，但这种表达可能是不必要的。惟一必不可少的方面，是一种向内的，对完整的、合一的、直接的、当下的有机体状态的自觉意识。举例说，治疗的本质在于，当事人充分地意识到，在当下的瞬间我自己的合一性（oneness）就是“我十分害怕自己可能会变成某种未知样式的人”。对此有了自觉意识的当事人，将会非常肯定地辨认出并意识到他的存在状态的具体样式。他还将可能更加充分地认出并意识到其他一些发生在他身上的生存性感受。因此，他将变得倾向于自己的更加真实的存在状态。他将会以更加完整合一的方式成为他的有机体实际所是的样子：似乎这就是心理治疗的本质。

从科学的观点看治疗的本质

现在我将让第二主角——作为科学家的我——出场表演，并提出对这同一个领域的不同看法。

用科学的逻辑和方法接近治疗的复杂现象，目标是努力达到对现象的理解。在科学中，理解意味着对于事件以及事件之间的功能关系的客观知识。科学还可以提供预测事件未来走向并对事件进行控制的可能性，但这不是科学研究的必然结果。假如在治疗领域中可以完全实现科学的目标，我们可以推知，治疗中的某些因素与某类结果是相关联的。了解了这一点，我们就能够预测：治疗关系的一种特定情况会导致某个确定的结果（在某个概率范围内），是因为它包含某些有效因素。那么，我们就有可能通过对治疗关系中的因素进行操作而达到对治疗结果的控制。

似乎很清楚，不管我们的科学研究有多么深刻，我们永远不能借助它去发现任何绝对的真理，而只能对出现概率较高的种种关系做出描述。我们也永远不能发现任何关于人、关于关系或者宇宙的背后的真实。我们只能描述可观测事件之间的关系。如果科学在治疗领域也遵循在其他领域的科学路线，那么，（在理论创建的过程中）可能出现的关于真实性的工作模型将日益远离感觉知觉的真实。对治疗和治疗关系的科学描述，将会变得日益不同于我们体验到的现象。

从一开始就很明显，心理治疗是一种复杂的现象，因此，对它的测量将会非常困难。然而“凡是存在的东西，都可以测量”，而且既然治疗被断定为是一种有意义的关系，有着远远超过它本身的重大意义，那么为了发现人格以及人际关系的规律，克服这些困难的努力将会证明是值得的。

既然在当事人中心治疗中已经有某种粗略的理论（尽管不是一种严格的科学意义上的理论），那么我们就有了一个选择假设的出发点。为了讨论的方便，让我们从这个理论中提取出来一些粗略的假设，并且看看科学的方法将会如何处理它们。我们暂时不把这个理论全部转译成一种可以接受的正式的逻辑，而只是考虑其中一些假设。

首先让我们以粗略的形式提出三点假设：

（1）治疗师对当事人的接纳引起当事人更多的自我接纳。

（2）治疗师越是把当事人感知为一个人，而不是一个客体，那么当事人就越能够变得把自己感知为一个人，而不是一个客体。

（3）在治疗过程中，会出现当事人的一种体验式的、有效的自我学习。

我们怎样着手把这些假设[①]转化成可操作的术语，怎样检验这些假设？这种检验的大体结果可能会是什么？

---

① 将这种主观经验的假设当作一种关于客观科学的问题，对一些人来说可能是令人惊讶的。然而心理学界最优秀的思想方法已经远远超越了粗糙的行为主义，并且承认科学心理学的客观性在于它的方法，而不在于它的内容。因此，最主观的感受、忧虑、紧张、满意、情感反应，只要具备清晰的可操作的定义，都可以得到满意的科学处理。例如，斯蒂芬森（Stephenson）强有力地论证了这个观点(《行为主义的基本原理》)，并且通过他的Q分类技术，对把这些主观材料用于客观化的科学研究做出了重要贡献。

这篇论文不能对这些问题提供详细的答案。但是已有的研究可以提供大致的线索。关于第一种假设，可以设计或者选用某些对接纳的测量工具。比如说态度测验、对象性测验或者投射性测验、Q 分类或类似的技术。或许同样的测量工具，可以在指示语或者心理定势的准备方面进行具有细微差别的处理，即可能用来测量治疗师对当事人的接纳程度，或者当事人对自我的接纳程度。在操作上，这种工具上的一个确定的分值表示治疗师的接纳程度。通过前测和后测的比较，可以显示治疗期间当事人的自我接纳是否有变化。通过把治疗组的变化程度与控制组进行比较，或者通过实验组的自我比较（控制期与治疗期的比较），可以测定人格变化与治疗过程的关系。我们最终能够得出结论，在治疗师的接纳和当事人的自我接纳之间是否存在一种操作定义的关系，以及二者之间的相关是多少。

测量第二个和第三个假设有些真正的困难，但没有理由推想它们不能得到客观的研究，因为我们在心理测试方面的精密性已经大大提高了。某些类型的态度测验或者 Q 分类可能是适于第二种假设的手段，用来测量治疗师对当事人的态度，以及当事人对自我的态度。在这里，研究框架的连续谱会从一个外在客体的客观情况过渡到一种个人的和主观的体验。既然内心体验式的学习很可能伴随生理上可测量的变化，适于假设三的测量有可能是生理学上的相应指标。还有一种可能性，是从学习的有效性推断体验式学习的发生，因此可以测量不同领域内学习的有效性。目前阶段我们的研究方法对于处理假设三可能有很多困难，但在可以预见的将来，这些肯定也能够得到可操作的定义和实证的检验。

从这类研究中得到的结果大概具有下列特征。让我们用假设的例证来具体地进行说明。假定我们发现治疗师的接纳导致当事人的自我接纳，而且两个变量的相关系数大约是 0.70。在假设二中，我们可以发现假设未得到支持，但发现治疗师越是把当事人看作是一个人，当事人的自我接纳就越高。因此我们可能得出结论说，当事人中心的态度是接纳的一个因素，但它与当事人生存态度的转变关系不大。让我们再假定，在治疗中发生的某些种类的体验式学习比控制组更多，这种数据就支持了第三个假设。

上面的叙述为我们描述了在治疗领域内科学所能提供的帮助。显然我没有谈到所有可能出现在研究结果中的限制和分歧，也忽略了参考可能突然出现的人格动力中的意想不到的线索（因为这些是很难预先想象的）。对治疗中的事件和发生的变化，科学研究能够给我们一种越来越精确的描述。它能够提出关于人类互动关系的若干尝试性规律。它能提供公共话语的、可以重复验证的陈述，这样我们如果知道某些可操作的定义条件存在于治疗师身上或存在于关系之中，那么就可以用一种既定的概率来预期当事人的某些行为。它大概能像在知觉和学习的领域一样，在治疗和人格变化的领域也做到这样的工作。最终，理论上的系统表述应该把这些不同的领域整合在一起，阐明看起来可以控制人类行为变化的规律，不管是在知觉的领域、学习的领域，还是在包括知觉和学习的、更加综合的整体性变化的心理治疗领域。

若干问题的讨论

如何看待心理治疗的基本层面，如何在这个领域里开拓前进，我们现在有两个差异极大的方式，两种非常不同的取向。如同我们在这里看到而且频繁遇到的这种情况，在这两种叙事方式之间好像没有什么共同的基础可以彼此衔接。每一种都代表了一种严肃的治疗观；每一种似乎都是通向富有意义的治疗的真实途径。当这些观点被不同的个体和团体认同时，就会构成尖锐的意见分歧的源泉。假如两种取向对一个人——比如我自己——似乎都显得很真实，那么这个人就会因此感到一种内在的冲突。两种观点的冲突在表面上或许可以得到模糊的处理，甚至可以被认为是互补的，但据我看来，在很多方面它们具有对抗性。我下面想要讨论这两种观点对我构成的一些根本问题。

科学家的疑问

我在此松散地用“科学观”和“体验观”两个词语分别来代表这两

种观点。首先我要提出科学观对于体验观的质疑。硬心肠的科学家提出的问题有以下几个：

（1）首先他问道："你怎么知道你的解释，或以前或以后可能提出的任何一种解释，是正确的？你如何知道它是否具有任何关于现实的关系？如果我们把这种内在的以及主观性的体验作为关于人际关系或者关于改变人格的途径的真理来信赖，那么，瑜伽功，基督教科学，据说可以排除有害印象的带尼提疗法[①]（dianetics），以及那些相信自己是耶稣基督的精神病人的幻觉，就都可以是真实的了，就像你的这种解释一样真实。它们每一种都是某个人或群体在内心所理解的真理。如果我们要避免出现这种多重的、互相冲突的真理的困境，日益接近最终的真理，我们就必须求助于我们所知道的惟一的方法，那就是科学的方法。"

（2）其次，体证式的途径将会把我们关在科学进步的大门之外，使治疗师无法改进他的治疗技术，无法在治疗关系中找到不能令人满意的因素。我们知道，现有的解释不可能是完美无缺的，治疗关系中现有的经验也不可能处于最有效的水平，因此现有的解释就一定存在一些未知的瑕疵、缺陷、盲点。怎样发现它们并进行纠正？为达到这一目标，体证式的途径所提供的只不过是一个试误的过程，不仅作用缓慢，而且不能提供确实的保证。别人的批评或建议也没什么太大的帮助，因为他人不能进入这种主观体验，因而对治疗关系本身没有权威性的发言权。但是，科学的方法以及现代逻辑实证的程序，对此可以提供很多解决方案。任何一种可以描述的经验都能用操作性术语来描述，可以系统地表述假设并付诸于检验，这样就可以区分真理与谬误。这似乎是知识进步、自我修正与成长的惟一确凿的途径。

（3）科学家还有第三种议论。"在你们对治疗体验的描述中暗含的似乎是这样的看法，就是在它里面有着无法预测的因素——其中有着某种自发性或者自由意志（对不起，我竟会用这个词）在起作用。你似乎在说，当事人的行为——或者治疗师的行为——不是由什么外在原因引

---

① 带尼提疗法（dianetics）是西方流行的一种神秘的精神疗法。——译者注

起，不是一连串因果关系中的一个链条。我不想显得像个形而上学家，但我有一个疑问：这是不是不可知论？既然我们的确能够发现是什么引起大量的行为的原因——你自己也谈到创造某些条件然后就会有行为的结果发生——那么为什么要中断这种努力呢？为什么要放弃致力于揭示所有行为的原因呢？这并不是说我们必须把自己看作是机器人，而是在说为了探求事实真相，我们不要给自己设置信念的障碍，认为知识的大门对我们已经关闭。”

（4）最终，科学家无论如何都不明白，为什么心理治疗师——体证论者——竟会挑战科学的工具和方法，要知道我们所看重的几乎所有的进步都是科学的结果。“在疾病治疗方面，在预防婴儿死亡方面，在大量的农作物种植方面，在食品保藏方面，在所有使生活更舒适的物品——从书籍到尼龙——的生产制造方面，在对宇宙的理解方面，基石是什么？它就是科学的方法，适用于以上所说的每一个方面，也适用于许多其他的问题。当然，科学也改进了战争的方式，既适用于人的建设性目的，也同样适用于人的破坏性目的，但是即便在这个领域，科学的潜在社会实用价值也是很大的。所以，在社会科学领域，我们为什么要怀疑科学方法的价值呢？确实，在这个领域进步的速度比较缓慢，迄今还没有像地心引力定律一样得到证明的基本规律，但是我们会因为心情急躁而放弃这种追求吗？还有什么别的可能的选择能给我们提供同样的希望呢？如果我们一致认为，当前世界上的各种社会问题非常严重，而心理治疗为人类行为中最关键和最具意义的变化提供了有效途径，为了最迅速地探索关于个体行为和态度变化的规律的知识，那么，可以相当确定地说，我们的行动方案就必然是尽可能广泛地以最严格的标准将科学方法应用于心理治疗。”

体证论者的疑问

对某些人来说科学家提出的质疑似乎已经使问题得到了答案。但他们的议论却远不能让经历过治疗体验的治疗师满意。关于科学的观点，这个体证论者犹如骨鲠在喉，有话要说。

(1) 体证论者指出，首先，“科学总是关涉他者，关涉客体。许多严谨的科学逻辑学者，包括心理学家斯蒂文斯（Stevens），都曾指明，科学总是指向某个可观察的对象、可观察的他者，这是科学的一个基本要素。即使科学家在自己身上进行实验，他也是把自己视为一个可观察的客体。科学永远不会指向体验之我。目前，科学的这种特性意味着，它必定与心理治疗这样的经验没有关系，对不对？因为治疗在本质上是极其个人的、高度主观的，完全依赖于两个人的关系，而其中每个人都是一个体验之我。科学当然可以研究已经发生的事件，但它总是以一种与正在发生的事件无关的方式进行研究。打一个比方说，科学可以对已经死去的一个治疗事件进尸体解剖，但是由于它的本性使然，它永远无法进入治疗活生生的机体运行过程。正是因为这个原因，治疗师们——通常是以直觉的方式——认识到治疗的任何进展，关于治疗的任何新颖的知识，关于治疗的任何有意义的新假设——必定是来自于治疗师和当事人的体验，而永远不会来自于科学。再使用一个类比，根据对星球运行轨道的科学测量，我们就能预测某些天体的存在。然后天文学家们去寻找这些假设的天体，并发现了它们。但是期望在心理治疗中也会出现这样的结果，似乎是断然不可能的；因为科学对‘我’在治疗中内在的当事人体验根本无话可说。科学只能说‘他者’之事”。

(2)“因为科学将‘他者’、‘客体’作为自己的领地，这就意味着它所触及的每件事情都会被转换成一个客体。在物理科学中，这从来不成为一个问题。在生物科学中，它已引发了某些难题。许多医学界人士对把人类机体看作一个客体这种日益增长的趋势感到担忧，尽管科学自有其效能，但对病人来说却未必是件幸事。这些人士希望回到将人当作人对待的时代。然而，在社会科学领域，这个问题变得具有特别的严重性。这个问题就是：社会科学家总是把人作为客体来研究。用这种方式来研究心理治疗，当事人和治疗师都会变成被解剖的客体，而不是与研究者一起进入活生生的关系中的当事人。乍看起来，这似乎并不特别重要。我们或许会说，只有在扮演科学家的角色时，研究者才确实把他人看作是客体。他也许可以从这个角色中脱离出来，再变成一个真正的人。但是如果我们更深一层地考察，我们就会看到，这是一个很肤浅的回答。假如我们把自己投射到对于未来的设想之中，并断言今天的心理学所研究的问题我们差不多都有了答案，那又会怎样呢？那时，我们会发现自己日益被某种力量所驱使，会把所有的他人乃至我们自己，都当作客体来看待。那时关于人类所有的人际关系的知识体系会变得庞大无比，以至于我们都会仅仅去追求这种知识，而忽略非反思的人际关系的生活本身。例如我们看到，有些知识广博的家长自认为懂得这样的道理，即爱的情感'对于孩子有益'；而这种态度——无论是否具有爱的情感——背后的知识往往使他们难以自由地、非反思地做人，知识反而成为自我实现的绊脚石。因此，在心理治疗这样的领域中，科学的发展可能与治疗的经验没有任何实质的关联，甚至可能使个人在实际体验和实现人际关系时更为困难。"

（3）体证论者还有一种更深层的担忧。"如同上面所说的，科学把人转换成客体，它这时还会有另一种效果。科学最终的结果就是导致人为的操纵。这一点在天文学之类的领域中还不是大问题，但在物理学和社会科学领域中，我们关于事件及其关系的知识可以导致对等式关系中某些因素的操纵。这在心理学中无疑是确实的，在心理治疗中也会是确实的。如果我们掌握了所有的关于学习的规律性知识，那我们就可以用这种知识去把人当作客体来操纵。我的这个陈述没有对人为操纵作价值评判。有的操纵可以是高度合乎伦理的。运用这种知识，我们甚至可以把我们自己当作客体来操纵。例如，了解到分散复习可以比集中学习能更好地促进外语学习，我可以用这种知识来操纵我学习西班牙语的时间分配。但是，知识就是力量。当我弄清楚了学习的规律，我可以利用知识来操纵他人，比如说通过广告、宣传，通过对他人的反应的预测，通过对这些反应的控制等等来达到我的目的。社会科学的知识增长本身包含一种强大的社会控制的倾向，即大多数人被一小部分人控制这样一种趋向。这样说并不是言过其实的夸张。另一个与社会控制同样有力的趋向，是对当事人的经验式存在的削弱和毁灭。如果所有的一切都被看成是客体，那么，主观的个性，内在的自我，处于实现过程的当事人，非反思的存在意识，鲜活生命的内在整体，都会被削弱、贬值、毁坏。这一点也许可以通过两本书得到最好的例证。斯金纳的《沃尔登二世》[1]是心理学家心目中的一幅乐园风景画。如果不是有意地把它写成一个绝好的讽刺作品，斯金纳肯定是对这种景象心向往之。无论如何，它是一个人为操纵的人间乐园；住在里面的人们能够作为人而存在的程度几乎荡然无存，只有决策委员会的几名成员例外。赫胥黎的《美丽新世界》明明白白是一篇讽刺作品，但是生动地描绘了人的个性丧失的图景，而这与他所看到的心理学和生物学知识的增长是紧密联系在一起的。因此，坦率地说，（就像现在我们所认定、所追求的）正在迅速发展的社会科学，似乎正在导致社会专治，导致人的个性的丧失。在这方面，一个世纪前克尔凯郭尔洞察到的种种危险，不仅没有消失，而且随着知识的增长，现在显得更为真切。”

（4）“最后”，体证论者说：“我们的讨论最终指向一个事实：伦理学比科学更为基本。我并非对科学作为一种工具的价值一窍不通，我十分清楚它是一种非常有价值的工具。但是，除非它是具有伦理原则的人们手中的工具（不要忽略‘人们’这个术语蕴含的全部意味），科学是否会成为一个扎格纳奥特[2]那样的神魔呢？长久以来我们已经认识了这个问题。物理学花费了几个世纪，到现在终于认识到了伦理问题的极端重要性。在社会科学领域，伦理问题的出现更快一些，因为它涉及人的因素。而在心理治疗领域，这个问题显现得最急迫，也最深刻。此处我们所涉及的，是最大限度的主观性、内在性、个人性；是在生活中实际体现的关系，而不是一种被客观审查的关系；是身体力行地自我实现的人，而不是一个客体；是作为感受、选择、相信、行动着的人，而不是一个自动的机器。我们在此处也是在追求科学最终的目标：对生命最主观的方面进行客观的探索；将所有那些被看作是主观、个人、私密的经验还原为一系列假设，最后还

① 《沃尔登二世》（Walden Two）是斯金纳宣扬理想国式的行为主义社会控制的科学幻想小说。——译者注

② Juggernaut，印度教里的讫里什那（Krishna）神，比喻一种操纵、主宰世界的力量。——译者注

原为一系列定理。因为在这里两个互相冲突的观点如此尖锐地聚焦在一起，我们必须要做出选择，做出一个价值伦理的个人选择。我们可以不提问题、不做选择；那就是一种被动接受的选择。我们或许可以做出一个能够同时保存这两种价值的选择——但是我们必须做选择。而我现在呼吁，如果我们要放弃那些个人的、体验的、生活关系的、存在性变化的价值，放弃作为过程的个人自我、生存瞬间的个人自我、活生生的内在主体性自我的价值，我们应该深思熟虑，谨慎从事。”

两难处境

我们已经见识了两种相反的看法，在当前的心理学思想中，它们有时是清楚表达的，更多的时候是隐含不显的。各位读者所看到的争论是在我内心发生的争论。我们要到何处去？我们要选择什么样的途径？问题是否已经得到了正确的描述，或者说我们所提出的问题本身就是错误的？我们有什么样的知觉扭曲？如果从根本上它就像我描述的那样，那我们必须要二者选一吗？如果是那样的话，选哪一个？是否还有某种更广阔更包容的提案能够综合这两种观点，从而使双方都皆大欢喜呢？

改变后的科学观

在写完上述内容之后的几年中，我时常与学生、同事以及朋友们讨论起这个问题。对于现已植根于我内心的某些思想的形成，其中一些人特别有惠于我。[①] 我已经逐渐地认识到原来的阐述中对科学的描述有根本性的错误。我希望在这一节尝试纠正这个错误，并在后面的一节中来根据已经改变的观点做出调整。

我认为，原来的主要的缺点在于把科学看作是“在外面”的某种东

---

① 我要特别感谢 Robert M. Lipgar、Ross L. Mooney、David A. Rodgers 和 Eugene Streich，感谢他们和我的讨论，感谢他们已发表和未发表的论文。我自己的思想深深地受到他们的影响并且与他们的思想如此水乳交融，所以我难以具体地指出在什么地方我得到了谁的启发。但我知道本节内容中有许多是来源于他们，只是经过我的口传达出来而已。我也获益于 Anne Roe 和 Walter Smet 有关这篇论文的通信。

西，某种用大写字母“S”来表征的东西，一种存在于空间和时间中的“知识体系”。和许多心理学家一样，我曾经把科学想象为一种对尝试性验证了的知识的系统化和组织化，并且把科学方法论看作是积聚这种知识体系并继续进行验证的社会公认的手段。它似乎像个大水库，各式各样的人都可以用水桶从中取出一些水来——而且有 99%的纯度保证。以这种外在的、非当事人的方式去看待科学，那么就自然不会把科学看作是一种发现知识的崇高方式，反而认为它会导致个性的丧失、操纵的趋势、一种对我在治疗中经常体验到的基本的选择自由的否定，等等。现在，我想从一个不同的、或许更准确的视角来考察这种科学取向。

科学存在于人

科学只能存在于人。每一个科学的研究方案都有着它的创造性开端、探究过程以及尝试性的结论，这些都存在于某个人或某些人。所有的知识——包括科学的知识——都必然是人们主观认定可接受的东西。科学知识只能传达给那些在主观上能够接受这种传达的人。利用科学的人们也必然要追求对他们而言有意义的价值，否则利用的过程就不会发生。这些话简洁地概括了我希望强调的对科学描述的几个变化。下面我从这个观点出发，完成对科学的几个不同阶段的描述。

创造性阶段

科学的受孕期始于某一个正在追求某种目标、价值、目的的特定的人，这种追求对他来说有着个人的主观的意义。或者好奇心或者兴趣，他“努力想弄清楚”某个领域的某个“事实”。因此，如果他要成为一个优秀的科学家，他就要使自己投身于有关的经验，不管是在物理学实验室、植物的世界、动物的生命过程、医院、心理学实验室、咨询诊所或者任何别的什么地方。这种投身是完全的和主观的，和前面我描述的治疗中治疗师的投身经历类似。他感知到他感兴趣的科学领域，他用自己的生命来实现它。他所做的远远超出纯粹的“思考”——在已知和未知的两个方面，他使自己的机体成为主角，并以此做出反应。关于他的研究领域，他开始感知到更多的东西，觉得难以用言语来表述，并用自己的机体对于当下还不曾意识到的关系做出反应。

这种完全的主观投身性开启了一种创造的形成过程，一种方向感，一种迄今未被认识的、对于关系的模糊的观念。焦点慢慢集中，印象慢慢增强，可以用清晰的术语来阐述，于是这种创造的过程演变成为一个假设——一种对尝试性的、个人的、主观的信念的陈述。运用他所有已知的和未知的经验，科学家在说："我有一种预感，存在这样或那样的一种关系，而且这种现象的存在关涉到我的个人价值。"

我描述的是科学过程的最初阶段，或许是最重要的阶段；而美国科学界，尤其是心理学界一直倾向于低估或完全忽略这个阶段。这个阶段不是完全被正面否认，而是被人们以最快的速度扫到垃圾堆里去了。斯宾塞（Kenneth Spence）曾经说过，科学的这个层面只不过被人们"看成是理所当然的"[①]。就像许多别的理所当然的经验一样，它也容易被人们所忘记。全部科学，以及每个科学研究项目，都是在直接的个人主观经验中，才有了自己的起源。

现实检验

科学家现在已经创造性地形成了他的假设，他的尝试性的信念。但是它的现实检验如何？我们每个人的经验都说明，我们很容易欺骗自己，我们会坚决地相信某种东西，直到后来的经验证明原来是假的。我怎样才能真正知道，我的尝试性信念与观测的事实是否有某种真正的关系？我可能用不止一条而是许多条证据来验证。我可能用各种预防措施反复核对我对事实的观察，以确保我没有欺骗自己。我可能请教那些也在避免自我欺骗的研究者，并且学会反思自己对于现象观察的曲解，学会以某些有用的方式，随时捕捉自己没有根据的臆测。简而言之，我

---

① 在此应该引用这个短语的出处："……所有的科学资料有着相同的起源——即观察者的直接经验，即科学家本人。也就是说，直接的体验，这个所有科学发展的最初的发源地，对科学家本身来说不再被认为是一个重要的值得探究的问题。科学家只是习惯成自然地将这个经验来源作为出发点，然后着手研究任务，描述发生在经验内部的事件并发现、阐明事件关系的性质。"载 M. H. Marx 主编：《心理学理论》，173 页，纽约：麦克米兰出版社，1951。

可能利用科学所积累起来的完备周详的方法。我会发现，用可操作性的定义来表述我的假设，将会避免许多死胡同和错误的结论。我会认识到，控制组能够帮助我避免错误的推论。我会认识到，相关系数、T 检验、临界率以及处理数据的各种方法，同样有助于使我推导出合理的结论。

因此，我们对于科学方法的真正功能就有了明确的认识：我和自己的经验材料之间有一种关系，由此形成了我的具有创造性的主观猜测，而科学方法正是一种防止我在这个创造过程中欺骗自己的程序。正是在这种背景中，或许只有在这种背景中，操作主义、逻辑实证主义、研究设计、显著性检验等等所构成的宏大框架，才有自己的合理位置。它们的存在不是独立自主的，而是作为一个仆人而存在的；它们的主人是具有主观感受、猜测、假设的人，它们的作用是以客观事实来核查那个人的假设。

即使是在使用这种严格的、非个人的方法的全过程中，所有的重要选择还是由科学家在主观上做出的。在众多的假设中我要把时间用于哪一个呢？在一个特定的研究中，哪种控制组最适于避免自我欺骗呢？我会将某种数据分析做到多细呢？我对研究结果的信任程度有多少呢？这些问题中的每一个都必然是一种主观的个人判断，都在强调科学的宏伟结构从根本上说依赖于一群当事人对它的主观的使用。科学方法是我们至今能够设计出来的最佳工具，其用途是帮助我们来核查我们人类机体对宇宙大千世界的主观感知。

研究的发现

假如，作为科学家，我喜欢我从事研究的方式，假如我向所有的证据保持开放的心态，假如我已经明智地选择和使用了我从别人那里吸取来的或我自己设计的所有防备自我欺骗的预防措施，那么，我将尝试性地信任显现出来的研究结果。我将把它们看作是进一步研究和探索的一块跳板。

在我看来，科学最好的东西，主要是为研究者本人提供一种更加令人满意的、更加可靠的假设、信念、信仰。如果一个科学家致力于向别人证明某个东西——我自己曾经不止一次地陷入这样的误区——那我就会认为，他是在利用科学这个工具来为一种当事人的不安全感强作支撑，是在阻碍科学为人服务的真正的创造性作用。

关于科学的研究发现，其主观的基础在下列情形中得到了很好的说明：科学家有时会拒绝相信他自己的研究发现。“这个实验确实显示如此这般的结果，但我认为它是错误的。”这样的情况每一个科学家都会不时地体验到。由于一个科学家对自己或别人的研究发现表现出近乎固执的怀疑，最终可能导致真正有创造价值的发现。归根结底，与其相信科学的方法，他可能更多地信任他全部的机体反应。毫无疑问，这可能会导致科学的新发现，也可能会造成严重的失误，但是这种情形再次显示出在运用科学的过程中主观性所占有的主导地位。

科学发现的交流

早晨我沿着加勒比海的珊瑚礁趟水，我认为——我看见了一条蓝颜色的大鱼。如果你也独自看见了它，那么，我对自己的观察会感到更加确信。这就是我们常说的主体间验证，在我们对科学的理解中，它起着重要的作用。如果我带领你——通过谈话、阅读或者行为等等——走过我在一项研究中已采取的步骤，而在你看来，我没有欺骗自己，而且我确实发现了一个与我的价值有关的新的联系，而且有证据表明我对这个联系的尝试性信任有充分的理由，那么，现在我们就有了大写的科学。在这里我们可能会认为我们已经创造了一个科学知识的体系。实际上根本不存在这样的知识体系。我们所有的只是尝试性的信念，分别存在于某一些人的主观经验之中。假如这种信念不是尝试性的，那么我们拥有的那些东西就是教条，而不是科学。另一方面，如果除了研究者本人，没有人相信这个研究的发现，那么这个研究发现就是人化的东西，离奇古怪的东西，是一个心理病理的案例，不然就是一个罕见的天才发现，是当代人类还没有能力认识到的真理。这个话题引导我进行评论，究竟谁是可以尝试性地相信某个特定的科学研究发现的人类群体?

与谁交流?

显然，科学的研究结果只能拿来与那些遵循相同研究规则的人交流。澳大利亚的丛林人对有关细菌感染的科学研究不会有特别深刻的印象。他们确信，疾病是由邪恶的精灵引起的。只有当他们也同意用科学方法作为一种预防自我欺骗的手段时，才可能接受关于细菌的研究结果。

但是，即使那些采纳了科学的基本规则的人，对科学研究的尝试性信任也只有当主观上愿意的时候才会出现。我们可以找到很多例子。大多数心理学家都愿意相信，班级授课制能够带来知识的显著增长，而非常不愿相信超感官知觉（extrasensory perception）能力可以让一张看不见的纸牌产生旋转。然而，后者的科学证据比前者更合乎科学程序的要求。同样，我们常说的“艾奥瓦研究”曾经指出，人们的智力可以通过环境条件得到相当大的改变，当它首次公布时，心理学家怀疑甚多，很多人抨击它所用的科学方法不够完善。对于这个研究结果的科学证据，目前并不比当年的艾奥瓦研究好多少，但是心理学家相信这样一个研究结果的主观定势已经发生了极大的改变。有一个科学史学家曾经说过，实证论者——如果他们当时已经存在——会是首先怀疑哥白尼的研究结论的人。

似乎可以说，我是否相信其他人的科学研究发现或者我自己的研究结论，部分地依赖于我是否具有相信这样的研究结果的心理定势。① 我们没有清楚意识到这个主观事实的一个理由是，特别是在物理科学中，我们已经逐渐适应了一个非常大的经验领域，在这个领域中，我们愿意

---

① 可以从我自己的经验中摘取一个例子。1941 年，在我的督导下所做的一项研究显示，违法青少年的未来适应可以通过测试他们对现实的自我理解和自我接纳而得到最好的预测。测试工具虽不够精细，但是比起对家庭环境、遗传力、社会背景等等的测试，那是一个较好的预测。当时，我简直不愿意相信这样一个研究结果，因为就像大多数心理学家那样，我相信，家庭中的感情氛围、同辈群体的影响之类的因素是未来罪错行为是否发生的真正的决定因素。不过逐渐地，随着心理治疗经验的持续和深入，在我看来，这项研究的结果和后来（1944）进一步支持它的一项研究是可信任的。

相信任何研究结果，只要它显得符合科学游戏的规则。

科学的应用

然而，不仅仅是科学的开端、过程还有结论存在于人们的主观经验中，而且它的应用也是如此。“科学”本身永远不会使人失去个性，对当事人进行操纵或控制。恰恰只有人才能够并实际上去做这些事情。的确，这显而易见而且是老生常谈，然而，领会它的深层含义对我来说仍然有重大意义。这意味着，在人格领域内对科学研究结果的利用，现在是而且将来仍会是一个主观的个人选择的问题——科学家此处的选择与当事人在治疗中所做的选择属于同样的性质。如果当事人防御性地将自己的经验场封闭在意识之外，他就有可能在相当的程度上做出具有社会破坏性的选择。如果他向自己的经验的所有层面开放，在相当的程度上我们可以肯定，他就有可能用一种对个人和社会都具建设性的方式应用科学的研究成果和方法（或任何其他的工具或能力）。[①] 所以，实际上，没有什么危险的“科学”实体能够以任何方式影响我们人类的命运。具有危险性的只是人们自己。尽管我们当中有许多人，由于自我防御性的缘故，的确深具威胁性和危险性，而现代的科学知识又会使得这种社会威胁和危险成倍地增加，但这绝不是事情的全部。我们还应该看到另外两个显著的因素：（1）有许多人对他们的经验相对开放，因此可以具有社会建设性。（2）心理治疗的主观体验以及有关这个问题的科学研究都显示，当事人具有自我改变的动机，而且能够在别人帮助下改变自己，趋向于对经验更开放，因此在行为上会利于当事人和社会，而不是自我毁坏和威胁社会。

简而言之，科学永远不会对我们造成威胁。只有人能够造成威胁。个体的确会因为手中掌握科学知识的工具而具有极大的破坏性，但这只是情形的一个方面。我们已经具备一些主观和客观的知识，知道有一些

---

① 对这个观点，我已在另一篇论文《创造性理论初探》中更为详细地解释了其基本原则。

基本原则可以遵循，从而使人具备与其生命机体过程自然协调的建设性的社会性行为。

新的整合

对我而言，这样一个思想路径帮助我实现了一种崭新的整合，这种整合可以消弭“体证论者”与“科学家”之间的冲突。其他人也许并不接受这样一种整合，但我觉得非常有意义。在以上论述中，主要论点在很大程度上是隐含的，我在此处要尽量明确地加以陈述，并且要顾及对立观点之间的争议。

科学，还有心理治疗，以及生活中所有的其他方面，都植根于一个人直接的、主观的经验之中，建立在这个基础之上。科学起源于内在的、完整的机体经验，这种经验只能得到部分的不完美的传达。科学是主观经验的一个阶段。

因为我发现了人际关系的价值和回报，我才走进一种治疗的关系；在这种关系中，情感和认知汇合成一个整体的经验；经验是生活本身，而不应被看作是被检查的客观材料；经验的意识是非反思的；我是经验的参与者，而不是旁观者。但是由于我对宇宙和人际关系体现的美妙秩序感到好奇，我就可以从经验中抽身退步，作为一个旁观者来观察它，从而使我自己或者他人成为观察对象。作为一个观察者，我会使用所有来自生活经验中的直觉。作为一个旁观者，为了避免自我欺骗，为了对存在的秩序获得一个更加精确的图景，我会使用所有科学的原则和标准。科学不是某种非人的东西，而仅仅是个人主观生活的另一个阶段而已。对于心理治疗（或任何其他问题）的一个更深刻的理解可能来自直接经验，或者来自根据科学规则所做的观察，或者来自个人内在的这两类经验之间的交流对话。有关自主选择的主观经验在治疗中具有首要的地位，在个人对科学方法的应用中也具有首要的地位。

我要怎样应用通过科学方法获得的知识——我要用它去理解、提高、丰富，还是用它去控制、操纵、毁坏——这是一个主观选择的问题，取决于我的具有个人意义的价值观。如果，出于恐惧和自我防御，我把范围广大的经验场排斥在我的意识之外——如果我只能看见那些支持我目前信念的事实，而对所有其他的事实熟视无睹；如果我只能看见生活的客观方面，而不能洞察主观的方面；如果我用任何一种方式把我的知觉范围限制在很狭窄的领域，从而变得闭目塞听；那么，我就有可能具有社会破坏性，不管我使用的是科学知识的工具，还是人际关系的情感力量或权威影响，我都会造成威胁。反过来说，如果我向我的经验开放，并能够允许我的意识接近我的复杂机体的所有感受，那么，我就有可能实际地建设性地来使用我自己，使用我的主观经验，其中包括我的科学知识。

所以，在两种原先被体验为相互冲突的取向之间，我目前所能够达到的整合程度就是这样。它并没有完全解决前面部分所提出的全部问题，但它似乎指明了一个解决冲突的要害。把主观的生存性的个人及其价值观作为治疗关系和科学关系的基础和根源，这样就改写了这个问题，重新看待了这个问题。科学，在它的起源之处，同样是一种人与人之间的“我—你”关系。而只有作为一个主观的个人，我才能进入任何一种这样的关系。

第十一章　心理治疗中的人格变化

下面这篇文章列举了一些从 1950 年至 1954 年在芝加哥大学心理咨询中心进行的一项大规模研究的要点。这项研究得到了洛克菲勒基金医学科学部的慷慨支持。应 1954 年在多伦多召开的第五次国际心理健康大会的邀请，我向会议呈交一篇论文，在论文中我尝试性地描述了有关治疗研究的某些程序。在准备这篇论文的一个月之内，我们的那本描述治疗研究程序的书由芝加哥大学出版。罗萨林·戴芒德（Rosalind Dymond）和我担任主编，同时我也撰写了书中某些章节，其他作者也做了大量的工作，应该得到同样的荣誉。我这篇论文就从他们的工作中吸取了许多十分鲜明的观点。这些作者是：约翰·M·布特勒（John M. Butler），迪斯曼德·卡特瑞特（Desmond Cartwright），托马斯·戈登（Thomas Gordon），唐纳德·L·格如曼（Donald L. Grummon），杰勒德·V·哈尔（Gerard V. Haigh），伊芙·S·约翰（Eve S. John），埃瑟雷·C·鲁迪柯夫（Esselyn C. Rudikoff），朱利叶斯·希曼（Julius Seeman），罗兰德·R·陶格斯（Rolland R. Tougas），曼纽·J·沃伽斯（Manuel J. Vargas）。

我把这段介绍加进本书，有一个特殊的理由：它以简洁的形式向我们显示了在对人格的变化不定、模糊不清、极富意义而又具有决定性作用的那个方面——自我的测量中，取得的一些令人激动的进步。

我和我的同事们致力于用客观的科学方法测量当事人中心治疗的效果，本文的目的则是呈现我们在这个过程中所积累的主要经验。为了更好地理解这些内容，我将简单地描述一下这项研究工作的背景。

多年来，我与同行心理学家一直工作在心理治疗这个领域。我们试图通过我们的心理治疗的经验来探讨，当那些适应不良或者心理失常的人前来寻求帮助时，是哪些有效因素引起了当事人的人格和行为的建设性变化。在这些经验的基础上，我们逐渐系统阐述了一种可称为非指导性或当事人中心的心理治疗取向。我已经在本书的若干章节（第 1、2、5、6、8 章）以及许多论文中对这种取向以及它的理论基础作了描述。

使治疗以及治疗效果的动力学服从于严格的科学研究，这一直是我们持久的目标之一。我们深信，无论对当事人还是对治疗师，心理治疗都是一种主观上与生存有关的深刻体验，它充满了复杂微妙的因素，牵涉到许多人际互动的细微差别。然而我们也相信，如果这种体验是一种意味深长的体验，其中当事人的深刻领悟带来了人格上的改变，那么这些改变就应该经得起研究的检验。

过去的 14 年来，对这种治疗形式的过程及其效果，我们已经进行了许多这样的研究。（在第 5 章，特别是第 2、4 和第 7 章中，对这个研究体系有一个概括的说明。）过去五年间，在芝加哥大学心理咨询中心，一系列经过协调的研究程序被设计出来，用以阐明这种心理治疗形式的成果，并由此推进了这方面的研究。正是从目前的这个研究程序中，我希望呈现这项研究的某些显著特征。

研究计划的三个方面

关于我们的研究，我认为对我们的读者来说意义最大的是以下这三个方面。

(1) 在心理治疗研究中，我们所使用的标准与传统的思路有所不同。

(2) 在这项研究的设计中，我们已经解决了目前为止妨碍产生明晰结果的某些难题。

（3）我们用客观的方法测量微妙的主观现象，已经取得了进展。

测量人格变化的任何尝试，都可以利用我们研究程序中的这三个因素。所以它们适用于任何形式的心理治疗研究，或适用于那些设计来引发人格或行为改变的任何步骤的研究。

现在让我们按照顺序解释这三个因素。

研究的标准

在心理治疗中，研究的标准是什么？这是我们的计划初期面对的一个最让人困惑的问题。大家普遍认可的一个观点是，这个领域的研究目的是为了测量心理治疗“成功”的程度，或者是所达到的“治愈”的程度。虽然我们也难免受到这种看法的影响，不过在经过认真的思考之后，我们摒弃了这些观念，因为“成功”或“治愈”的程度是无法明确规定的，或者在根本上是带有价值判断的，因此不能算作是这个领域中的科学的一部分。至于怎样才算是“成功”——无论是症状的排除，心理冲突的解决，社会性行为的改善，还是一些其他行为类型的改变，对此并没有一个普遍的共识。既然对于大多数心理失调，我们处理的是习得行为，而非一种疾病，所以“治愈”这个概念的提法完全是不适当的。

作为我们的思考的一个结果，在我们的研究中，我们没有问“治疗成功了吗？疾病治愈了吗?”这样的问题，而是问了一个从科学方法的角度来看更站得住脚的问题，即“伴随治疗而发生变化的是什么?”

为了对这个问题的回答有一个基础，我们已经采取了一个我们不断完善的心理治疗理论，而且从中汲取了我们假定在治疗中发生的变化的理论描述。研究的目的是为了确定在可以测量的程度上假设的变化是否真的发生。从当事人中心治疗中，我们得出了这样一些假设：治疗期间，先前被拒绝察知的那些感受得到了体验，并被吸收进自我观念中；治疗期间，现实的自我观念与理想的自我观念更加一致；治疗期间以及治疗之后，当事人可观察的行为变得更加具有社会性而且更加成熟；治疗期间以及治疗之后，当事人自我接纳的态度提升了，而且这种提升与对他人接纳的提升程度相关。

这是一些我们已经能够进行研究的假设。也许有一点将会很清楚，就是对于我们的研究，我们已经完全摒弃了有一个普遍的标准的观念，而用很多明确规定的变量来代替所谓的标准，每一个变量对于研究中的假设来说都是详细而精确的。这意味着我们有希望在研究中能够用这样一些形式来陈述我们的结论，比如，当事人中心治疗引起了特征 a、b、d 还有 f 的一些可测量的变化，但没有引起变量 c 和 e 的变化。有了这类陈述，专业工作者和外行人就可以站在某个立场上，对于导致这些变化的过程是否可以认定为“成功”做出自己的价值评判。然而，这样的价值判断并不会改变我们逐步积累的关于人格改变的有效条件的科学知识中的可靠事实。

因此，在我们的研究中，我们用许多特殊的标准变量代替了一个通常笼统的“成功”标准，每一个变量都来自于我们的治疗理论，并且每一个变量都是可操作定义的。

对标准问题的解决极大地有助于我们明智地选择成套测验中所使用的研究工具。至于什么样的工具可以测量“成功”或“治愈”的程度，我们不问这种无法回答的问题，而是提问那些与每个假设有关的明确问题。什么样的工具能用来测量当事人的自我观念？什么样的工具可以对行为的成熟度做出令人满意的测量？我们怎样才能测量一个人对他人的接纳程度？诸如此类的问题虽然很难直接回答，但操作上的答案是可以找到的。因此研究标准的选定对于我们解决研究工具的所有问题提供了很多帮助。

研究的设计

许多深思熟虑的作者提到，没有客观的证据表明心理治疗能够带来建设性的人格改变。海卜（Hebb）说：“没有任何事实可以证明心理治疗是具有价值的”（1949，p. 271）。艾森克（Eysenck）在考察了一些现有的研究之后指出，研究资料并“没有证明心理治疗促进了神经病患者的恢复，无论是弗洛伊德式的还是其他类型的心理治疗”（1941, p. 322）。

注意到这种令人遗憾的状况，我们迫切需要以一种非常严格的方式设计我们的研究，以便对我们的假设的证实或证伪可以确证两点：（1）在治疗中有没有发生显著的变化；（2）如果确实发生了变化，那么这个变化可归因于治疗，而不是归因于其他一些因素。在心理治疗这样一个复杂的领域，很难做出一个能够实现这些目标的研究设计，但是我们相信，在这个取向上，我们已经取得了真正的进展。

选定了我们想检验的假设，以及最适合于它们的操作化的测量工具，现在我们要为下一步做准备。就像图 11—1 显示的那样，这一系列挑选出来的客观的研究工具是用来测量一组当事人在治疗前、完成治疗以及六个月到一年之后的追踪阶段的各种各样的特征。所研究的当事人可以代表芝加哥大学心理咨询中心的来访者群体。我们的目的是收集至少 25 位当事人的资料，包括晤谈的原始记录。我们的选择是对一组规模适中的群体进行深入研究，而不是对大量被试进行肤浅的分析。

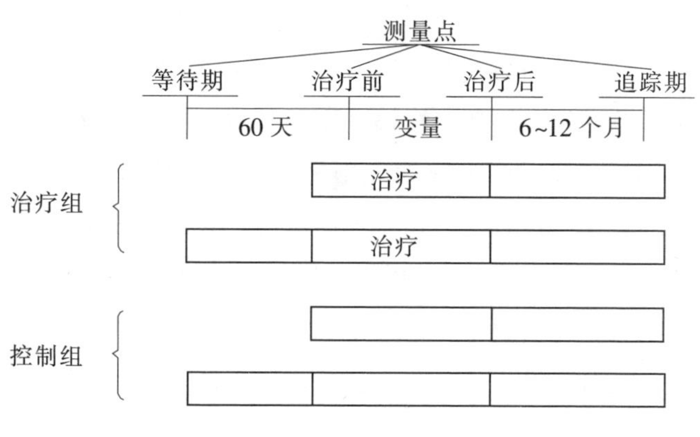

图 11—1　研究设计

我们选择治疗组的一部分成员形成一个自控组。该小组被施于研究工具的成套测验，并要求其度过为期两个月的控制阶段，然后在咨询之前再给予第二次成套测验。这个程序的理论根据是，如果只是由于治疗而促进了当事人发生变化，或者是因为当事人自身具有某种人格结构，那么同样的变化也应该出现在这段控制期。

选择不进行治疗的另一群人作为一个配对控制组。这个组在年龄和年龄分配上与治疗组相同，而且在社会经济地位、男女性别、学生与非学生的比例上，也大致相同。在相应的时间间隔内，对这个组给予与治疗组同样的测验。为了把他们与自控治疗组进行更精确的比较，给予该组一部分人四次成套测验。设置这个配对控制组的理论根据是，如果当事人身上发生的变化是因为时间推移的结果，或者是由于随机变量的影响，或者是重复施测的人为产物，那么在对该小组的研究结果中，这样的变化应该是明显的。

双重控制设计的逻辑思路是：如果治疗组在治疗期间和治疗之后显示出的变化较自控期或配对控制组发生的变化更为显著，那么就有理由把这些变化归因于治疗的作用。

在这篇简短的报告中，我不能详述在这个研究设计的框架内所实施的各种方案错综复杂的细节，不过读者可以参考一份较为完整的报告(Rogers & Dymond，1954)，它描述了迄今已完成的 13 项研究计划。我们已经得到了由 16 位治疗师对 29 位当事人所做治疗的全部资料，还有关于一个匹配控制组的完整资料。对这项研究结果的谨慎评估使我们能够得出某些结论，例如：在治疗期间和治疗之后，当事人的自我知觉发生了深刻的变化；当事人的人格特征和人格结构发生了建设性的变化，这些变化使当事人的人格特征向着良好的机能发展，向着人格整合和自我调节发展；由当事人的朋友们所观察到的当事人的行为变得更加成熟。在上述几种情况中，治疗组的变化都显著大于在控制组或者在自控期的当事人身上发生的变化。只是，关于接纳他人以及民主态度的假设，研究结果显得有些含混不清。

据我们判断，已经完成的研究程序已足以修正像海卜和艾森克等人作出的那些陈述。现在，至少在当事人中心的心理治疗中，现在已经有了客观的证据表明，当事人在建设性取向上的人格及行为的积极变化，可以归因于心理治疗。正是由于采纳了多种具体的研究标准，使用了严格控制的研究设计，我们才有可能做出这样一个陈述。

对自我变化的测量

由于我只能呈现研究结果的一小部分，所以我将选择在方法上取得了重大突破、在研究发现上最具启发价值的领域加以阐述，那就是，对当事人自我知觉的变化的测量，以及自我知觉与其他变量的关系。

为了获得当事人自我知觉的客观指标，我们使用了新近设计的、由斯蒂芬森（Stephenson，1953）加以改进的Q技术。我们从晤谈记录和其他原始资料中抽取了大量自我描述性的陈述。一些典型的陈述是："我是一个谦恭的人"；"我不信任我的情感"；"我感觉很轻松，没什么可烦扰我的"；"我害怕性"；"我喜欢凑热闹"；"我有一个魅力人格"；"我害怕别人议论我"。我们把一百句这样的陈述作为一个随机样本用作研究的工具，而且对其进行了编辑，使之更加清晰。这样从理论上讲，现有的这个取样，就可以看作是个人自我知觉方式的一个样本。这上百句陈述，每一句都印在了一张卡片上，交给当事人，要求他给这些卡片分类，以描述自己"现在的样子"，让其根据卡片上的条目是否符合其个性特征，按照由多到少的顺序，把这些卡片分作九组，并告之使每组中的条目达到一定的数量，以便显示条目的一个大致上的常态分布。当事人被要求在治疗前、治疗后、追踪期这几个主要阶段，以及在治疗期间分数次按照这种方式把这些卡片分类。每次他对这些卡片进行分类描绘自己的同时，也要求他把它们分类以描述他希望成为的那个自我，即他的理想自我。

这样我们对当事人在各个测量点上的自我知觉，以及他的理想的自我知觉，就有了详尽而客观的表现。这些不同的分类有着内在相关性，两种分类之间的高相关显示了相似性或缺乏变化，低相关则显示了一种相异性或一种变化的显著程度。

为了说明这种测量工具对某些关于自我的假设的检验，我将呈现对一个当事人的研究结果（Rogers & Dymond，1954，第15章）。我相信，与呈现从我们对自我知觉的一般研究中得出的结论相比，这样做将会更充分地显示那些结果的启发价值，当然我也会顺便提及那些从一般研究中得出的结论。

我抽取其材料的当事人是一位 40 岁的女性，她的婚姻非常不幸。她的处于青春期的大女儿患有神经衰弱，对此她感到非常内疚。她是一个有着强烈不安感的人，在诊断性测量中被认为有严重的神经过敏。她不是自控组的成员，所以在接受了第一次成套测验后就直接进入了治疗。当她结束治疗时，在五个半月的时间内她一共前来进行了 40 次晤谈。后来又对其实施了七个月的追踪测验。那时她决定再接受另外 8 次晤谈。五个月后对其做了第二次追踪研究。咨询师断定治疗取得了相当可观的进展。

图 11—2 呈现了一些这个当事人正在发生变化的自我知觉的资料。每一个圆圈代表了一种对理想自我或者现实自我的分类。这些分类是在治疗前、第 7 次和第 25 次晤谈后、治疗结束时，以及第一次和第二次追踪阶段后完成的。然后给出许多类别之间的相关系数。

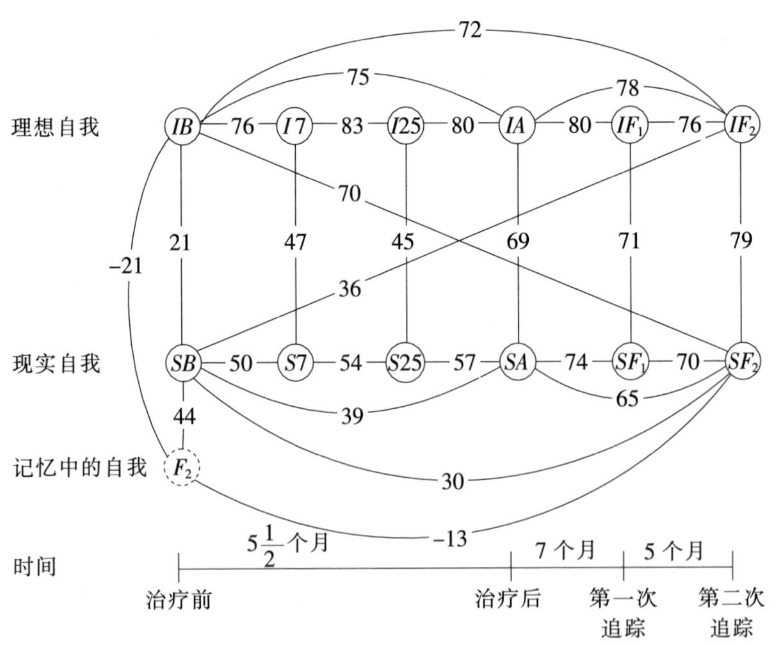

图 11—2　现实自我与理想自我的关系变化

注释：图中数字为相关系数，省略了小数点。如 72 应理解为 0.72。图 11—3 情况与此相同。

现在让我们仔细察看这些我们有兴趣进行检验的其中一个假设的数据，这个假设是：在治疗期间当事人自我知觉的变化要大于非治疗期。在这个特殊的案例中，治疗期间的变化（r＝0.39）大于任何一个追踪期的变化（r＝0.74，0.70），也大于整个为期 12 个月的追踪期变化（r＝0.65）。因此，在这个具有代表性的案例中我们的假设得到了支持。大致的研究结果是，治疗期间自我知觉的变化显著大于控制期或追踪期，而且也显著大于控制组的变化。

让我们考虑另一个假设：我们预测，治疗期间和治疗之后当事人的自我知觉会有更积极的评价，例如，自我知觉变得与理想自我或者想象自我更加一致。

当她首次来治疗时，这位当事人在她的现实自我和理想自我之间显示出相当的不一致（r＝0.21）。在治疗期间以及治疗之后这种不一致降低了，在最后的追踪研究中存在着一个明显的一致程度（r＝0.79），这就确证了我们的假设。以上所述代表了我们整体的研究结果，整个实验组在治疗期间现实自我和理想自我之间在一致性程度上有了显著提高。

对图 11—2 的周密研究将会显示，在我们的研究结束时，当事人的自我知觉已变得非常接近于她初来时的理想自我（$rIB \cdot SF_2=0.70$）。有一点也应该注意：与她最初的理想自我相比，她最终的理想自我形象变得稍微趋近于她最初的现实自我（$rSB \cdot IF_2=0.36$）。

让我们简单地思考一下另一个假设：自我知觉的变化不是漫无目标的，而是朝着被内行评定者称之为自我调节的方向变化。

作为我们的研究内容的一部分，Q 分类卡片被送给一组没有参与研究的临床心理学家，并请他们以一种“调整良好”的当事人为参照对卡片进行分类。这样我们就得到一个分类标准，任何一位当事人的自我知觉都可与此进行比较。通过比较而得出的一个简单的评分，被称之为“调整分数”，用以比较当事人的自我知觉与这个“调整良好”的“标准分数”之间的差异程度。较高得分显示出较高的“调整良好”程度。

在这个当事人的案例中，我们一直在思考图 11—2 显示的六个连续的自我分类（始于治疗之前的自我知觉，到第二个追踪阶段结束时的自我知觉）的得分：35，44，41，52，54，51。如同操作定义那样，当事人明显朝着改善调整的趋势变化。作为整体的小组亦是如此。在治疗期间调整性分数有了显著提高，追踪期间的得分有极为轻微的回落。控制人群中基本上没有变化。因此，无论从这个特殊的当事人来看，还是从作为整体的实验组来看，我们的假设都得到了支持。

当对不同的自我知觉得分做出了定性的分析后，研究结果进一步确证了这个假设。把最初的自我描述与那些治疗后的自我描述进行比较，就会发现，在治疗之后，当事人认为自己在许多方面发生了变化。她感到她更加自信和自立，对自己有了更好的理解，内心更加平和，与他人相处更加轻松自在。她感到内疚感减少了，怨恨感减少了，强迫感和不安全感减少了，自我隐蔽的需要减少了。这些质的变化与那些在研究中由其他的当事人显示出来的变化相似，并且在总体上与当事人中心治疗的理论相一致。

我还想指出图 11—2 中显示出的另外一些有趣的发现。

显然，理想自我的表征比现实自我的表征要稳固得多。内在的相关都在 0.70 以上，而且当事人理想自我的观念在整个治疗阶段相对来说变化不大。这几乎是我们所有当事人的特点。虽然在这一点上我们还没有形成假设，但是我们曾经预测，一些当事人主要通过他们的价值观的改变，而另外一些人则通过自我的改变来实现现实自我与理想自我的一致。然而到目前为止我们的证据显示这是不正确的。除了极少数的例外情形，自我观念表现出较大范围的变化。

然而，在我们这个当事人的案例中，理想自我的形象的确发生了一些变化，而且这个轻微变化是朝着一个有趣的方向的。如果我们统计一下先前描述的这个当事人理想自我的连续表征的“调整得分”，我们发现前三个的平均得分是 57，治疗之后三个得分的平均数是 51。换言之，理想自我已经变得不再是那么完美地“调整良好”，或者说它变得更容易达到了。在某种程度上，它已不是一个遥不可及的目标了。在这方面，这个当事人代表了整个实验组所具有的趋向特征。

另一个发现与图 11—2 中显示的“记忆中的自我”有关。在第二次追踪研究时，要求当事人再次把卡片分类以呈现当她初次进入咨询时自己的状况。结果证实，这个记忆中的自我与她进入咨询时所显示的自我描述非常不同。它与当时显示的自我表征只有 0.44 的相关。而且，这是一个相当负面的现实自我的描述，与理想自我有很大的差异（r＝－0.21)，而且调整得分也很低——最初的自我知觉得分是 35，而现在是 26。这显示，在这种对记忆自我的分类中，我们对发生在 18 个月的研究期间的自我防御的减少，得到了一个相当客观的测量数据。当开始进入治疗时她是一个适应不良和深受困扰的人，在与治疗师最后接触时，她能够得出一个相当真实的描述；后面我们将要看到，通过其他的证据可以证实这个描述的准确性。因此在整整一年半的时间内，自我改变的程度也许通过记忆中的自我与治疗结束时的自我之间的－0.13 的相关更好地呈现出来，而不是由最初和最终的自我之间的 0.30 的相关呈现出来。

现在让我们思考另外一个假设：在当事人中心治疗中，在治疗关系提供的那种心理上的安全氛围中，当事人能够察知到他那些平常被压抑、被拒绝察知的感觉和体验。这些先前被拒绝的体验现在被纳入到自我之中。例如，一个压抑了所有敌意感的当事人，在治疗期间，可能会逐渐自如地体验到他的敌意。然后，自我观念得到重新组织，把这种他对别人怀有敌意的觉察包容进来。在这个程度上，他的自我描述变成了一幅更加准确的图式，或者变成他的一个整体经验的表征。

我们致力于把我们的这部分理论转变成一个操作性假设，我们这样表述这个假设：在治疗期和治疗后，当事人对自我的知觉和诊断者对当事人的知觉之间的一致性将会提高。我们的设想是，对当事人作出心理学诊断的专家，比起当事人，能更多地意识到当事人的有意识和无意识经验模式的整体。因此当事人如果把他先前压抑的许多感受和体验融入到他自身有意识的自我描述中，那么该描述应该变得更加接近于诊断者对他的描述。

对这个假设的研究采用的方法是投射测验（主题统觉测验），在治疗的每个阶段对当事人实施测验，而且由一个诊断者分析这四次测验的分数。为了避免主观偏见，不告知该心理学家测验实施的顺序。然后要求他就每一次测试得分通过Q分类来判断当事人当时的诊断学状态。这个研究程序给了我们一个没有偏见的诊断评估，此评估所用工具和当事人描绘自己的工具相同，因而凭借不同的Q分类的相关，我们有可能进行一个直接而客观的比较。

图11—3显示了对这个特定的当事人的研究结果。图示上面的部分只是图11—2中资料的缩减。最底下的一排显示了由诊断者作出的分类结果，以及能够使我们检验我们的假设的相关系数。可以看到，在治疗的开始，当事人对她自身的知觉与诊断者对当事人的知觉之间没有什么关系（r=0.00）。即使在治疗结束时情况也没太大的变化（r=0.05）。但是到第一次追踪（图中没有显示）和第二次追踪测验时，当事人的自我知觉已经变得与诊断者对她的知觉非常接近（第一次追踪r=0.56；第二次追踪r=0.55）。因此假设显然得到了支持，当事人的自我知觉与诊断者对当事人的知觉之间的一致性程度有了显著提高。

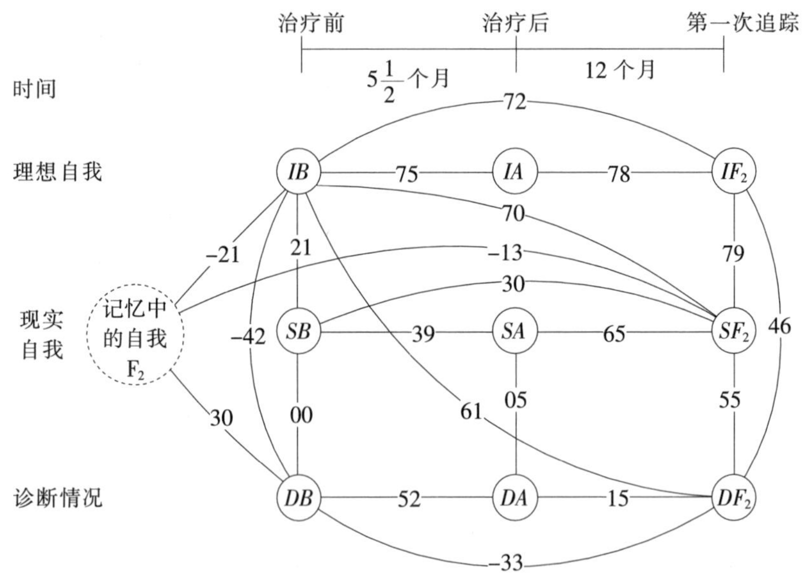

图11—3　现实自我、理想自我与诊断的关系

（数字为相关系数，省略了小数点）

从这方面来看，研究还有另一个有趣的发现。我们注意到，在治疗开始时，诊断者感知的当事人与当事人对自己所拥有的理想自我非常不一致（r＝－0.42）。到研究结束时，诊断者对当事人的印象是，她的确越来越接近于她的理想自我（r＝0.46），甚至更接近于她刚刚咨询时所持有的理想自我形象（r＝0.61）。因此，根据客观证据，我们可以说，在她的自我知觉和整体的人格描述中，这个当事人实质上已变成了她咨询初始时想成为的那个人。

另一个值得注意的要点是，诊断者对当事人的知觉所发生的变化，比起当事人知觉的自我发生的变化要更明显（r＝－0.33 与 r＝0.30 相比）。考虑到一个普遍的专业的看法，即当事人往往过高估计他们已有的变化程度，我们就会觉得上述事实很有趣。我们也可以提出一个可能性，那就是，一个人既然可以在 18 个月的时间内发生如此显著的变化，因而与其说在治疗结束时他的人格与治疗开始时相似，倒不如说更不同于开始时的人格。

对图 11—3 的最后一项说明与“记忆中的自我”有关。我们需要注意的是，这个对于记忆的自我的描述与诊断的印象有正相关（r＝0.30），因而这往往就证实了先前的陈述，即比起开始治疗时当事人能够列举的自我描述，它表达了一个更准确而且心理防御较少的描述。

概括和结论

在本文中，我尽力详细地描述了现在芝加哥大学开展的对心理治疗全面研究的一个基本轮廓，提到了此项研究的几个主要特征。

首先是对治疗的研究拒绝采用一个普遍的标准，而采纳一个在操作上可定义的具体的变化标准，这个标准建立在基于心理治疗的动力学理论的一个详细的假设之上。对许多具体标准的应用，使我们能够在确定当事人中心治疗有无产生各类变化的研究方面取得科学的进展。

第二个特征是对迄今为止心理治疗研究中无法解决的控制问题有

了一个新的取向。研究设计包括两个控制程序：（1）一个配对控制组，用以说明时间、重复测验以及随机变量的影响；（2）一个自控组，其中处于治疗的每位当事人把自己与非治疗期进行比较，用以说明人格变量和动机的影响。采用这种双重控制设计，就有可能得出结论，即治疗期间无法通过控制变量予以说明的那些变化，是由于治疗本身引起的。

对此研究需加以说明的另一点是，对当事人主观世界的微妙因素进行严格、客观研究的工作已取得了进展。已经有了客观根据的有：当事人自我观念的变化；自我知觉与理想自我的一致性程度；自我知觉的舒适程度和良好调节的程度；当事人的自我知觉变化与诊断者对当事人知觉的一致性程度。对自我观念在心理治疗的动力过程中所处的位置的理论阐述，也得到了这些研究结果的进一步证实。

在结束本章时我想给诸位留下两个结论。第一个，我所描述的研究程序似乎使得下面一点非常清楚，即由心理治疗引起的人格和行为的变化，可以并且已经获得了适于某一种治疗取向的、符合严格的科学研究一般规则的客观根据。这意味着在将来，对于其他心理治疗的结果即人格是否发生变化，也可以获得同样可靠的根据。

我认为第二个结论在我的判断中更有意义。最近几年方法论上取得的进展意味着，治疗过程的许多细微之处现在能够更加充分地向研究开放。我已努力通过对自我观念变化的研究阐明这一点。但是，与此类似的方法同样有可能在客观上研究当事人和治疗师之间的变化的关系、“移情”和“反移情”的态度之间的变化的关系以及当事人价值体系的改变资源，等等。我确信，可以说几乎与人格变化或者心理治疗过程有关的任何一种理论构想，现在都可以通过研究加以检验。这就为我们敞开了一个科学研究的新前景。对这个新的途径的寻求应该使人格动力学，尤其使人际关系中的人格变化过程，变得更加清晰。

参考文献

Axline, V. M. *Play Therapy*. Boston: Houghton Mifflin Co., 1947

Curran, C. A. *Personality Factors in Counseling*. New York: Grune & Stratton, 1945

Eysenck. H. J. "The effects of psychotherapy: an evaluation," *J. Consult. Psychol.*, 1952, 16, 319～324

Hebb, D. O. *Organization of Behavior*. New York: Wiley, 1949

Rogers, C. R. *Client-Centered Therapy*. Boston: Houghton Mifflin Co., 1951

Rogers, C. R. *Counseling and Psychotherapy*. Boston: Houghton Mifflin Co., 1942

Rogers, C. R., and R. Dymond, (Eds.). *Psychotherapy and Personality Change*. University of Chicago Press, 1954

Snyder, W. U., (Ed.). *Casebook of Nondirective Counseling*. Boston: Houghton Mifflin Co., 1947

Stephenson, W. U. *The Study of Behavior*. University of Chicago Press, 1953

第十二章　关于当事人中心治疗的研究思路*

对于相对来说不太熟悉美国心理学实证研究传统的欧洲读者，我怎样才能向他们阐明关于当事人中心治疗科学研究的方法、发现及其含义？我曾与马里安·金哲（G. Marian Kinget）博士合著一本关于当事人中心治疗的书，这本书先后在荷兰和法国出版。当时我面临的就是这样一个任务。金哲博士介绍了当事人中心治疗的临床原则，我则介绍了这种疗法的主要理论。（几乎与此相同的内容可参见我的英文介绍：《一种关于治疗、人格和人际关系的理论》，载 S. Koch 主编的《心理学：科学的研究》第 3 卷，纽约：McGraw-Hill，1959，184～256 页）。我曾希望引用我们所从事的研究，用以确证或反驳我们自己的理论。这一章（为本书而稍作修改）就是这样的一个结果。但愿它对美国人、对欧洲人都同样有意义。

有一个小问题我祈求读者的宽恕。此处有三段话讲到关于测量自我知觉的 Q 分类技术的形成和用途，几乎与第二章中的材料相类似。为了使每一章都可以独立阅读，我在这里没有作删节。

这一章的内容可以追溯到 1940 年前后我们最早的研究工作；在结尾处描述了几个未能完成的研究计划，这些计划在 1961 年仍然对我们全力以赴的研究构成挑战。我们 20 多年来的研究工作，

---

* 本章转译自罗杰斯与金哲：《非指导心理治疗的理论与实践》，第 12 章，Uitgeverij Het Spectrum，1960。

在这里至少可以略见一斑。

对研究的激励

当事人中心治疗取向的最重要的特征之一，是它从一开始就激发了科学的研究，而且它一直处于一种科学研究思路的语境之中。已经完成的研究的数量之多和风格的多样化，给人留下了深刻的印象。1953 年，希曼和拉斯金在对这种研究取向和方向的批评分析中，描述或讨论了近 50 项对成人进行的当事人中心治疗的研究，并对这类研究的趋势和指向作了批评分析（Seeman & Raskin，1953）。1957 年，卡特瑞特发表了一个关于当事人中心治疗的研究以及理论构想的文献评注，列举了 122 种必需的参考资料（Cartwright，1957）。他也同样忽略了所有关于个人中心取向的游戏治疗和团体治疗的研究文献。所以，似乎毫无疑问，当事人中心治疗的理论和实践已经激发了数目惊人的客观实证研究。我们应该思考，这后面究竟有些什么样的原因？

首先，当事人中心治疗的理论从一开始就不是被看作教义或真理，而是被看作一个假设的陈述，作为一个推动我们的知识创新的工具。有人认为，一个理论或一个理论的任何片断，只有可以付诸检验时，它才是有用的。有这样一种信念，相信必须将知识与当事人偏见以及一相情愿的主观想象严格区分开来，而惟一有效的方式就是通过客观的研究，所以对我们提出的假设的每个重要方面，都有人进行过实证的检验。为了做到客观，这种研究必须注意可重复性，也就是说每个研究者都以同样的方式收集资料，并进行相同的操作，从而发现相同或相似的结果，并且得出同样的结论。简而言之，就是我们从一开始就相信，通过可以公开交流的、可重复的方法，对所有的假设进行开放而客观的检验，这样可以推动心理治疗领域的发展。

当事人中心取向对研究的激励效应的第二个原因，是这样一种态度定向，即认为科学研究可以在任何地方——在粗糙与精致这两个维度之间的任何一点——开始；也就是说，它认为科学研究是一个追求的方向，而不是一套程式固定的工具。从这个观点来看，把一次晤谈记录下来在科学工作中就是一个小的开始，因为比起一次晤谈的回忆，它的客观化程度更高；即使是相当粗糙的理论概括，以及测量这些概念时所用的不够精细的工具，也比没有这样的尝试要科学得多。因此，有些研究工作者感到，在他们最感兴趣的那些领域内，他们可以沿着科学的方向开始最初的探索。由于这种动机，现在已经出现了一系列越来越精致的分析晤谈记录的工具，在测量自我概念以及治疗关系的心理氛围这类看上去似乎难以捉摸的构想方面，已经有了意义重大的开端。

这使我想到了第三个主要原因，即我们的理论在激励实证研究方面，已经取得了相当可观的成功。大部分理论的构想一般来说不会超出能够赋予操作定义的范围。大致说来，我们的理论中那些可以用操作来定义的构想影响较大。对于研究人格问题的心理学家以及其他对此有兴趣的人，这些似乎可以满足一种紧迫的需要，他们面对一大堆概念，例如同一性、自我、当事人之类的术语所涵盖的普遍现象，却无法进行操作式的定义，于是感到寸步难行。如果有人提出一个构想（如同一些理论家们所做的那样），这个构想既包括那些意识到的事件，又包括那些不在个体意识中的内在事件，那么在目前，还不可能找到一个令人满意的方法给这个构想得出一个操作性定义。但是通过将自我概念限定于意识的事件，那么，经由 Q 分类技术、对晤谈记录的分析等方式，就可以赋予这个构想以越来越精确的操作性定义，这样，就开辟了一个实证研究的全新领域。这样做下去，将来的研究有可能对那些不在意识中的事件群，找出操作性的定义方法。

使用可操作定义的构想，还导致另外一种效应。它使得在心理治疗的实证研究中，完全没有必要再使用“成功”和“失败”这两个根本没有科学用处的术语作为研究心理治疗的标准。研究工作者们不需要用这些空洞的、定义不当的术语去思考，而是能够根据那些在操作上可定义的构想作出具体的预测，而且这些预测能够被确证或者被推翻。这样，我们就可以不必争论价值的判断，比如说当事人的某种变化倾向是代表了“成功”还是“失败”。由此，在治疗领域内科学发展的一个主要障碍就被排除了。

这个体系在激发研究方面的有效性，还因为有另一个原因，就是它的构想具有普遍性。心理治疗是这样一个具有特殊意义的微观世界，包括人际关系、意义丰富的学习以及知觉和人格的重大变化，因而用于规范心理治疗领域的那些构想，在其他领域也具有高度的渗透力。像自我观念、积极关注的需要或人格改变的条件之类的构想，全都适用于广泛多样的人类活动。因此这样的构想可以用来研究诸如工业或军队的管理、精神病患者的人格变化、家庭或课堂的心理氛围、心理或心理变化的内在关系等这些广泛不同的领域。

最后值得一提的还有一个幸运的情况。与精神分析等不同，当事人中心治疗一直处在大学的环境中。这意味着，研究者具有基本的个人生活保障，因而研究工作具备长期精雕细琢、去伪存真的连续性。它意味着，就像化学、生物学或遗传学中的新观点一样，它会受到同事们友好的批判性审查。尤其重要的是，它的理论和技术可以对年轻人新的见解、新的研究方法开放。研究生们提出质疑和探究；他们重新表述理论；他们进行实证研究，以证实或证伪各种各样的理论假设。这些对于保持当事人中心取向的开放性、自我批判性（而不会变成教条）作用重大。

正是由于这些原因，当事人中心治疗从一开始就设定了通过研究将变化过程纳入它自身的目标。它已经从最初的一个缺乏实证检验、主要集中于技术的有限视点，发展成为一个关于人格、人际关系以及治疗的具有创生性的理论，而且它还聚集了一个相当规模的可重复实证的知识体系。

研究的早期阶段

对心理治疗的客观调查研究，历史并不长。直到 1940 年，才有一些对治疗晤谈进行录音的尝试，但却没有什么研究来使用这样的材料。也没有什么人认真尝试运用科学的方法测量被认为是发生在治疗中的变化。所以我们正在谈论的是一个相对说来仍然处在襁褓中的研究领域。但是这项工作已经有了一个开端。

1940年的某个时候，在俄亥俄州立大学，我们一群人成功地记录了一次完整的治疗晤谈。我们当时非常满意，但是很快这种满意感就消逝得无影无踪。当我们听取这次晤谈录音时，它们是那样杂乱无章，那样令人费解，我们几乎感到绝望了。在我们看来，几乎根本不可能把它化简成为能够客观地处理的元素。

然而毕竟取得了进展。研究生们的工作热情和技术，化解了资金不足以及缺乏合适的设备之类的困难。通过富有独创性和创造力的思想，治疗的原始材料被转换成对治疗师技巧的粗略分类以及对当事人反应的粗略分类。鲍特尔（Porter）用富有意义的方法分析了治疗师的行为。施耐德（Snyder）分析了几个案例中当事人的反应，发现了其中的一些基本倾向。其他几个人也同样富有创造性。就这样，在这个领域中研究的可能性一点一点地慢慢变成了现实。

这些早期的研究在研究设计上常常是简单的，不完善的，往往是以不够充分的案例作为基础；但作为开辟研究道路的楔子，它们的贡献是不可磨灭的。

一些研究的例证

为了说明上述稳步发展的研究进展情况，我将详尽具体地描述当时的一些研究，以便使大家了解它们的方法论以及具体的研究发现。我挑选的研究并非因为它们特别出色，而是因为它们代表了当时研究中的不同趋势。我将按照时间的先后顺序讨论它们。

评价源

1949年，拉斯金（Raskin，1952）完成了一项与认知的评价源或评价场有关的研究。这项研究开始于一个简单的理论概括，即咨询师的任务不是为当事人考虑，或者对当事人进行揣度，而是与当事人一同思考。前两个视角中，评价观的源头，或者说评价场，显然是属于咨询师一方；在第三个视角中，咨询师尊重当事人自身的评价过程，致力于与当事人一起，在当事人的框架内思考、共情。

拉斯金提出的问题是，当事人的认知评价源在治疗期间是否发生了变化。更明确地说，当事人是否降低了在价值和标准方面对他人判断和期待的依赖程度？他是否提高了基于自身体验进行价值评判的程度？

为了客观地研究这个问题，拉斯金采取了下面几个步骤：

第一步，要求三个评判者分别在几个记录下来的晤谈中，选择出那些与当事人的价值和评价源头有关的陈述。结果发现三位评判者对这些陈述的选择有 80%以上的一致性，显示这项研究所处理的是一个可辨认的构想。

第二步，从这些陈述的条目中选择出 22 个条目，每个条目处于评价源维度上不同的点。拉斯金把这些条目给了 20 位评判者，请他们根据研究中使用的连续谱把这些陈述分成四组，使每一组之间的间隔距离看上去相等。最后，选出评价最为一致的 12 个条目，用来组成一个评价源量表，分值从 1.0 到 4.0。分值 1 代表完全依赖他人的评价，分值 2 表示主要关注他人的想法，但对这种依赖状态又觉得不满的态度。分值 3 表示，当事人表现出对自我评价与他人价值和期待差不多同样尊重的态度，而且自觉地意识到对自我独立的评价与对他人评价的依赖之间的差异。分值 4 则是指，明显依赖自己的体验和判断作为基本的评价源。

用一个分值为 3 的例子可以使我们对这个量表产生生动的理解。下面是一个得到 3 分的当事人的一段陈述：

> 于是我就做出了决定，现在我也不清楚这个决定是不是正确。如果你的哥哥已经上了大学，而家里每个人都对你期望很高，我不知道可否认为自己是什么样子不关别人的事，我无法做到符合大家的期望。我一直在努力迎合别人的想法，可是现在我怀疑是不是应该实事求是地看自己。(Rogers，1954，p. 151)

第三步，拉斯金用这个量表来评估十个案例的59次晤谈，这十个案例虽然简短但却记录完备，已被用作其他研究的材料。在做完这些评估之后、做出分析之前，他希望测定他的判断的信度。因而，他从59次晤谈中随机选择一个与评价源有关的条目，不管它们来自晤谈初期还是后期，让对条目来源一无所知的另一位评判者对这些条目独立地作出评价。两套评价之间的相关是0.91，这是一个非常让人满意的信度。

第四步，创立了一个组距相等（equal-appearing）的量表，并且在证明它是一个可靠的工具之后，拉斯金准备确定治疗期间评价源是否有任何改变。十个案例中第一次晤谈的平均得分是2.27，在0.01的水平上差异显著。因此，在这一点上当事人中心治疗的理论得到了支持。这还可以得到进一步的确认。这十个案例已用其他客观的方法进行了研究，所以哪个案例更成功一些，哪个案例不够成功，对此在其他的研究中也有客观的标准。如果我们选择其中五个被认为更成功的案例，那么，在这些案例中评价源的改变更为明显。第一次晤谈的平均分是2.12，最后一次晤谈的平均分是3.34。

从很多方面来看，这项研究代表了当时一大批研究的特征。以当事人中心理论的一个假设作为出发点，然后设计一个测量工具来检验这个构想在量的方面的各种变化。然后，检验这个测量工具本身以确定它事实上是否能够测量据称它能测量的东西（效度），以及是否能够用它来得到同样的或类似的结果（信度）。然后这个工具就可以以一种能被证明是无偏见的方式应用于治疗的资料。（在拉斯金的案例中，由另一个评判者对59个随机挑选出来的条目所作的检查显示，他的评价没有表现出明显的有意还是无意的偏见。）分析用这个工具所得到的数据，就能够确定它是否支持最初的假设。在这个案例中，假设得到了支持，也就是说验证了那个理论陈述，即：在当事人中心治疗中，当事人依赖他人评价和期待的程度逐渐降低，而基于自身经验的自我评价的程度提高。

尽管被用来研究的案例数量较少，而且治疗时间也很短暂（这是那个早期阶段的特征），这项研究并没有其他的重大缺陷。很可能，如果用大量的、时间较长的案例重复研究，仍然会得到相同的结果。这项研究的水平，可以说是介于粗糙的原始研究和近来精心设计的研究之间。

自主机能与治疗

赛特福德从事了一项非常独特的研究，也是完成于 1949 年（Thetford，1952）。他的假设超出了当事人中心治疗的理论范围，预测与这个理论相一致但却从来没有得到过阐述的生理方面的结果。

简单说，赛特福德的主要假设是，如果治疗能够使个体对他的生活模式重新定向，并能减少他所感到的有关他个人问题的紧张和焦虑（例如在应激或压力情形下），那么他的自主神经系统的反应应该也能发生改变。本质上他是在假设：如果治疗中当事人在生活模式以及内在张力上发生了变化，这种效应会在没有个人意识控制的身体自主机能的变化上显露出来。实质上他是在问，当事人中心治疗带来的变化究竟有多深刻？这些变化是否深刻到足以影响个体整个的机体功能？

赛特福德的研究程序十分复杂，我们可以简单地描述一下它的基本情况。他招收了一个由 19 名成员组成的治疗小组，他们都是前来芝加哥大学咨询中心寻求帮助的当事人。他们被邀请作为志愿者参与一项关于人格的研究。除了少数人因为时间冲突没能接受有关的测验外，其余所有被邀请的人都参加了实验，所以这是一个治疗中心有代表性的、学生当事人样本。有 10 个人进入了当事人治疗，3 个人既参加当事人治疗也参加团体治疗，6 个人进入团体治疗。另外招收了一个不做治疗的 17 名成员作为控制组，年龄和教育状况同治疗小组大致相似。

每个人，不管是治疗小组还是控制小组，都要完成相同的实验程序。最重要的操作程序是：用电极把个体和一个示波器连接起来，以记录他手掌的皮肤电反应（GSR）、心率以及呼吸。首先休息一段时间以确立基线，告诉个体通过数字记忆可以很好地测量智力，实验者希望对他进行记忆测验。逐渐增加数字的长度，直到个体明显记不住为止。休息两分钟后，再用另一串数字测验，直到数字长度增加，导致记忆失败。再次休息后，再来一次令人沮丧的失败。这些人全都是学生，测验失败显然会导致切实的自我怀疑和挫折感，因为实验似乎在向他们的智力水平提出了疑问。再有一段时间的休息之后，这些人可以离开了，但告诉他们以后还可能再叫他们回来做实验。当时没有任何迹象表明这个实验与心理治疗有关系，而且测验与治疗不在同一座大楼里面进行。

在心理治疗结束后，当事人再回来完成同样的实验程序——三次数字记忆的挫败和随后的休息，然后对他们做出连续的自主机能的测量。按照配对式时间间隔，控制组也回来通过同样的程序。

对治疗小组和控制小组的各种生理指标的统计显示，组间仅有的显著差异是，在前测与后测的比较中，从挫折感恢复常态的速度有差异。大体上说，治疗组后测比前测的恢复快，而控制组的结果正好相反，在经受了第二次一连串的挫折后，他们恢复得较慢。

让我再说得更具体一些。治疗组的皮肤电反应"恢复系数"显示了一种变化，其显著性水平为 0.02，倾向从挫折中更加迅速地恢复。控制组在"恢复系数"上的前后变化在 0.10 的水平上差异显著，但是倾向于变得恢复较慢。换句话说，在后测期间，比起在前测期间，他们更不善于对付挫折。另一个皮肤电反应测量数值，"恢复的百分比"，也显示治疗组在后测中恢复得更快，在百分之五的水平上有显著变化，而控制组则没有显示变化。心血管的活动，按平均数计算，治疗组在后测的挫折中，显示出较低的心率变化程度，在百分之五的水平上有显著性变化。控制组没有显示变化。其他的指标说明变化方向与上面提到的相一致，但是没有达到显著水平。

大体上可以说，经历了治疗的个体，在他们一连串的治疗接触中形成了较高的挫折耐受力，能够在挫折之后较快地恢复动态的平衡。与之相比，控制组对于第二次挫折表现出轻微的耐受力下降的趋向，而且动态平衡的恢复变慢了。

简单地说，这项研究的意义似乎是，在治疗之后，个体能够用更多的耐受力来对付情感压力和挫折情境，遇到的障碍较少；即使特定的挫折和压力在治疗中没有给予考虑，这个陈述仍然成立；挫折应付能力的提高不是一个表面现象，而体现在不能被个体有意识控制、甚至个体完全觉察不到的自主反应之中。

在已有的大量研究中，赛特福德的这项研究具有开拓性和挑战性的特征。它的概括超出了当事人中心治疗的理论，而得到了与这个理论的预测相一致的结论，而且它的蕴含意义甚至超越了当事人中心理论的局限。它预测，如果心理治疗使个体在心理的层面上能够更好地处理压力，那么这种效应在他的自主机能中也应该是显著的。实际的研究是对这个预测的正确性进行检验。毫无疑问，间接的预测的正确性得到了检验，对当事人中心治疗理论的支持效果会更大。

当事人对不同技巧的反应

由伯格曼（Bergman，1959）在1950年完成的一项小型研究，是关于将晤谈记录参与到对治疗过程进行微观研究中的一个例子。他希望研究的问题是，咨询师的方法或技巧与当事人的反应之间的关系具有什么性质？

伯格曼在十个案例记录中（由拉斯金及其他人研究过的相同的案例），选择性地研究当事人请求从咨询师那里得到评价的所有条目。在这十个案例中，有246个这样的条目，来访者要求为他的问题提供解决办法，或者对他的自我调节或进步作出评价，或者对他自己的观点做出某种确认，或者对他应该怎样继续生活提出某种建议。这些条目中的每一个都作为一个反应单元被包括到研究之中。构成当事人全部陈述的反应单元，包括请求、由咨询师作出的直接的即时反应、继咨询师的陈述之后当事人的整体表现。

伯格曼发现，咨询师对这些请求的反应可以用下面的方式进行分类。

（1）一种基于评价的反应。这有可能是一种对当事人的材料的解释，发表意见表示同意或不同意当事人的看法，或者提供建议或信息。

（2）一种“结构性”反应。咨询师可能解释他自己在治疗中的作用，或者治疗运作的方式。

（3）请求澄清。咨询师可能指出，他不清楚当事人的请求的意义。

（4）一种对请求的背景的映照。咨询师可能通过试图理解当事人包含着请求的材料来作出反应，但并没有认可请求本身。

（5）一种对请求的映照。咨询师可能试图理解当事人的请求，或者试图换一种感受情景来理解当事人的请求。

对当事人继咨询师反应之后的表达，伯格曼提出了下面的分类：

（1）当事人再次请求评价。这可能是对同一个请求的重复，对它的一些扩展或修正，或者是另外一个请求。

（2）当事人停止自我探索。无论是接受或者拒绝了咨询师的反应，他常常脱离探究自己的态度和问题，而开始谈起另外不太重要的材料。

（3）当事人继续探索他的态度和问题。

（4）当事人叙述对自己的情感之间的关系的理解——表现出某种领悟。

伯格曼考查了对当事人和咨询师的表现进行分类的这个概念性工具的信度，并发现它是令人满意的，然后开始进行资料分析。他试图确定，在机遇水平之上，哪一种类型或者类型联合的出现更为频繁？重要的研究结果是：

从根本上说，当事人最初的请求和随后当事人的反应这两者之间的关系，只有一种机遇关系。当事人最初的请求和咨询师的反应之间也同样没有发现超过机遇水平的联系。也就是说，咨询师的反应和当事人随后的表达都不是由最初的请求“引起”的。

另一方面，在咨询师的反应和当事人随后的表达之间，发现有显著的交互作用效应。

（1）远远超出了机遇水平，咨询师对当事人感受的映照会引起当事人持续的自我探索或领悟（在1%的水平上是显著的）。

（2）咨询师反应类型1和类型2（基于评价的解释性反应以及“结构性”反应）会引起当事人对自我探索的放弃（在1%的水平上是显著的）。

（3）咨询师要求当事人澄清自己的表达，这种反应往往导致当事人重复请求，或者是减少自我探索和领悟的出现频率（分别在1%和5%

的水平上是显著的)。

因此，伯格曼的结论是："情感映照"式反应可以促进积极的自我探索和领悟，而评价性、解释性以及"结构性"反应往往助长了当事人对治疗过程的消极反应。

这项研究清楚地说明了相当数量的研究中采用的程序，它用精巧细致的方式对治疗过程的逐字逐句的记录进行了检验，以便验证当事人中心的治疗理论。在这些研究中，治疗的内在事件得到了客观的考察，以便能够揭示人格变化的过程。

对自我概念的一项研究

自我概念在当事人中心治疗和人格理论中是一个核心构想。对当事人自我概念的变化已经做了许多研究。此处简短地报告一下由布特勒和哈尔（Butler & Haigh，1954）所做的一项研究。

对此问题经常运用的一个方法是由斯蒂芬森（Stephenson，1953）首先提出、后来为了对自我进行研究而有所改进的 Q 分类技术。在讨论布特勒和哈尔的研究结果之前，让我先对 Q 分类做一个简要的描述。

从一定数量的咨询案例记录中，将大量的涉及自我评价的陈述全部收集起来。从中筛选出 100 条陈述，并对这些陈述进行编辑，使其含义尽量清楚明白。这样做的目的是在最宽泛的可能性范围内挑选出个体对自己的各种认知方式。例如，这个清单中包括这样的条目："我常常感到愤怒"；"我很有性的魅力"；"我真的情绪不正常"；"与别人交谈我觉得不舒服"；"我感觉很放松，没有什么烦心的事"。

在布特勒和哈尔的研究中，每个人要对 100 个条目的卡片进行分类。首先要求"给这些卡片分类，以描述今天你所看到的自己"（即现实自我)，要求他在那些卡片描述中，按照从最不像自己到最像自己这个标准把卡片分成九堆。其中每一堆卡片的数目分别是 1，4，11，21，26，21，11，4，1，这是一个硬性的规定，以便接近常态分布。当他完成分类后，要求他再次对这些卡片分类，以"描述你自己内心最想成为的那个人”（即理想自我）。这样，我们可以得到当事人关于每一个陈述条目的自我认知，以及他赋予这个当事人特征的价值评定。

显然，在各种分类之间可以做相关统计。我们可以计算治疗前的自我与治疗后的自我之间的相关，现实自我与理想自我之间的相关，一个当事人的理想自我与另一当事人的理想自我之间的相关。较高的相关显示较小的反差或变化，较低的相关则正相反。例如，研究在治疗过程中所处位置发生改变的特定条目，可以对人格变化的性质做出一种质的描绘。由于条目数量很大，所以在统计学意义上临床资料就较少发生缺失。一般说来，这种程序使研究者能够把微妙的现象学的认知变成客观而可操作的资料。

让我们讨论一下布特勒和哈尔的研究使用的对自我条目的 Q 分类方法。研究假设是：(1) 当事人中心治疗将会导致当事人所知觉到的现实自我与理想自我之间的差异减少；(2) 在那些被以独立标准断定为在治疗中进展较大的当事人身上，这种差异的减少将会更明显。

作为一个更为全面的整体研究的一部分（Rogers & Dymond, 1954），对 25 名当事人做了现实自我和理想自我的 Q 分类，共测量三次，分别在治疗开始前、治疗结束时以及在治疗结束之后 6～12 个月的随访阶段。一个年龄、性别和社会经济地位相匹配的不接受治疗的控制组，也遵循着同样的测验程序。

研究结果十分有趣。治疗前，当事人组（实验组）现实自我和理想自我的相关范围从－0.47（在现实自我和理想自我之间有非常大的反差）到 0.59（表明目前的现实自我得到相当高的评价）。治疗前的平均相关是－0.01，在治疗结束时平均相关是 0.31，而在追踪随访期间平均相关是 0.31。这个结果表现出一个意义重大的变化，对研究假设提供了有力支持。特别值得指出的是，在随访期间相关数值只有微不足道的降低。根据治疗师的专家评价和主题统觉测验两个指标所显示的变化程度，在被试中选出 17 名治疗进展特别突出的当事人。对这些人的统计显示，Q 分类的分值变化更加明显：在治疗前平均相关是 0.02，在随访期间是0.44。

另有15名成员组成了一个"自我比较"组。当他们初次请求帮助的时候，对他们进行了第一次测验，然后要求他们等待60天才开始治疗。在60天的时间结束时对他们进行第二次前测，又在治疗后和追踪时间里进行了第三次和第四次测验。这15个人的第一次测验中现实自我与理想自我之间的相关是－0.01，在60天时间结束时也是－0.01。因此可以推论，发生在治疗期间的变化显然与治疗有关，并不仅仅源于时间的流逝，或者源于要获得帮助的决心。

控制组显示了与治疗组非常不同的情形。现实自我与理想自我最初的相关是0.58，在追踪阶段为0.59，没有发生什么变化。显然这个小组没有感到治疗组所感到的心理压力，对自己评价甚高，而且前后没有什么明显的变化。

我们可以合乎情理地从这项研究中得出如下结论：伴随当事人中心治疗出现的一个变化是自我知觉的变化倾向于更高的自我评价。这个变化不是一个暂时的、转瞬即逝的变化，而是在治疗之后能够持续下去。心理压力的减少非常明显。但是我们也看到即使在治疗结束时，治疗组的自我评价还是稍低于控制组。（换句话说，治疗并没有带来"完美的适应"，或者压力的完全消除。）还有一点也很明显，即我们讨论的这种人格变化不会仅仅随着时间的流逝而出现，也不会由于主动寻求帮助而出现。这种变化肯定与治疗有关系。

与众多研究一样，这项研究揭示了心理治疗与自我知觉的关系。从其他研究中，例如罗杰斯和戴芒德（Rogers & Dymond，1954），我们知道在治疗中发生变化的主要是现实的自我概念，而不是理想的自我。后者往往有变化，但变化是轻微的，而且它的变化往往倾向于降低自我需求、变得更为现实一些。我们知道，在治疗结束时出现的自我形象，会被治疗师相当客观地评价为适应程度提高；在更大程度上具有内在舒适感、自我理解和自我接纳以及自我责任感。我们知道，治疗后的自我在与他人关系中能得到更大的满足和愉悦。这样，我们能够一点一点地增加关于治疗所带来的当事人自我知觉的变化的客观知识。

心理治疗是否能够带来日常行为的变化?

本章中所描述的研究，以及其他的可以被引用的研究，提供了当事人中心治疗能够带来变化的证据。个体作出了选择并确立了不同的价值观；他能自如地应付挫折，减少了持续的生理的紧张；他的自我知觉和自我评价方式发生了改变。但是所有这些还不够；对于普通大众和社会实际所关切的问题，这些似乎都没有提供明确的答案。人们会问："当事人的日常行为改变了吗？这种变化可以被观察到吗？这种变化的性质是积极向上的吗？"为了回答这个问题，我在同事们的帮助下，曾就治疗与当事人行为的成长变化进行了一项研究，研究成果于 1954 年发表（Rogers，1954）。

当事人中心治疗的理论假定，发生在治疗中的内在变化将会引起个体在治疗之后减少防御，具有更多的亲社会性，更多的接纳自己的内在现实和社会环境的现实；而这些行为方式显然体现了一套更加具有社会性的价值。简而言之，当事人将会以更加成熟的方式去行动，而幼稚的行为方式将会减少。我们着手解决的难题在于把它付诸实证的检验，在于是否能够给这样的假设找到一种可操作性定义。

到目前为止，我们找不到多少至少声称能够测量当事人日常行为的性质的研究工具。最适合我们的目的的工具，是几年前由威勒比（Willoughby）开发的情绪成熟度量表（Emotional Maturity Scale）。他构想了许多描述行为的条目，并让 100 位临床工作者——包括心理学家和精神病学家——就这些条目所代表的成熟程度进行评价。在专家判断的基础上，他挑选出 60 条来组成量表。评分范围从 1（最不成熟）到 9（最成熟）。下面列举几个条目以及它们的评分值，以便给读者简要介绍这个量表的特色。

评分和条目举例：

（1 分）在解决问题时，被试经常恳求别人的帮助（条目 9）。

（3 分）驾驶汽车时，在平常的情景下被试泰然自若，但是如果别的司机干扰了他，他就变得非常愤怒（条目12）。

（5分）被试对自己某些方面的缺陷心知肚明，但是他会通过从事自己占有优势的活动来慰藉自己（条目45）。

（7分）在追求他的目标时，被试精心组织和安排，显出其方法和手段有条不紊（条目17）。

（9分）被试接受正当的性爱表达机会，他对这个主题不感到羞愧、害怕或者过分关注（条目53）。

选定了研究工具以后，我们就能够以可操作的形式来陈述我们的假设：当事人中心的治疗完成之后，由当事人自己和其他非常了解他的人对他的行为进行评价，如果得到情绪成熟度量表的一个较高分值，即显示其行为更加成熟。

由于对日常行为进行准确和可靠的测量十分困难，因此这个研究的方法必然会很复杂。作为一个大型的研究计划的一部分，本研究包括近30名当事人和一个同等数量的匹配控制组（Rogers & Dymond，1954）。下面是研究的步骤。

（1）在治疗之前，要求当事人按照情绪成熟度量表对自己的行为作出自我评定。

（2）向当事人要两个非常了解他并愿意对他作出评价的朋友的名字。与他的这些朋友通过邮件进行联系。他们用情绪成熟度量表作出的评价将直接寄到大学的咨询中心。

（3）请求每个朋友在他评价当事人的同时，对另一个他非常了解的人作出评价。这样做的目的是确定这位朋友评定的信度。

（4）治疗组的半数被试被指定为自我对照组，当（他们）初次请求咨询帮助时用情绪成熟度量表进行自我评定，60天后，再次作出评定。当事人的两个朋友对他的评定也是在这两个时间作出。

（5）治疗结束时，当事人和他的两个朋友再次作出评定。

（6）在治疗结束后6～12个月内，再次从当事人和他的朋友那里得到对他的行为的评定。

（7）配对控制组的成员也根据情绪成熟度量表评定自己的行为，评定的时间与治疗组相同。

这个设计收集了一系列丰富的资料，可以从各个不同角度进行分析。在这里我只报告主要的研究结果。

不管是作为当事人还是作为观察者（朋友）进行评定，情绪成熟度量表都具有满意的信度。但在不同的评价者之间不是特别一致。

在研究涉及的任何一段时期内，配对控制组的被试的行为都没有显示任何显著的变化。

不管是根据他们自己的判断，还是根据他们的朋友作出的评定，自我对照组的成员在 60 天等待期间，没有显著的行为变化。

在治疗期间以及治疗与追踪相加的期间，旁观者（朋友）对当事人行为的评定值没有显著的变化。这当然与我们的假设是相反的。我们需要弄清楚，不管当事人在治疗中取得明显的进展与否，朋友们是否都会持有这种消极的看法？所以在接下来的研究中，根据咨询师的评定，将当事人分成了在治疗中进展最大、进展中等、进展最少这样三类人。

结果发现，那些在治疗中显示最大限度进展的人，在行为成熟方面，得到的朋友评分提高了（显著性水平达到 5%）；显示中等进展的被试，只有很少的变化；而进展最少的一组，行为变化指向不够成熟的消极方向。

治疗师对治疗的进展的评分，与朋友们对当事人日常行为的观察之间有明确而显著的相关。这个相关特别有意思，因为治疗师的判断只是以当事人在治疗晤谈时间内的反应为基础的，很少或根本不了解当事人在治疗室外面的行为。而朋友的评分是独立地根据外在的观察作出的，他并不了解在治疗中发生了什么事。

大致说来，这些结果与当事人对自身行为的评分相一致。只有一个有趣的例外。咨询师认为在治疗中显示出进展的当事人也会认为自己行为的成熟性有所提高，这种评价与那些观察者的评价相似。但是有些咨询师认为，不很成功的当事人以及那些观察者认为在行为的成熟性上显示出退步的当事人，也都会给自己打较高的分数，即认为自己在治疗后以及在追踪阶段成熟性明显提高。这似乎是治疗进展不顺利的时候，当事人的一种防御性的自我评价。

于是我们可以得出一个基本的结论：当事人中心治疗被认定为显示进步或发展时，当事人的日常行为就有明显可观察到的趋向成熟的变化。在治疗师感觉治疗很少或者没有进展的时候，就可以观察到不成熟的退步行为。这个结论似乎是合乎情理的。这后一个的发现尤其值得注意，因为它第一次证明了，在与当事人中心取向的治疗师的关系中，恳求帮助的努力没有结果与自我整合的失败可能相伴出现。虽然这些消极的结果不是特别重要，但是仍然值得进一步深入研究。

这项研究是研究心理治疗的行为结果的各种各样的努力之一。它也反映了在构思严谨的研究设计时面临的许多困难。我们需要确定：(1) 的确发生了行为的实际变化；(2) 这种变化是治疗的结果，而不是一些别的因素造成的结果。

以上关于日常行为变化的研究作了宏观的介绍。我们可以说，似乎有可能在实验室中对这个主题进行进一步的探究。问题解决的行为，适应性行为，对威胁或者挫折的反应行为等等，这些方面的变化都可以在更好的控制条件下进行研究。然而，我上面介绍的研究是一种探索性的开拓，它似乎表明：成功的治疗导致积极的行为改变，不成功的治疗有可能导致行为的消极变化。

与治疗进展有关的治疗关系的性质

我希望讨论的最后一项研究，是由巴雷特-列纳德（Barrett-Lennard，1959）最近完成的。他从我有关治疗中变化之必要条件的理论出发，提出如下假定：在关系中只要存在五个态度性的条件，当事人身上就会出现人格的变化。为了探究这个问题，他开发了一个治疗关系量表（Relationship Inventory），其中包括当事人量表和治疗师量表两种形式，设计的概念依据是治疗关系的五个维度。到目前为止，他只分析了当事人对治疗关系的认知资料，下面我将讨论有关的研究结果。

为了客观地测量治疗中人格变化的程度，巴雷特-列纳德研究的被试是正在进行治疗的一系列新案例。在第五次晤谈结束后，让每一个当事人完成关系量表的测查。为了清楚描述这个研究的某些细节，我将举例说明关于每个变量的几个条目。

例如，巴雷特-列纳德想要测量当事人对自己得到共情理解的感受程度。他列举了关于治疗师行为的条目，由当事人用六级量表（从非常符合到非常不符合）作出评定。显然这些条目可以表示共情理解的程度。

他能体会我对自己经验的具体感受。

他试图通过我的眼光看世界。

有时他用自己的感受方式来推测我的感受方式。

他从一个超然的、客观的观点理解我所说的话。

他听懂了我的话，但不理解我的感受方式。

巴雷特-列纳德要测量的第二个因素是治疗师对当事人积极关注（关爱）的程度。有关的测量条目有：

他很关心我。

他对我感兴趣。

他对“我的动机是什么”感到好奇，但对我个人并不真正感兴趣。

他对我漠不关心。

他对我有反感。

为了测量关注的无条件性，即治疗师表现的关注是否“无任何附带条件”，下面这类条目可以测量其程度的差别：

不管我表达“好”的感觉还是“坏”的感觉，他对我的关注态度没有什么改变。

他有时（并不总是）会以正面和友好的态度对待我。

他对我的兴趣有赖于我正在对他谈论的内容。

为了测量在关系中治疗师自我的和谐一致，或者说真诚透明，使用了下面这类条目：

在我们的关系中，他表现的是他的真实自我。

他有时会装作喜欢我或理解我的样子。

有时候他对我的外在反应和对我的内在反应显然不一样。

他是在对我扮演一种角色。

巴雷特-列纳德还想测量另一个他认为很重要的变量——治疗师的心理可接近性（psychological availability），即是否愿意被人了解或接近的程度。有关的测量条目有：

当我想知道他的想法和感受时，他会直率地告诉我。

当我问到有关他的事情时，他会感到不自在。

他不愿意告诉我他对我的观感。

巴雷特-列纳德的一些研究结果很有趣。与新手相比，经验丰富的治疗师更多地具备前面的四个品质。然而，在“愿意被人了解”即可接近性一项上，新手更愿意与人分享自己。

在他的研究样本中，心理压力较重的当事人，前四个项目的测量分值全部与客观测量的人格变化程度及由治疗师评定的变化程度呈现出显著相关。共情理解与人格变化的相关最强，真诚、关注程度以及关注的无条件性也与治疗的成功显著相关。“愿意被人了解”与否似乎与变化没有显著的相关。

因此，我们可以相当有把握地说，治疗师的高度一致或真诚，治疗师表现出的敏感而准确的共情，治疗师对当事人的高度关注、尊重、欣赏以及这种关注的无条件性，所有这些特征使得人际关系有可能成为一种有效的治疗关系。这些品性看来就是引发人格和行为变化的主要影响因素。从这一项以及其他的一些研究来看，有一点似乎很清楚：这些品质能够在小样本的互动研究中，在治疗关系的较早阶段测量出来，而且能够预示治疗关系的发展结果。

最近的有关研究工作致力于将当事人中心治疗理论的各个细微侧面

置于实证的检验，这项研究就是一个例子。需要注意，这个研究不是要解决技巧或者理论概念的问题。它直接切入了难以捉摸的态度的、体验的性质问题。据我判断，心理治疗的研究能够研究这种难以确定的东西，说明它已经取得了长足的进展。在我看来，有关前四个变量的肯定的支持证据以及关于第五个变量的支持证据的缺乏，似乎表明，在这个层面上进行的研究能够产生富有意义的、有区分力的研究结果。

与治疗的进展相关的治疗关系的性质全都是关于态度方面的性质，这应该引起我们持久的研究兴趣。虽然我们有可能发现，专业知识的程度或者技能和技巧也会与变化有相关；但这项研究提出了富有挑战性的可能，即某些态度的、体验的性质本身就足以激励积极的治疗进程；而理性的知识、医学或心理学的训练并不一定是必要的条件。

这项研究的开拓性还表现在另外一个方面。它第一个清楚明确地设计了研究心理治疗的因果联系，或者说引起变化的因素。在这方面，理论上已有了长足的进展，方法上也已足够精密，我们可以期待对人格改变的动力学有越来越多的研究。我们将来有可能辨别与测量那些引发或造成人格和行为变化的条件。

目前的一些研究

与心理治疗有关的调查研究在美国正在迅速发展，甚至精神分析团体也在进行着若干关于分析治疗过程的客观研究。既然现状是如此的复杂，并且是如此迅速地改变着，那么对今天正在发生的情况作总结是不可能的。我在此仅限于非常简短地概述几项我个人了解的与当事人中心治疗有关的研究方案和计划。

在芝加哥大学施林（John Shlien）博士指导下进行的一项研究，调查了在短程（时间有限制的）心理治疗（brief time -limited therapy）中出现的变化，并把这些变化与那些一般的长程（无时间限制）治疗中出现的变化进行比较。给当事人提供限定次数的晤谈（在大多数例子中是20次，有一些是40次），次数一到即结束治疗。当事人如何运用时间以及缩短治疗期限的可能性，都是研究者感兴趣的题目。这项研究在不远的将来就应该完成。

有一项密切相关的研究是对短程阿德勒疗法的探讨。在鲁道尔夫（Rudolph）和德莱克斯（Dreikurs）博士及其同事的积极合作下，施林正在同时进行一项关于阿德勒疗法的研究。如果全部计划进行顺利的话，这将意味着能够对两种明显不同的疗法——阿德勒疗法和当事人中心治疗——作出一个直接的比较。在这两种疗法中，将会实施同样的前测和后测，治疗的时间是相同的，并且要对所有的晤谈进行录音。这的确会是一个里程碑，而且会大大扩展我们关于不同的治疗形式中共同的以及区分性因素的知识。

芝加哥大学的另一项研究正在由卡特瑞特博士、菲斯克（Donald Fiske）和威廉·科特纳博士等人实施。这项研究确实是在一个非常广泛的基础上，尝试着研究大量可能与治疗性变化相关的因素。它正在撒下一张大网以调查许多以前没有考虑到的因素，这些因素可能与治疗中的进展或缺乏进展相关。

在威斯康星大学，罗伯特·洛斯勒（Robert Roessler）博士、诺曼·格林菲尔德（Norman Greenfield）博士、杰罗姆·波林（Jerome Berlin）博士和我已着手一组系统的研究，希望能解释与当事人中心治疗相关的自主性生理指标变化。这项研究的一部分，是对治疗期间当事人的皮肤电反应、皮肤温度以及心率进行连续的记录。把这些与晤谈记录进行比较，或许会就人格变化过程基本的生理—心理性质提供更多的信息。

在一个较小的项目中，有几位同事正从事一项对心理治疗过程的客观研究。我最近根据观察提出了关于心理治疗过程中的几个不规则阶段的连续谱理论（Rogers，1958）。目前我们正在从事一项研究，把这个理论描述转换成可用来研究治疗的晤谈记录的操作量表。目前已经开始进行这个量表的信度和效度研究。

在威斯康星大学还有另一项计划，尤金·甄德林博士和我是主要的研究者，从事精神分裂症病人（慢性的和急性的）与正常人心理治疗过程的比较。研究中，每个治疗师在一段时间内负责三个当事人的咨询，其年龄、性别、社会—教育状况相似——一个慢性精神分裂症病人，一个急性精神分裂症病人，一个来自社区的适应“正常”的人。已经进行了多种前测和后测，并记录了所有的晤谈。希望这项研究能有许多有趣的发现。它把对于当事人中心假设的检验推向一个新的领域，即正在就医的精神病患者。这项研究的部分基本假设是：如果提供心理治疗的必要条件（多少有些类似巴雷特-列纳德的研究），将会发现精神分裂症病人的变化过程与正常人相似。

这些简短的描述或许足以表明，当事人中心治疗的实践和理论所激励的客观性研究正在继续增长和扩展。

这些研究对于未来的意义

“这些研究将把我们引向何方？整个研究结局最终会是什么样子？”在总结这一章时，我希望对这个问题作一个评论。

在我看来，它的主要意义是，一个增长着的、可以客观证实的心理治疗的知识体系将造成心理治疗“学派”的逐渐消失，这也包括当事人中心治疗这个学派。关于促进治疗变化的条件，治疗过程的性质，阻碍或抑制治疗的条件，治疗在人格或行为变化方面的特有结果等等问题，随着已掌握的知识日益增长，我们就会越来越少地强调教条和纯粹的理论概念。不同的见解，治疗中不同的程序，对于结果的不同的看法，都将被付诸于经验的检验，而不再仅仅是一个只能讨论或争辩的问题。

在当今的医学界，我们不会发现有一个与其他治疗学派相互竞争的“青霉素治疗学派”。不同的看法和见解肯定是有的，但是这些在可预测的将来肯定通过设计精细的研究得到解决。所以我相信，心理治疗将日益转向以事实而不是以教条作为评判的权威。

由此我希望会出现一种越来越有效并且不断发展的心理治疗，这种心理治疗没有名称，也不需要任何特殊的标签。它会吸取任何一个以及每一种治疗取向中得到事实检验的各种经验，并综合为一个整体。

我大概应该就此打住。但是，有些人不认可在心理治疗这样一个微妙而无形的个人领域进行研究，我有话要对他们说。他们可能觉得，将这样一种密切的人际关系置于客观的研究审视之下，可能会使它失去人性的色彩，剥夺了它的最基本的品质，把它简化成一个冷冰冰的知识体系。我只想指出，至今为止还没有出现这样的结果。事实正好相反。研究的领域越拓宽，结论就变得越明显：当事人的重大变化总是涉及非常微妙的主观的个人经验——即内在的选择，全部人格的更大的整体合一(greater oneness)，自我感受的变革。而在治疗师方面，近来的一些研究显示，一个富有人情味、热心、真诚的治疗师，全心全意地关注、理解与他对话的当事人此时此刻的感受，才能称得上是最有效的治疗师。肯定没有任何研究证据说，一个冷漠的、理智分析的、不动感情的人会是有效的治疗师。心理治疗的一个悖论似乎是：为了提高我们对这个领域的了解，个人必须把他最富于热情的信仰和最坚定的信念置于不带个人色彩的实证研究的检验之下；但是为了成为一个富有成效的治疗师，他运用这种知识必须只是为了丰富和扩展他的主观自我，并且在他与当事人的关系中必须成为一个自由而无畏的自我。

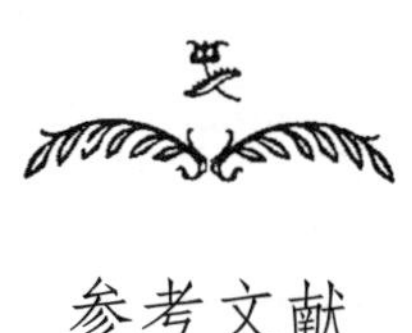

参考文献

Barrett-Lennard, G. T. "Dimensions of the client's experience of his therapist associated with personality change," Unpublished doctoral dissertation, Univ. of Chicago, 1959

Bergman, D. V. " Counseling method and client responses," *J. Consult. Psychol.* 1951, 15, 216～224

Butler, J. M., and G. V. Haigh. "Changes in the relation between self-concepts and ideal concepts consequent upon client-centered counseling," In C. R. Rogers and Rosalind F. Dymond (Eds.). *Psychotherapy and Personality Change*. University of Chicago Press, 1954, pp. 55～75

Cartwright, Desmond S. " Annotated bibliography of research and theory construction in client-centered therapy," *J. of Counsel. Psychol.* 1957, 4, 82～100

Raskin, N. J. "An objective study of the locus-of-evaluation factor in psychotherapy," In W. Wolff, and J. A. Precker (Eds.). *Success in Psychotherapy*. New York: Grune & Stratton, 1952, Chap. 6

Rogers, C. R. " Changes in the maturity of behavior as related to therapy," In C. R. Rogers, and Rosalind F. Dymond (Eds.). *Psychotherapy and Personality Change*. University of Chicago Press, 1954, pp. 215～237

Rogers, C. R. " A process conception of psychotherapy," *Amer. Psychol.*, 1958, 13, 142～149

Rogers, C. R. and Dymond, R. F. (Eds.) . *Psychotherapy and Personality Change*. University of Chicago Press, 1954, p. 447

Seeman, J., and N. J. Raskin. "Research perspectives in client centered therapy," In O. H. Mowrer (Ed.) . *Psychotherapy: theory and research*, New York: Ronald, 1953, pp. 205～234

Stephenson, W. *The Study of Behavior*. University of Chicago Press, 1953

Thetford, William N., " An objective measurement of frustration tolerance in evaluating psychotherapy," In W. Wolff, and J. A. Precker (Eds.) . *Success in Psychotherapy*, New York: Grune & Stratton, 1952, Chapter 2

第六编

生活的实践应用

我发现心理治疗的经验对于教育、人际交流、家庭生活和创造过程，具有丰富的甚至是深刻的意义。

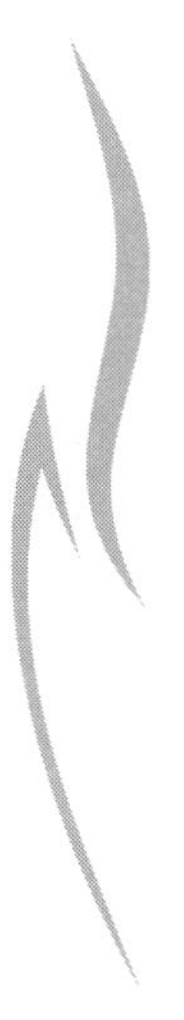

第十三章　关于教和学的思考

本章是本书最短的一章，但是，如果把我自己对它的体验作为评判标准，本章也是最具爆炸性的一章。下面是我个人一段很有趣的经历。

几个月以前，我答应去参加由哈佛大学组织的一个关于“影响人的行为的课堂教学方法”的会议。他们请我在会上现场演示“以学生为中心的教学”——我设想的把心理治疗的原则应用于教育的一种教学方法。我当时觉得，要在两个小时之内给一个经验丰富的专家团体来演示一种教学法，帮助他们形成自己的目标，并对他们当场的情感做出回应，会显得十分造作，很难令人满意。我不知道我将去做些什么，或者要去展示什么。

在这期间，我去墨西哥做了一次冬季旅行，在那里绘画、写作、摄影，认真拜读索伦·克尔凯郭尔的著作。我敢肯定，他那种直抒胸臆、直言不讳的坦诚率真对我所产生的影响远比我所意识到的大得多。

随着返程日期的临近，我不得不考虑如何交差。我想起了以前，有时我会通过表达自己非常个人化的观点来引起非常有意义的课堂讨论，然后尽力理解和接受学生各种不同的反应和情感。我觉得或许这就是应付哈佛之行的可行办法。

于是，我静下心来，开始尽可能如实地写下我在教学（使用辞典上对这个术语的界定）方面的经验以及对学习的体会。此时我绝不是一个心理学家、教育家、谨慎的专业同行，我仅仅是写下我的个人感受。我相信其中如有不当之处，这次讨论将有助于我加以改正。

我或许有点天真，但我并不觉得这些材料具有煽动性。参加会议的人员毕竟都是些知识渊博、善于自我批评的教师，他们主要的共同的兴趣在于研讨课堂交流的方法。

我出席了这次会议，只用了一点时间就把本章所列的观点提了出来，然后就展开面对面的讨论。我本来希望得到某种理解的回应，但是完全没有料到引起了骚乱。当时会场上情感碰撞异常激烈，似乎我对他们的工作构成了威胁，似乎我在明显地说一些不该说的事情，等等。不过偶尔也听到了低调的赞同声音，它来自于一位教师，他以前对这些问题也有类似的感受，但从来没敢把自己的意见表达出来。

我想没有一个与会者会把那次会议回忆成为一次学生中心教学法的演示会，但我希望每个人在回忆时会意识到自己曾亲身经历过学生中心的教学。我不想通过回答来自各方面的疑问和抨击来为自己辩护，而是尽力接纳和共情地理解他们体验到的愤慨、挫折、批评。需要指出的是，我只是发表了一些非常个人化的观点，无意要求和期待别人的赞同。在经历诸多风暴之后，与会者开始能越来越坦诚地表达他们自己关于教学的富有意义的情感，这些情感往往与我的大相径庭，他们相互之间也常常是千差万别。那是一次激励思想的会议，不知是否所有的与会者都已经把它忘记了。

第二天上午，在准备离开这个城市时，我听到了一个与会者所做的最意味深长的评价，他说："昨晚你让更多的人失眠了！"

我没有进一步发表这些片段的文字。我在心理治疗方面的观点已经把自己变成了一个在心理学家和精神病学家中"受到争议的人物"，我不想把自己这个不好听的名声扩大到教育界。然而这些观点还是得到了广泛的传播，并且几年以后有两家期刊恳请予以发表。

经过这冗长的"煽动"之后，你可能会发现这些观点本身就很令人失望。其实我个人从未感觉自己是个煽动者，而只是发表自己对教育领域的内心看法。

我想简要地谈几点看法，并希望通过你们的反应使我的观点得到新的启发。

我觉得思考是件令人痛苦的事情，在思考自己的经验并想从中提炼出它似乎本真的意义时，尤其如此。因为这好像是从诸多互不相干的事件中发现某种意义和模式，所以，起初这些思考让我自己很满意。然而接下来却时常感到备受挫折，因为我意识到，不管我自己觉得这些想法多么有价值，对多数人而言它可能显得非常荒唐可笑。我的印象是，如果我试着发掘个人经验的意义，几乎总是让我走上被他人耻笑的荒唐方向。

所以，在下面的三四分钟里，我要简要介绍一些从我自己的课堂经验、个人与团体治疗经验中所获得的意义。但这些意义绝对不是为别的什么人准备的结论或应该遵守的准则，它们只是我的经验所包含的暂时的——截至 1952 年 4 月——意义，还有一些由于这些想法的荒谬性而引起的令人不安的问题。我将用不同的字母标出每个观点或意义，这并非因为它们具有特别的逻辑顺序，而是因为每个意义对我都具有独特的重要性。

a. 考虑到本次会议的目的，我最好由这一点开始说起。我的经验是：我不会教他人如何教。从长远看，这样的尝试对我而言是完全徒劳的。

b. 在我看来，那些能教给别人的任何知识，似乎都是相对无关紧要的，对行为很少会有或者说根本缺乏有意义影响。这听起来简直荒唐可笑，在我提出来时甚至连自己都禁不住表示怀疑。

c. 我越来越明确地意识到，我只对那些能够对行为产生有意义影响的学习感兴趣。这极可能仅仅是我个人的特点。

d. 我已然确信，惟一能对行为发生有意义影响的学习是自我发现、自我拥有的学习。

e. 对事实进行个人评价并把它吸收到经验中，像这样的自我发现学习是无法与他人进行直接交流的。人往往很自然地热衷于直接交流自己的经验，而一旦这样做，交流就会变成教导，其结果也就成了不合逻辑的了。令人欣慰的是，最近我发现丹麦哲学家索伦·克尔凯郭尔也在他自己的经验中发现了这一点，并在一个世纪以前就已经把它阐述得非常清楚。这样倒使这一个意义似乎减少了些许荒谬性。

f. 作为上述观点的一个结论，我认识到我已经没有兴趣去当一名教师。

g. 当我尽力尝试着去教别人的时候——我确实曾经努力地试过，我总会对结果感到震惊。这似乎有点更不合逻辑，因为有时候教学好像是成功的。我发现，每次的情况都显示，教的结果是有害无益的。它似乎导致了个人对自己经验的不信任，并使有意义的学习遭到抑制。所以，我觉得教的结果要么是不重要的，要么就是有害的。

h. 回顾一下我过去的教学结果，真正的结果似乎是一样的——或者是造成了破坏，或者是一事无成。这的确让我觉得于心不安。

i. 与此相应的结果是，我认识到我只喜欢做一个学习者，而且只喜欢那种真正重要的学习，即能对自己的行为产生有意义的影响的学习。

j. 不论在团体中学习，与他人在一起学习（例如在心理治疗中），还是一个人单独学习，我都觉得很有收获。

k. 我发现，至少目前对我来说，最好的但同时也是最难的学习方式之一，是放弃个人的自我防御，至少暂时地放弃自我防御，尽力去理解他人的切身经验对于那个人自己所显现的直接感受到的意义。

l. 我觉得另外一个适合于我的学习方式是阐明自己的疑问，弄清自己的迷惑，进而更接近自己的经验确实含有的意义。

m. 这整个经验以及迄今为止我从中所发现的意义，似乎把我推进了一个既令人着迷、有时又让人有点恐惧的过程之中。这意味着，我努力理解这些经验当下的意义，由经验带领我朝着前行的方向、朝着自己只能模糊界定的目标向前走。这种感觉似乎是与复杂的经验一起漂流，同时与试图了解这个经验之流的变化莫测的神奇可能性一起漂流。

我担心自己似乎已经偏离了对学习和教学的讨论。让我再做一点必要的解释。我对自己经验的这些解释本身看上去可能是有点古怪，但并非特别骇人听闻。这些应用含义都是我在大家认可的常识世界中，并与之保持一定距离而发现的。当我认识到这些应用含义的时候，我自己都多少有点震惊。对此我最好做这样的说明：如果别人有过和我相同的经验，并从中发现了类似的意义，那么，这将意味着可以得出如下的许多结论：

a. 这样的经验意味着，我们可以直接取消教学。如果想要学习什么东西，人们自然会聚集到一起。

b. 我们可以取消考试。考试只能检测那种无意义的学习。

c. 这就意味着，由于相同的原因，我们可以取消分数（grades）和学分（credits）。

d. 由于部分相同的原因，我们不应再把学位作为衡量胜任能力的尺度。另外一个原因则在于学位代表了事情的终点或结局，而学习者感兴趣的却是持续的学习过程。

e. 这意味着不要纠缠于把结论说得很明确。因为我们已经知道，任何人都不会从结论中产生有意义的学习。

我觉得最好就此打住，我不想让自己变得太荒谬。我主要想知道，如我内心所想、口中所说的这些感受，对于各位在自己的课堂经历中的亲身体验，是否有某种共鸣？假如有一点共鸣的话，我说的这些话对你又有什么意义呢？

第十四章　心理治疗和教育中有意义的学习

位于佛蒙特州普伦费尔德的高达德学院（Goddard College）是一个小规模的实验学院。除了对学生的教育工作之外，学院也经常为教育工作者组织一些研讨会和培训班，来研讨许多重要问题。1958 年 2 月，他们要求我去主持一个这样的培训班，名字叫“心理治疗在教育中的应用”。来自美国东半部特别是新英格兰地区的教师和教育行政人员，冒着满天飞雪，汇聚到一起，度过了紧张的三天。

我决定要在这次会议上重新阐述自己对教和学的观点，当然希望能够比前一章的观点引起少一点的麻烦，但仍然不会绕开心理治疗方法的激进含义。结果就是这篇文章。对本书第二编（第 2～4 章）已经很熟悉的读者会发现，本文中的“心理治疗中的学习条件”和“治疗中的学习过程”两部分可以略去不读，因为它们与前面内容有重复，只是再次陈述了心理治疗的基本条件。

我觉得这是我关于当事人中心治疗思想对教育领域的应用含义的最满意的一次概括。

这篇论文讨论的是关于心理治疗对于教育的应用含义，是我个人的观点。我在这里表达的立场是尝试性的，不完全确定的。论文中涉及的许多问题尚未得到解决。但我认为，论文的观点是明确的，以此为出发点可以进一步澄清许多真正的差异。

心理治疗中有意义的学习

我首先要说，作为一个心理治疗师，长期的经验使我确信，在治疗关系中会产生有意义的学习。所谓有意义的学习，我认为它是超出事实性知识积累的学习；它能在个人的行为、未来的行动选择、个人的态度和人格等许多方面都导致真正的变化；这种学习具有弥散性，它不只是知识的增加，而且会渗透到人的生存的各个方面。

这种学习的现象，现在已经不仅仅是我的主观体验，它已得到了科学研究的证实。我对当事人中心治疗的取向极其熟识，这方面的研究也已经做了很多。我们了解到，接受当事人中心的治疗会产生下面所说的这样一些学习或变化：

当事人会用不同的方式看待自己。

他能更充分地接纳自己以及自己的情感。

他变得更自信，更能自我定向。

他越来越变成了自己喜欢的那种人。

他的认知更加灵动，僵化的程度则越来越小。

他会接受更现实的目标。

其行为更显成熟。

他能改变自己的适应不良的行为，哪怕是长期酗酒这样一些长久的不良行为。

他变得更能接纳别人。

他能更加开放地面对内部和外部两方面的经验事实。

他能以建设性的方式改变自己基本的人格特征。[①]

我认为，这可能足以表明这些就是有意义的学习，是确实有效的学习。

---

① 这些观点的证据见以下两本书：Clark Moustakas，*The Teacher and the child*，New York：McGraw-Hill，1956；C. R. Rogers，*Client-Centered Therapy*，Boston：Houghton Mifflin Co.，1951。

教育中有意义的学习

我认为，准确地说教育工作者对那些能带来变化的学习都很感兴趣。单纯的事实性知识自有其价值，比如说知道谁赢得了伯特瓦战争，或者记得莫扎特的第几号作品首次演出的时间，可以为自己赢得64 000美元的奖金，但是我相信，如果说教育就是为了使人获得这种知识，教育工作者一般都会感到尴尬。谈到这一点，不由得使我想起大学一年级时一位农学教授的很有说服力的观点。在他的课上所学到的任何知识，现在都已彻底忘记，但是我仍然记得，这位参加过第一次世界大战的老师把事实性知识比作弹药。他以这样的告诫作为他的逻辑的结论："不要做一辆该死的弹药车；要做一支来复枪！"我相信，大多数教育工作者会同意这样的观点，即知识主要是因为应用才存在。

如果教育工作者感兴趣的是那些能发挥功能的、具有实际效用的、能浸透当事人及其行动的学习，那么他们可以在心理治疗领域寻求一些灵感或理念。心理治疗中的学习过程似乎很有希望在教育中得到应用。

心理治疗中学习的条件

让我们再来了解一下，要使治疗中的学习成为可能，它在本质上会涉及什么要素。我想尽可能讲清这种现象的发生涉及哪些条件。

面对一个问题

首先是当事人遇到了他视之为严重而又有意义的问题情境。这可能是：他感觉自己的行为不能自我控制，或者他被困惑与冲突所左右，或其婚姻遇到了危机，或工作不顺心。简而言之，他正面临着一个自己难以应付的问题，他发现自己无论怎样努力，都是以失败而告终。他因而渴望学习，尽管与此同时他也害怕出现令人不安的自我发现。所以，源于在生活中所感受到的困难，几乎总是会出现的一个学习的条件，即当事人不确定的、甚至内心充满矛盾的学习或改变的欲望。

当事人来到治疗师这里时，他会面临什么样的条件呢？最近，我已对治疗师所提供的能产生建设性变化或有意义学习的必要而充分的条件做了理论上的阐述（Rogers，1957）。目前这一理论的几个方面正通过实证研究来接受检验，但是它必定仍会被认为是基于临床经验而不是可被事实证实的理论。让我简要描述一下这些应由治疗师提供的基本条件。

真诚透明

如果治疗要真正开始，那么处于治疗关系中的治疗师必须成为一个统一整合的即真诚透明的人。我的意思是，在治疗关系中，他只能做他的真实自我——而不能是一个外表，一个角色，一副伪装。我用了“真诚透明”（congruence）这个词来表示意识与经验的准确匹配。在治疗关系中，恰恰是由于治疗师在当时充分准确地意识到了自己的体验，他才成为一个真诚透明的人。如果不能做到相当程度的真诚透明，那么有意义的学习就不可能发生。

尽管真诚透明这一概念很复杂，但是我相信我们都能凭直觉和常识从与我们交往的个体身上分辨出来。与某一个人相处在一起时，我们认识到他说的话表达了心声，他的表达与他最内在的体验也是一致的，因此，不论他生气、动情、害羞还是热心，我们能够感受到他在其机体水平、意识水平以及言语和交往的各个层面上都是和谐统一的；而且我们还会看到他能接纳自己当下的情感。我们会说这样一个人“立场明确、清澈见底”。与这种人相处会让我们感到舒服自在，内心安全。可是与另外一个人在一起时，我们则会发现他的话往往只是摆出了某种假面具，我们不清楚在这个外表的背后他有什么样的真实情感和体验，也许他根本就没有意识到自己的情感体验，我们也怀疑他自己是否知道自己的真情实感。和这样的人在一起，我们一般会小心翼翼，保持警惕。在与这种人的关系中，人们是不会放弃心理防御的，也就是说，有意义的学习和变化不太可能产生。

因此，治疗的第二个条件，就是治疗师在治疗关系中能做到相当程度的真诚透明。他为人直率坦白、表里如一、自我接纳，当他的情感和反应产生与改变时，他对它们的准确意识与他的实际体验是一致的。

无条件积极关注

第三个条件是治疗师体验到对当事人的热诚关心，这种关心不是占有式的，也不是为了当事人的满足。它是一种仅仅表明“我关心”的气氛，决非“如果你这样和那样做，我就关心你”的气氛。由于没有附加上任何价值条件，所以斯坦德尔（Standal，1954）把这一态度称作“无条件积极关注”。而我自己则常常用“接纳”一词来描述治疗气氛的这个方面。这意味着，我们不但必须接纳当事人对“好的”、积极的、成熟的、自信的、社会性情感的表述，而且必须同样能接纳他自己对消极的、“不良的”、痛苦的、恐惧的、异常的情感的表达。这意味着要把当事人作为一个独立自主的人予以接纳和关注，允许他拥有自己的情感和体验，并允许他从中发现属于他自己的意义。当达到这样一种程度，即治疗师能提供由无条件积极关注所带来的安全气氛时，那么，有意义的学习就有可能发生了。

共情理解

治疗的第四个条件是，治疗师能体验到自己对当事人世界的准确的共情理解，就如同从当事人内部看到了他的世界一样。感受当事人的私人世界就好像感受你自己的世界，但这绝对没失去“好像”这一特点——这就是共情，这对治疗来说似乎是基本的条件。感受当事人的愤怒、惧怕或迷惑就好像感受的是你自己的愤怒，然而你自己的愤怒、惧怕或迷惑并没有牵涉进去，这就是我们正在描述的条件。当事人的世界在治疗师看来是如此清晰，他能自如地游走于其中，这时治疗师就不但能对当事人已经很明了的内容表达出自己的理解来，而且还能把当事人一些心中所有、口中所无的体验的意义也表达出来。费德勒（F. E. Fiedler）的研究表明，做到敏感而共情对治疗来说是很重要的。在描述那些由经验丰富的治疗师所创造的治疗关系时，以下几条在该研究中占有突出位置：

治疗师非常能理解患者的情感。

治疗师从来不对患者要表达的意义持怀疑态度。

治疗师的评论与患者的心情和表达内容非常吻合。

治疗师的声音语调要传达他分享患者情感的充分能力。（Fiedler，1950）

第五个条件

对治疗中的有意义学习来说，第五个条件是，当事人应能体验到或感受到治疗师的真诚透明、接纳与共情。治疗师仅仅具备这些条件是不够的，他还必须在一定程度上能成功地把它们传达给当事人。

治疗中的学习过程

根据我们的经验看，当这五个条件具备了的时候，那么，某种变化过程就会不可避免地发生。当事人对自己和他人那种僵化的感知会有所减轻，对现实也变得开放起来。过去用以解释自己经验意义的僵化模式也受到了反思，他发现自己对自己生活中的很多“事实”产生了怀疑，觉得它们只不过就是“事实”，之所以如此，是因为他已经能这样来看待它们了。他发觉了自己以前没有意识到的情感，并且在处于治疗关系中时常常能清晰地体验到它们。于是，他学着要对自己的所有经验更加开放——既包括来自自身内部的情况，也包括来自自身以外的情况；还学着更多地接纳自己的体验——既接受、体验那些他更乐于接受的情感，也能接受、体验那些他曾害怕过的情感。他变成了一个愈益流动、变化、在学习过程中成长的人。

变化的主要动力

在这个过程中，对治疗师来说没有必要去“激励”当事人，或者为他提供能引起变化的能量。从某些方面来看，动力似乎并不是由当事人自己提供的，起码在任何意识状况下是这样。然而我们要说，学习和变化的动力源于生命自身的自我实现倾向，这一机体倾向能朝着所有不同的潜能发展的方向流动，于是就有了自我提升的体验。

我本来完全可以非常充分详细地对这一观点进行阐述，但是我的目的既不是要强调治疗和学习发生的过程，也不是这些学习的动力，而是要重点探讨使这些成为可能的条件。所以，我只想以这样一句话来结束对治疗的阐述，即当以下五个条件得以满足时，治疗就是一种实际发生了的有意义学习：

当事人觉得自己面临着严重而又富有意义的问题。

治疗师在这种治疗关系中是一个真诚透明的人，能做到成为真实的自己。

治疗师觉得自己能够无条件积极关注当事人。

治疗师对当事人的个人世界有着准确的体验，并把这种体验传达给他。

当事人在某种程度上体验到了治疗师的真诚透明、接纳和共情。

对教育的应用含义

如果应用于教育当中，这些条件可做何种解释呢？毫无疑问，教师会根据他自己的经验得出比我更好的答案，但是，我至少要把自己所理解的一些含义提出来。

接触问题

首先，这意味着有意义学习更容易发生在觉得有问题的处境之中。

我相信我有可观察的证据来支持这个观点。我曾用与我的治疗经验一致的方式处理学校课程，开展团体活动，在自己的各种尝试中，我发现并相信，这样的方法用于工作坊比用在常规课程中更有效，用在拓展课程比用在校内课程中更有效。来参加工作坊和拓展课程的人，是那些自己觉得有问题并能接触问题的人。对于大学规定课程尤其是必修课程，学生一般会把学习这些课程看成这样一种经验，即他会预期自己对此保持被动的态度，或感到愤恨，或二者兼有；对这样一种经验，他当然很少会认为它与个人的问题有关联。

然而，我的经验也表明，当普通的大学生确实把课程看作一种能解决自己相关问题的经验时，那种轻松感以及奋发向上的动力是令人吃惊的。这一点对于数学和人格理论这样差别明显的课程，都是真实的。

我认为，苏联目前的教育状况也为这一观点提供了佐证。当整个国家觉得自身背后——在农业、工业生产、科学发展、军备发展中——面临着紧急问题的时候，大量惊人的有意义学习就会发生，他们的人造地球卫星就是一个很明显的例子。

所以，治疗条件对教育的第一个含义应该是，要允许各级学生真正接触他们生活中的重要问题，进而感知自己渴望解决的难题和焦点。我确信，像我要提到的其他含义一样，这一含义与我们当今文化中的趋势恰恰是背道而驰的，不过，我要在后面再对此做些评论。

我觉得，从我对治疗的阐述中可以清楚地看到，治疗对教育的一个总的应用含义就是，教师的任务在于创造一种能促进有意义学习得以发生的课堂气氛。这一总的含义可以分解成几个小的方面。

教师的真实性

如果教师能做到真诚透明，似乎学习就能得以促进。这意味着教师要做一个真实的人，要公开坦率地面对自己的态度；能接纳自己的真实情感。这样，当和自己的学生相处在一起时，他就成了一个真实的人。对自己喜欢的话题，他会热情洋溢；而对不喜欢的，也会感到厌烦。他会愤怒，但也容易伤感或表示出同情。由于他觉得自己的情感只是自己的，所以他不想把它们强加于他的学生身上，也不强求他们要有同感。他是一个人，而不是一个缺乏个性的课程标准的化身，也不是一根用以把知识从一代传递到下一代而自身却不生产的输送管道。

不过，我只能提供一点证据来说明这一观点。当我仔细回顾那许多曾经对我的学习产生促进作用的老师的时候，他们似乎每人都有这一品质，即每人都是一个真实的人。我不知道诸位是否也有同样的记忆。如果事情确实如此，那么与在学生面前保持真诚透明和真实相比，一个教师如何承担分配给自己的课程任务，或如何使用被认可的音像设备，可能都是很次要的事情了。

接纳和理解

治疗对教师的另一个含义是，如果教师能按照学生的本来面目接纳他，能理解他拥有的情感，那么有意义学习就可能会发生。如果能接受前面所提到的治疗的第三和第四两个条件，教师能温馨接纳学生，能给予其无条件积极关注，能对他们在面临新情况时出现的恐惧感、期盼、挫折感予以共情，那么，他就是在为创造学习的条件尽心尽力。克拉克·莫斯塔克斯（Clark Moustakas，1956）在其著作《教师与儿童》中，提供了大量包括从幼儿园到高中的个人和团体情况的绝好例子，在这些例子中，教师工作的目标恰恰就是这样的。让一些人感到不安的是，一个教师拥有这样一些态度，他愿意接纳各种情感，这意味着不仅包括接纳学生对学校功课的态度，而且也接纳他们对父母的亲情、对兄弟姐妹的怨恨、对自己的忧虑等各种体验——接纳这个人的全部态度。那么，这样的一些情感有权在学校公开存在吗？我的看法是肯定的。它们关涉到个人的变化生成，关涉到他学习的有效性以及功能的有效发挥，通过理解和接纳来应对这样的情感，肯定会与多位数除法或巴基斯坦地理的学习也有一定的关系。

提供资源

现在我要提到的是治疗在教育中所拥有的另一含义。在治疗中，学习的资源是存在于自我内部的。由于要处理的资料存在于人自身内部，治疗师能够提供的有用资料是非常少的。不过在教育中却不是这样，这其中有很多知识、技术、理论方面的资源，它们构成了可供利用的原始材料。我关于治疗方面的论述其实是想建议，应该让学生得到这些材料、资源，但不是把它们强加于学生。充分的灵活性与敏感性在这里是一笔宝贵财富。

我不想来罗列通常能想到的资源——书籍、地图、练习册、原料、录音机、工作场所、工具，等等，而是想用一点时间集中探讨教师怎样把自己以及自己的知识和经验作为资源来利用。如果一个教师能支持我提出的观点，那么，他可能至少会通过下列方式来帮助他的班级：

他想让他们知道他在这一领域所拥有的特别的经验和知识，并要让他们知道他们可以要求得到这些知识，但他不想让他们觉得必须通过这种方式才能利用他。

他想让他们知道，只要他们愿意，他们可以得到他自己在这一领域的思维和组织方法，甚至可以通过讲授的方式来进行。但他仍然要让他们感到他仅仅是把它提供出来，而他们则既可以接受它，也完全可以拒绝它。

他想让自己被看作是一个资源的发现者。为了促进他们自己的学习，不管他们个人或整个团体想真诚地获得什么，他都会心甘情愿地认真考虑获取这些资源的可能性。

他想让自己与团体的关系具有这样一个特点，即他们能自由地感受到他的情感，而不是把自己的情感强加于他们或者限制自己的情感对他们的影响。于是，他可以体验自己的学习所带来的兴奋与热情，但不会强求其学生对他亦步亦趋；他可以对个人或团体的活动感受到满意、冷淡、困惑或愉快的情感，不会成为对付学生的胡萝卜或大棒。他希望自己能完全自由地说“我不喜欢那样”，而学生则同样能够自由地说“但我喜欢”。

所以，不论他提供什么资源——一本书、工作场所、一件新工具、一次观察工业过程的机会、一次基于自己研究的演讲、一幅画、图表或地图、他自己的情感反应——如果这些对学生是有用的，那么他觉得这些只是一些可供利用的资料，他希望它们仅被理解为资料并得到利用；他认为它们不是指南、期待、命令、强迫，或者统一的要求。他将会把自己这个人以及能找到的所有资源提供出来，供大家使用。

基本动机

由此应能清楚地看到，教师依靠的基本动力是学生自身的自我实现倾向。他所建立的假设是：如果学生能真实地接触生活的问题，那么他就会愿意学习、想要成长、寻求发现、希望掌握、渴望创造。教师会认为自己的作用在于与学生建立这样一种个人的关系，能在班级创造出这样一种气氛，从而能使人的自然倾向得以实现。

某些省略

我认为这些只是治疗观对教育过程的一部分含义。为了使这些含义更清晰，我想再指出另一些没有包含于其中的内容。

我没有包含那些强加于学生的讲授、演说或解说。如果学生或明确或含蓄地要求这些教学过程，那么，所有这些都可以成为他们经验的一部分。不过，如果一个教师能凭借基于治疗的信念做以下工作，那么，他将会很快感受到学生在这方面欲望的变化。他可能被请求向一个团体做讲授（根据请求进行讲授与通常课堂上的体验是很不一样的），但是，如果他察觉到团体中产生了冷淡和厌倦情绪，他将会对此做出反应，会设法理解这些反应，因为较之固定材料的讲解，教师对学生情感和态度的反应更加重要。

我也没有包括任何依据外在标准对学生的学习进行评价的项目。换言之，我没有把考试包括进去。我认为，为了察看学生是否符合教师所拥有的一些外部标准而对学生的成就所进行的测试，恰恰与治疗对有意义学习所拥有的含义相矛盾。在治疗中，考试是由生活设立的。当事人面对它们，有时候能通过，有时候则会失败。他发现，他能够利用治疗关系以及他在其中的体验等资源来组织自己，以便下一次能更满意地符合生活测试的要求。我认为，这也可以看作是教育的一个范式。请让我来解释一下这种构想有何含义。

在这种教育中，许多生活情势的要求变成了教师所提供资源的一部分。学生会努力获取这样一些知识，因为如果没有如此多的数学知识，他就不可能进入工程院校；如果没有一张大学文凭，他就不可能在某公司找到一份工作；如果不能独立完成博士研究，他就不可能成为一名心理学家；如果没有化学知识，他就不可能做一名医生；如果不能通过道路交通规则的考试，他甚至不能开车。这些要求不是由教师规定的，而是由生活本身提出来的。教师的责任是为他们提供资源，以便学生能利用它们来学习，从而能迎接这些真正的考验。

在学校内部也有一些诸如此类的评价。一个学生完全可能面临这样一个事实，即他只有在数学标准化考试中获得一定的分数，才能加入数学俱乐部；他只有表明他有足够的化学知识和实验室技能，才能冲洗照片；他只有证明自己阅读面广、创作能力突出，才能加入某个文学小组。在生活中，评价的本来作用是被用做一张入场券，而不是用来对付反抗者的棍棒。我们的治疗经验表明，在学校中也应如此，要把学生当做一个能自我尊重、自我激励的人，要让学生自由地决定是否想努力获得这些入场券。这意味着不要强迫他们服从，不要扼杀他们的创造性，不要让他们按照他人的标准生活。

我很清楚，我刚提到的这两个因素——教师强加于学生的讲授和解释，以及教师对学生实施的评价，构成了当今教育的两个主要内容。所以，当我说心理治疗的经验要求我们把这两者取消时，可以清楚地看到，心理治疗在教育中的含义的确令人感到吃惊。

可能的结果

如果我们要审视我上面所列举的这些如此剧烈的变化，有什么结果能证明它们的确凿性呢？针对以学生为中心的教学的结果，现在已有一些研究（Faw，1949，1954；Jackson，1957），不过这些研究还远不够完善。首先，就它们满足我描述过的那些条件的程度看，这些已有的研究相互间差别很大。它们多数只持续了几个月的时间，只是最近的一个关于低年级儿童的研究持续了一整年的时间（Jack，1957）。另外，有一些研究运用了适当的对照组，而有些则没有对照。

我认为，可以说，这些研究显示了如下一些发现：在那些起码尽力创造出与我描述的气氛接近的课堂情境中，事实性的、课程知识性的学习效果同传统的班级学习大体相同。有的研究报告多一点，有的则报告少一点。而在个人的适应能力、自发的课外学习、创造力、自我责任心等方面，学生中心的班级明显优于传统的班级。

当我审视这些研究，并对那些设计得比较好的研究本来应该能提供更多的信息和结论感到困惑时，我终于明白，从这样的一些研究中所获得的发现，永远也不能解答我们提出的问题。这是因为，所有这些发现都必须根据我们的教育目标来进行评价。如果我们看重的主要是知识的学习，那么，我们就可能把我描述过的那些条件当作废物而抛弃，因为没有证据能表明它们能带来更大比例或更大数量的事实性知识。于是，我们就可能拥护类似这样的措施——模仿军校的样子来建设培养科学家的学校。据我所知，这一措施是许多国会议员极力倡导的。但是，如果我们重视创造力，如果我们悲叹这样一个事实，即我们在原子物理、心理学以及其他科学中所拥有的原创性观点都是从欧洲借来的，那么，我们就可能希望尝试各种促进学习的方式，使学生头脑变得更灵活、更自由。如果我们强调独立性，如果我们对我们的现成制度所竭力诱导的对知识、价值、态度日益增加的驯顺和服从感到心中不安，那么，我们就可能希望为真正的学习创造条件，以便能够促进具有个人独特性、自我指导、自我发动的学习。

结语与争论

依据我们在心理治疗领域所学习到的意义，我已经尝试着勾画出了这样一种教育，并说明如果教师努力的中心目标是发展一种有助于自我激励、自我实现和有意义学习的关系、气氛，其应用意义将会是怎样的。然而，这样一种导向恰恰与当前的教育实践和教育趋势背道而驰。如果我们想建设性地考虑这种学生中心的方法，那么我就要提到几个我们需要面对的争议和问题。

首先是我们应该如何构想教育的目的？我认为，学生中心的方法对于实现某些目标是有优势的，但对其他目标并没有优势。我们首先有必要搞清楚我们如何看待教育的目的。

我所主张的这种教育会有什么实际结果呢？我们需要一丝不苟地冷静地做更大量的研究，通过与传统教育的比较来了解这种教育的真实结果，这样，我们就可以依据事实做出选择。

即使我们要尝试这种促进学习的方法，那也会面临很多难以解决的问题。我们能允许学生接触这些真实问题吗？我们的整个文化——通过风俗、法律、工会与行政部门的努力、家长与教师的态度，等等——从根本上致力于实现一种任务，即阻止年轻人去接触任何真实的问题：不要让年轻人去担负实际工作，不要让他们去承担实际的责任，他们在公民或政治问题上没有任何发言权，在国际事务中没有任何插嘴的余地；要通过严密的监管，防止他们直接接触任何个人与社会生活的真实问题。人们不希望年轻人去帮助做家庭事务、谋生、从事科学研究、对付各种道德伦理问题。这样一种已经一代一代延续下来的根深蒂固的势力，有可能在朝夕之间得到改变吗？

另一个问题是，我们是否允许个人在自己内部自由地进行知识的建构，换句话说，知识系统的组织是否是为了个人？在今天，教师、教育家与学生家长、国家领导人站在一起，坚持认为学生应该受到指导；必须把我们已经为他们组织好了的知识传授给他们；我们决不相信学生们会根据实用的要求来自己组织知识。正如赫伯特·胡佛（Herbert Hoover）在谈到高中学生时所说："我们实在不能期待这个年龄的孩子能决定他们需要什么样的教育，所以他们必须接受指导。"[①] 这对大多数人

① 《时代周刊》，1957—12—02。

而言是如此显而易见，以至于我们如果对此表示怀疑，甚至会被人认为神经不太正常。甚至有一位大学校长还怀疑，教育是否真正需要自由。他说，也许我们过高地估计了自由的价值。他还说，没有自由，一些国家在科学方面照样取得了巨大进步。言外之意是：我们应该向那些国家学习，铲除自由。

还有一个问题，我们是否想要反对在目前教育中存在的事实性知识训练之类的强大潮流？所有的人都必须以同样的方式学会同样的事实。海军上将理克佛（Rickover）对此阐述了他的看法："从某些方式看，我们必须设计一种方法，以便把统一的标准引入美国教育……这样父母们将会首次拥有衡量学校的尺度。如果各地的学校继续教授'生活适应'之类的课程……而不是法语和物理学，那么，世界各地的人们都会看到，美国的毕业证书是劣等的。"[①] 这是一个很普遍的观点。甚至我的一位在教育方面有远见卓识的朋友马克斯·勒纳也曾经这样说："一所学校所希望做到的一切，就是为学生装备各种工具，让学生以后能运用这些工具，从而变成有良好教养的人"（Lerner，1957，p. 741）。显而易见，他对在学校内部出现的有意义学习感到失望，觉得必须将这种学习放逐于学校之外；学校所能做的一切无非就是装备某些工具而已。

用来灌输这种事实性、工具性知识的最不费力的方法之一，就是由斯金纳和他的同事们所设计的"教学机器"（Skinner，1954）。这伙人试图证明，对于算术、三角、法语、文学欣赏、地理或者其他事实性学科的教学来说，教师已经成了一台过时的、不甚有效的工具。这种教学机器对于"正确的"答案能立即提供强化。我个人绝不怀疑，教学机器会得到进一步的发展和广泛的应用。这是行为科学领域的一个新贡献，我们必须学会面对它。但是，它能代替学生中心的方法吗？或者仅仅是一种补充？当我们面向未来时，这是必须要考虑的问题之一。

我希望，通过提出这些争论性的议题，能够进一步弄清有意义的学习的构成要素，弄清如何实现有意义的学习。对这个容易引起两极对立的

---

① 《时代周刊》，1957－12－02。

问题，希望能促使大家进行深刻而严肃的思考。现在，那种遮遮掩掩的答案是远远不够的。我已经试着就心理治疗中出现的有意义的学习做了界说，对促进这种学习的条件做了描述，也试着指出这些对教育的应用含义。换言之，我已提出了自己对这些问题的答案。面对当前的公共舆论和行为科学知识相互呼应的背景，或许我说的这些话可以起到一点作用。

参考文献

Faw, Volney. “A psychotherapeutic method of teaching psychology,” *Amer. Psychol.* 4：104～109，1949

Faw, Volney. “Evaluation of student-centered teaching.” Unpublished manuscript，1954

Fiedler，F. E. “A comparison of therapeutic relationships in psychoanalytic, non-directive and Adlerian therapy,” *J. Consult. Psychol.* 1950，*14*，436～445

Jackson，John H. “The relationship between psychological climate and the quality of learning outcomes among lower-status pupils,” Unpublished Ph. D. thesis，University of Chicago Press，1957

Lerner，Max. *America as a Civilization*. New York：Simon & Schuster，1957

Moustakas，Clark. *The Teacher and the Child*. New York：McGraw-Hill，1956

Rogers，C. R. *Client-Centered Therapy*. Boston：Houghton Mifflin Co.，1951

Rogers，C. R. The necessary and sufficient conditions of therapeutic personality change. *J. Consult. Psychol.* 1957，21，95～103

Rogers，C. R. and R. Dymond.（Eds.）*Psychotherapy and Personality Change*. University of Chicago Press，1954

Skinner，B. F. “The science of learning and the art of teaching,” Harvard Educational Review 1954，24，86～97

Standal，Stanley. “The need for positive regard：A contribution to client-centered theory,” Unpublished Ph. D. thesis，University of Chicago，1954

第十五章　学生中心的教育

——一个参与者的体验

在本书的前半部分我已表明，我不满足于仅仅提出自己的心理治疗观：我认为，把当事人对自己体验的理解也呈现出来，也是非常必要的，因为我的观点其实也是从这些原初材料中概括出来的。同样，对于以从心理治疗中所汲取的经验为基础的教育来说，我觉得我也不能满足于仅仅阐述自己的看法：我还想把学生对这种教育的见解呈现出来。

为此，我把我这些年收集到的学生在不同课程中的各种报告和“意见反馈表”都仔细看了一遍，并把那些满意的篇目选了出来。不过，我最终决定只用萨缪尔·迪南伯姆（Sammuel Tenenbaum）博士所写的两篇材料，第一篇是他在听了我的一门课程之后立即写的，第二篇是一年后他写给我的一封信。我很感激他允许我使用他的这些个人叙述，并非常乐意把它们放到写给读者的文章中。

1958年夏天，我应邀到布兰蒂斯大学（Brandeis University）讲一门为期四周的课程。我记得题目是“人格的变化过程”。对这门课我并没有寄予厚望，它只是学生所选的几门课之一，每周上三次课，每次两小时。这种授课方式我并不喜欢，我喜欢的是那种集中的专题研讨会形式。事先我了解到，这个班成员各异——有教师、心理学博士研究生、咨询员、几个牧师、至少一个外国人、独立开业的心理咨询师、学校心理学家。从总体看，这个班要比平常在大学课堂中见到的学员更成熟、经验更丰富。对这整个事情，我都感到很惬意。我将尽我所能使这门课成为我们每个人的一次富有意义的经历。不过，我怀疑这能否产生像我曾主持过的咨询工作坊那样的效果。

或许正是因为我对这个班以及我自己抱有比较现实的希望，因而这门课进行得非常顺利。毫无疑问，我认为，在我通过课程或专题研讨会来促进学习的那些最令人满意的尝试中，这是其中的一次。这应该是在阅读迪南伯姆博士的材料时留下的一个印象。

现在我想暂时撇开这一话题，说点儿别的。与在治疗中面对一个新团体相比，面对一个新的当事人让我觉得更为自信一些。我觉得，我对治疗的条件有充分的把握，所以理应对随之而来的治疗过程充满信心。但是面对团体时我却有点缺乏自信。有时候我本以为有充分理由来假定课程会进展顺利，可是，充满活力的、自发的、自我引导的学习在很大程度上几乎就没有出现。有时候我本来心存疑虑，可是结果却出奇得好。对我来说，这意味着我们关于在教育中促进学习过程的理论概括，远不像对治疗过程的理论概括那样准确或完善。

再说布兰蒂斯的课程。很明显，对于我们几乎所有的参与者来说，那是一次极有意义的经历，这从他们的课程报告中可以明显看到。我特别感兴趣的是迪南伯姆博士的报告，它不仅是写给我的，也是写给他的同事的。迪南伯姆博士是一名思想成熟的学者，而不是一个容易被别人左右的年轻人；他是一位学识渊博的教育家，尤为可敬的是，他曾为教育哲学家威廉·柯伯屈（William H. Kilpatrick）写过传记。所以他对这次经历的感受似乎具有非同寻常的价值。

请不要以为我完全同意迪南伯姆博士的理解，其实我对这次经历的某些方面的理解与他是大不一样的；但惟其如此，才使得他的观察如此有助益。我尤为关心的是，对他而言似乎“罗杰斯式”的方法就是如此，而且仅仅是因为我这个人以及我的癖性才使得那一次经验成为那个样子。

正是因为这个原因，所以我很高兴在一年后收到了他的一封长信，信中报告了他自己在教学方面的经验。这进一步证实了我从各种各样的人那里得到的认识，即不只是某个教师的个性使之成为一种充满活力的学习经验，而是还要依赖于某些基本原则的实施，而任何一位拥有正确态度的“促进者”都可以利用这些原则。

我相信迪南伯姆博士的这两篇报告将会澄清一个问题，即为什么那些经历过我所描述的这种团体学习的教师，永远也不会再回到那种老一套的教育方式上去。尽管可能会遭遇挫折和偶尔的失败，然而面对每个新团体，一个人总要坚忍不拔地努力去发现那些条件，以解放这种充满活力的学习经验。

卡尔·R·罗杰斯与非指导性教学

萨缪尔·迪南伯姆　哲学博士

作为一个对教育感兴趣的人，我有幸聆听了一门关于课堂教学方法的课程，这门课如此独特和别具一格，以至于我感到不能不与人分享这一体验。在我看来，这种方法与传统的、公认的那一套似乎具有根本性的不同，它对那套陈旧的方法如此具有颠覆性，因此，它应该得到更广泛的了解。我料想，对这种学习过程做了精彩描述的罗杰斯，作为一个授课人，他自己就会倾向于运用“非指导性教学”。

我对这个术语的意思已有了一些了解，但坦率地说，我对这个如此具有颠覆性的事情却毫无思想准备。这并不是说，我是个墨守陈规的人。我所受到的最有影响的教育源于威廉·柯伯屈和约翰·杜威，任何人——哪怕是对他们的思想略知一二——都知道，我并非在暗示说他们的思想狭窄。但是，在布兰蒂斯大学的课堂上，我看到，罗杰斯博士所运用的方法的确是异乎寻常；如非亲身经历，简直难以置信。我希望我能尽力描述好这一方法，以便让大家大体了解这种方法所引起的感受、情感、温暖和激情。

确切地说，这个课程是完全没有结构的。在任何时候，任何人甚至指导者本人，都不知道在下一时刻课堂上会发生什么。各种各样的主题将会被提出来讨论，各种各样的问题将会被提出，各种各样的个人需要、感情、激动都会呈现出来。这种没有结构的自由气氛——人们尽最大可能地允许相互自由——是由罗杰斯自己构建出来的。在一种友好轻松的状态下，他和学生（大约 25 个）一起围坐在一张大桌子周围，并表示说，如果我们能谈谈我们的意图并做个自我介绍，那或许是很美妙的一件事情。不过随之而来的却是一阵令人紧张的沉默；没有一个人出声。终于，为了打破沉默，有人不好意思地举手了，匆匆地说上几句。接着又是令人不安的沉默，然后又有人举手。此后，学生们的手举得越来越快。在整个过程中，指导者从未敦促任何一个学生发言。

无结构的方法

此后，罗杰斯告诉整个班级他随身带来了大量的材料——复印材料、小册子、文章、书；还拿出了一套推荐阅读的参考书目。他任何时候都没有表现出希望学生阅读或做别的什么事情的意思。据我回忆，他只提出一个请求——是否有学生愿意把这些材料放到特意为参加这门课的学生保留的房间里？立即有两个学生表示愿意。他还说他带了一些心理治疗方面的录音带，还有一些电影片。这引起了一阵兴奋，学生们问是否可以听一听、看一看，罗杰斯博士作了肯定的回答。然后全班就定下了付诸实施的最佳安排。学生都自愿去放录音，找放映机；这在极大程度上都是学生自我发动、自我安排的。

其后的四次课是艰难而又令人灰心的。在这期间，全班似乎未取得任何进展。学生说话很随便，想到什么就说什么。一切似乎都是毫无秩序、漫无目的的，好像完全是在浪费光阴。有一个学生提到了罗杰斯哲学的某些方面；下一个学生则对此全然不顾，他又把全班引到另外一个方向；而第三个，则又彻底撇开前两个，开始转到别的什么新鲜事上。

有时候，大家或多或少地会努力讨论同一内容，但在很大程度上，课堂的进程似乎缺乏连贯性和方向性。指导者聚精会神地关注并接收课堂里每一个人的发言，而任何一个学生的表现是否适当，在他看来根本就不是一个问题。

整个班级对这样一种完全没有结构的方法毫无思想准备，他们不知道如何进行下去。陷于困惑和沮丧的学生们要求教师继续扮演那个习惯和传统分配给他的角色；要求他用权威式的语言向我们阐明对与错、好与坏。难道他们千里迢迢而来不是为了向哲人本人求教吗？难道他们不够幸运吗？难道按照正确的仪式和惯例他们不能得到这位伟人——以他的名字冠名的这场运动的创立者——本人的真传？笔记本在静静地等待着记下这位智者的真知灼见，然而它们却基本上没有被碰过。

足以令人称奇的是，从一开始，甚至是在他们感到恼火的时候，这个团体的成员就觉得他们相互联结在了一起；而在课堂之外，他们会感到兴奋和激动，因为他们一直在进行交流，哪怕是在他们感到沮丧的时候。这样的交流在以前任何课堂都不曾有过，而且以前可能从未以这种形式交流过。这个班级被一种共同而独特的体验联结到了一起。在这种罗杰斯式的课堂上，他们说出了自己的想法；而这些话既不是出自课本，也不是指导者思想的反映，亦非来自什么别的权威。这些想法、情感和感受发自他们内心；这是一个放松的而又令人激动的过程。

在这种自由的气氛中，他们说出了平常很少说的事情，然而这些事情他们过去却不曾料想过，也没有准备过。在这期间，指导者曾多次受到打击；我觉得他好像有很多次发生了动摇；虽然他是我们愤怒的根源，然而，奇怪的是，我们好像对他非常有感情，因为对这样一个富有同情心、能对他人的感情和想法保持敏感的人发脾气似乎是不对的。我们都感到其中存在着一点点误解，一旦它们被理解和纠正，一切都将重新变好。但是，我们这位表面看起来十分温和的老师，有着“钢铁一样牢固的怪念头”。他似乎不理解我们，而在充分理解了我们的想法之后，他则倔强而顽固地拒绝改变自己的主意。双方的激烈竞争就这样持续着。我们在看着罗杰斯，而罗杰斯则在看着我们。大家普遍赞同一个学生的看法："我们是以罗杰斯为中心，哪里是以学生为中心！我们原来是在向罗杰斯学习啊。"

鼓励思考

另有一个学生认为，罗杰斯曾受到过柯伯屈和杜威的影响。以此看法为出发点，他说，他觉得他察觉到了罗杰斯的用意。他认为，罗杰斯想让学生独立地、创造性地思考；想让他们与他们自己的个人和他们的自我深深地融合在一起，希望这能够促使人的"重新建构"——从杜威角度看——这涉及人的看法、态度、价值、行为。这是真实体验的重构；是真正有意义的学习。当然，他不想让这门课以这种形式来结束——即以教材和讲课为基础，然后进行考试，然后再像传统做法那样给个期末成绩，因为这往往意味着完成和遗忘①。几乎从这门课的一开始，罗杰斯就申明任何人都不能把任何事物教给其他任何人。但是，这个学生坚持认为，思考，就发生于这样的十字路口，这个著名的两难困境的论断是由杜威提出来的。当我们到达一个十字路口时，虽然我们想到达目的地，但我们并不知道应该选择哪条道路；于是，我们就要审查整个形势，而思考就从这里开始。

柯伯屈也在探寻学生的创造性思维，他也拒绝那种反刍式的教材学习，但他会提出至关重要的问题以供讨论，而这些问题会引起学生极大的兴趣，会使其产生巨大的变化。为什么学生会或者学生个人不能组织对这些问题的讨论呢?② 罗杰斯很同情地听着并说："我是否了解了你

---

① 应指出，罗杰斯对于别人的话既不赞成也不反对。对别人的发言做出反应不是他的习惯，除非评论是直接明确针对他的；即使那时，他也可能选择不予回答。在我看来，他的主要目的似乎是敏感而同情地跟随学生的表达。

② 有个学生编了这样一个清单，把它印出来并分发下去了，实际上那件事就这样结束了。在这方面还有一个合适的例子。在第一次课之后，罗杰斯带了一些治疗方面的录音带到课堂上。他解释说，他对教师的角色感到不安，他是满载而来，携带这些录音带是出于安全感。有一个学生反复要求他放录音，在看到来自全班的巨大压力之后，罗杰斯这样做了，但他很不情愿依从他们；尽管有这种压力，但在这次课上他总计放了不到一小时的录音。很明显，他宁可让学生自己当场录音，而不愿让他们听那些录音，后者只能引起他们学术上的兴趣。

的这种强烈渴望?”这个问题就这样化解了。如果我记得不错的话，下一个学生发言时完全没有在意刚被提及的话题，而是重新开始了一个话题，这完全符合这个班所建立的习惯。

在这个过程当中，出于好心，学生会时不时地向罗杰斯提出前面提到的那个建议，并更一致地要求他担任传统的教师角色。在这期间，罗杰斯会频频地遭受相当强烈的攻击，我觉得他对他们多少有点屈服。(私下里他否认受到了这样的影响。)在一次课上，有一个学生建议罗杰斯讲一小时，然后再进行课堂讨论。这个建议似乎正合他意。他说他随身携带了一篇尚未发表的文章，我们可以得到此文，自己去看一看。但是，这个学生说这样的效果是不一样的，因为如果作者本人不亲自参与进去，那么，重音、音调、感情等这些细微的变化会影响到句子的价值和意义。然后罗杰斯问学生这是否就是他们想要的。他们说“是的”。他读了一个多小时。在这番我们已习以为常的生动而刻薄的交流之后，当然是失望，乏味至极，令人昏昏欲睡。这一体验把我们所有对讲课的进一步要求镇压下去了。有一次，在他为这件事道歉的时候，他说：“你们要求我讲课，我的确是一个资源，可是，我的讲课又有何意义呢?我已经带来了大量的材料，很多讲稿的复印件、文章、书、录音带、电影。”

在第五次课上，有一些积极的事情发生了，再也没有那种误解了。学生相互交谈；他们绕开了罗杰斯。学生们要求他人倾听，想被人倾听；以前那个蹒跚的、结结巴巴的、忸忸怩怩的团体现在变成了一个能够相互作用的团体，一个崭新的团结的整体，它以独特的方式运作着；产生在他们之中的讨论和思考，除了这个团体外其他任何团体都无法重复和复制。指导者也加入其中，但是他的作用比团体中的任何一个成员都重要，他以某种方式与团体融合在了一起；团体才是重要的，是中心，是运作的基础，而不是指导者本人。

这都是由什么促成的呢?对于其中原因我只能进行推测。我认为发生的是这样一些事情：在头四次课中，学生不相信指导者会拒绝承担传统的角色。他们仍然相信他会给学生指定任务；他们相信不论发生什么，他都是团体的核心，他总会控制这个团体。然而他们耗费了四次课的时间才认识到，是他们自己错了；他来到他们面前时，除了他自己和他这个人以外什么也没有带；如果他们真正需要什么事情发生，那么，他们不得不提供一定的内容——一种真正令人不安的、具有挑战性的情境，他们不得不冒着承担所有风险的可能而主动发言。作为这个过程的参与者，他们共享，他们愤怒，他们赞成，他们反对。无论如何，他们自己、他们最深层的自我融入其中；而且在这种情形下，这个特别的、独特的团体——这个新的创造物诞生了。

接纳的重要性

正如大家已经知道的，罗杰斯相信，如果一个人被接纳，被充分接纳，并且在接纳中没有评判，只有同理心和共情理解，那么，这个人就能够认真地对待自己，就能够逐渐产生放弃自我防御和面对真实自我的勇气。我看见了这个过程是如何发生的。在团体早期所进行的沟通尝试以及寻找某种暂时性的合作状态的努力之中，大家已经有了情感、情绪和观念方面的初步的互动交流。但是在第四次课之后，在这个偶然拼凑而成的团体中，其成员相互间逐渐变得亲近起来，他们的真实自我也逐渐显现出来。当他们相互作用时，不时地出现令人吃惊的顿悟、启示与理解的时刻；我相信这就是罗杰斯所描述的“治疗的时刻”，在此孕育成果的时刻，你会惊诧地看到一个人的灵魂展现在你的面前；接下来，几乎是出于一种敬畏，全班变得安静下来。课堂里的每一个人都被近乎神秘的温暖和关爱所包围。作为其中的一员，我相信其他人和我一样从来没有过如此的一种体验。这就是学习和治疗；就治疗而言，我不是指治病，而是把它描绘成：人的健康变化、流动性的增加，开放，倾听的愿望。在这个过程中，我们都感受到了提高，感受到了更多的自由，感到更能接纳我们自己和他人，能更开放地面对新观点，尽力理解和接纳。

当然这不是一个完美的世界，在这里也有像成员间的意见分歧这样的敌对表现。但不知何故，在这种环境中，所有的攻击都变得柔和起来，其锋利的边缘好像已被磨掉；如果某件事情不值得做，学生就会转而去追求别的事情；攻击则莫名其妙地消失了。就我自己的情况而言，甚至对那些最初激怒我的人，随着对他们的熟悉，我也开始接纳和尊敬他们了；而且当我尽力去理解正在发生的事情时，我产生了这样的想法：你一旦去接近一个人，去理解他的思想、情感、感受，那么，他不仅会变得可以理解，而且会变得更和善，变得受人欢迎。有些极具攻击性的成员说了很多不该说的、超出其本分的话，但是团体最终是依靠其自身的存在，而不是依靠制定规章制度，来使自己的权威受到尊重；除非一个人有病或者感觉迟钝，否则，成员或多或少都会顺应别人对自己的期望。这样一些问题——敌对问题、控制问题、神经质问题——都不是太严重的问题；不过如果用正统的方式——例如用一块秒表——来衡量，那么，每一次课似乎都是在说些废话和浪费大好光阴。然而，当我观察这个过程时，我却要坚持这样的观点，即这种浪费时间或许是必要的，它可能恰恰是人们学习的最好方式；当然，当我回顾这整个体验时，我非常相信，这种学习不可能像传统的课堂环境那样学得那么多，学得那么好，学得那么彻底。如果我们接受杜威所说把教育定义为经验的重构，那么，就个人融入他整个的自我、他这个人、他的根本驱力、情感、态度和价值来看，一个人还能学到比这更好的方法吗？任何系列的事实或论据，不管它们被设计得多么符合逻辑，多么精彩，也不足以与此相比。

在这个过程中，短短几周的时间里，我亲眼目睹了那些冷酷无情、缺乏流动性、教条古板的人发生了变化，变得富有同情心、能够理解别人，在很大程度上能够不做评判。我还看到那些神经过敏、有强迫症状的人变得放松了，变得更加接纳他们自己和其他人。曾有这样一个例子，有个学生由于他的变化而给我留下了深刻的印象，当我提起这事时，他告诉我：“真的，我觉得现在不那么僵化了，对世界变得更加开放了。我更喜欢我自己。我相信，不管是在哪里我从来都没学到这么多的东西。”我还看到那些害羞的人变得开朗起来，攻击性强的人变得越来越敏感、温和。

有人可能会说这似乎主要是一个情感过程，但是我认为这样描述它是完全不准确的。其中有大量的智力内容，而这些智力内容对一个人是富有意义和至关重要的，对个人来说意味着诸多的意义。事实上，曾有个学生提出过这个问题，他问："我们应该只关心情感吗？难道知识不重要吗？"当轮到我时，我是这样问的："是否有任何一个学生曾为任何别的课程阅读了这么多、思考了这么多？"

答案是显而易见的。我们花费了不知多少时间来进行阅读；专供我们用的那个房间直到晚上十点还有人呆在里面，只因大学保安人员要关楼门，很多人才不得不离开。在罗杰斯的课堂上，学生们听录音，看电影；但其中他们做的最好的则是交谈，交谈，反复交谈。在传统的教学中，指导者要讲课并指定读什么、学什么；学生则忠实地把这些内容记在笔记本上，然后考试，而感觉是好还是坏就取决于考试结果。但是，几乎在所有的情况下，这只是一种完成了的体验，一种到了终点的感受；而遗忘规律会立即开始无情地发挥作用。在罗杰斯的课上，不论在课堂内还是在课堂外，学生都在阅读和思考；不是由教师，而是由他们自己从自己的阅读和思考中选择什么对自己是富有意义的。

应当指出，这种非指导性教学也不是百分之百的成功。有三四个学生觉得这整个的观念令人生厌。甚至在这个课程结束时，尽管绝大多数的人都热情洋溢，但据我所知，有一个学生的情绪却极其低落，还有一个学生也持有非常严厉的批评态度。这些人想让指导者提供完整的智力内容，然后记住它，接受考试，这样他们会明确地知道自己学到了哪些该学的内容。正如一个学生所说的："如果我必须汇报一下我在这门课上学了些什么，我有什么可说呢？"应当承认，要回答这个问题比在传统的课程中会困难得多，甚至是不可能的。

这种罗杰斯式的方法其特点是自由、流动、开放、包容。由一个学生发起的一个有趣的讨论，可能会被另一个学生继续下去，但第三个学生则有可能提出一个全班并不感兴趣的私人事情，从而把我们的讨论带到另外一个方向上去；于是大家都会感到沮丧。然而，这就如同生活

(life)，它像一条河一样向前流动着，表面上看似庸碌琐碎，其实留在那儿的永远不是同样的水；它流动着，谁也不知道下一时刻将发生什么。但这其中，却存在着期望、警觉、活力；在我看来，就像生活总有瑕疵一样，在一个课堂上也能找到不足之处。对于那些热衷于把事实处理得整齐划一的专制者来说，我相信这种方法可能具有威胁性，因为在这里他得到的不是安慰和封闭，而是开放和流动。

一种新的方法论

我认为，这个班之所以会产生大量的激动和骚动，其原因在于不封闭。罗杰斯的学生讨论起问题生气勃勃，他们渴望汇聚在一起，所以在餐厅吃午饭时，他们很容易就被辨认出来。有时候，由于没有足够大的餐桌，他们就里三层外三层地团团围坐着，干脆把盘子放在腿上吃饭。正如罗杰斯自己所指出的，这个学习的过程没有定局。他自己从不做总结（这违背了所有传统的教学原则)。争议被放在一边听之任之；课堂上所提的问题总是处于不断的变动、进展状态。当需要知道、需要达成一致意见时，学生就会自动聚集起来，以求得到一种理解并寻求解决方案。甚至在分数的问题上，也不是封闭的。分数意味着结束；但罗杰斯本人不给学生打分，由学生自己建议一个分数；既然他这样做了，那么，甚至这个意味着完成的符号也被置之不理，没有终点，没有结局。而且，由于这个课程是无结构的，因而每个人都全身地投入其中；与那些组成常规课程的非个人题材相反，学生不是以教材为标准来说话，而是以他个人为标准，因此是作为自我的个人在与他人进行交流，而且惟其如此，才产生了亲密和温暖的氛围。

把班里成员的那些让人感到亲切的所作所为描述一下，也许会让人对这种亲密感留下一些印象。有一个学生曾邀请全班到他家为野餐准备食品。另一个学生，是一位来自西班牙的牧师，被这个团体深深地吸引，因此，他谈到要发起一个出版活动，以便在这个团体解散之后能了解到每个成员的情况。还有一个对学生咨询感兴趣的小组，他们自发地集会。有个成员曾安排全班去参观儿童及成人精神病院；他还组织我们去观看由林斯利（Lindsley）博士和他的精神病人一起做的实验。班里的成员还为图书馆引进一些录音、印刷材料，以供我们使用。在某种程度上，那种罕有发生的、在个别情况下才会出现的善意和友好态度，现在以各种方式随处可见。在我所选的诸多课程中，还从来没见过类似的情况。应当指出的是，在这种成员之间的关联中，组成一个团体的成员是偶然凑到一起的；他们各自的背景不同，年龄差别也很大。

我相信，上述方法的确具有创造性，它充实了课堂教学方法论。但它与陈旧的那一套东西又有着根本的不同。它能够使人感动，能够使人更自由，思想更开放、更流动，对此我深信不疑。我亲眼目睹了它的影响力。我相信非指导性教学有着深刻的含义，尽管那些接受了这种观点的人目前还没能够充分领会它。我认为，它的重要性超出了课堂之外，遍及每一个需要人与人相互交流、尽力共同相处的领域。

更明确的是，作为一种课堂教学方法论，它能够保证最广泛的讨论、质询和试验。它有可能展开一个全新的思考维度，这是一个清新而富有创造性的维度，因为其取向、实践、哲学理念与陈旧的那一套有着根本的不同。在我看来，这种方法似乎应该在所有的学习领域进行试验——小学、中学、大学，在任何人们需要聚集在一起进行学习并对旧有的东西加以改进的领域。由于这种方法还没有得到进一步的精雕细琢，而且我们对它的了解也远远不够，所以，目前我们不应该过分关注它的局限和不足。作为一种新方法，最初会面临许多不利条件。我们不愿意放弃过去，旧有的一套受到了传统、权威、名望的支持，而且我们自己就是它们的产物。然而，如果我们把教育看作是经验的重构，那么，这不就是假设了人必须自己去重构自己吗？他必须通过重新组织他的深层自我、价值、态度以及他这个人来重构自己。还有什么比这更好的方法能吸引一个人呢？还有什么比这更好的方法能把他、他的观点、他的情感带入与别人的交流之中呢？当为了自己的精神安全和健康，身处某社会中的人不得不学习以便成为人类的一员时，还有什么比这更好的方法能摧毁那些在这个世界上制造疏离的障碍呢？

一次个人的教学经历

（一年后向罗杰斯博士所做的汇报）

萨缪尔·迪南伯姆 哲学博士

我觉得我不得不把自己接受了你的思想和影响之后的第一次教学经验写给你。我对教学存有恐惧症，对此你可能知道，也可能不知道。自从和你一起工作以来，我才比较清楚地察觉到了问题之所在，这主要在于我对自己必须要扮演的教师角色的看法上，即我要扮演一个激励者、一个指导者、一场演出的负责人。我总是害怕在课堂上“被架空”——我相信你曾表达过这种看法，而我也开始喜欢这一看法了——全班情绪低落、缺乏兴趣、没有反应，我则抱怨来、抱怨去，直到有些失态，语不成句，词不达意，时间过得很慢很慢，甚至从来没这么慢过。这就是我所想象的恐惧。我认为每个教师都多多少少会遇到这种情况，而我则会遇到所有这些情况，而且在走近课堂时总有不祥之兆，感到不自在，觉得不是真实的自我。

现在来谈谈我的经历吧。耶西瓦大学教育研究生院请我去为他们讲授两门暑期课程，但我本来对此有一个非常好的托辞，那就是我打算到欧洲去，所以不能接受这个课。难道我就不能在 6 月份临时给他们集中讲授这共计 14 课时的课程吗？何况这又不耽误我的旅行？我再也找不到借口，就接受了这个请求——因为我不想再对这种情形躲躲闪闪了，更重要的，是因为我决定最后一次去应对这种情况。如果我不喜欢教学（我已差不多有 10 年没教学了），我会学到点儿什么。如果喜欢的话，我也可以学到点儿什么。既然这是集中授课，而且时间也很短，那么如果我不得不忍受痛苦，这也算是最好的方式了。

你知道，我对教育的看法深受柯柏屈和杜威的影响，现在则又增加了另一个强有力的影响因素——你。当我第一次面对我的班级时，我做了一些以前从没做过的事情。我坦诚地对待自己的感受。我承认自己的不足、疑问、困境和无知，而不是觉得教师就应该无所不知，学生就应该坐在那儿接受教育。由于我卸掉了教师的角色，因此，我的那个更加自然的自我就更加自由地显现出来了，我发现自己能很容易地甚至创造性地进行交谈。就“创造性”而言，我是指，我一边说一边就有新的想法产生，我感觉这些崭新的想法很好。

还有一点很重要的区别是：既然我确实受过柯伯屈方法论的影响，因此我总是欢迎最广泛的讨论，但我现在才知道，其实我仍然需要、仍然希望我的学生去熟悉为他们准备的课本和要讲授的材料。更糟糕的是，我现在才知道，尽管我欢迎讨论，但我最想要的却是在一切都说过和做过之后，要根据我的思考方式得出全班的结论。因此，从开放、自由和探究的意义上看，这些讨论没有一次是真正的讨论；从试图激发思考的意义上看，这些问题没有一个是真正的问题；我非常自信我的答案就是好答案、有时是正确的答案，从这个意义上看，所有这一切都是在灌输。因此，我把有关的授课材料带到班里，学生其实就成了一种工具，通过他们再控制各种情况，就能够生产出我认为是令人满意的授课资料。

在这最后一门课中，我没敢舍弃所有的授课资料，但这一次我真正倾听了学生的心声，给予他们理解和共情。尽管我花费了很多时间来准备每一堂课，但我发现，我没有一次查看根据我带进课堂的大量授课资料所做的教学笔记。我对学生实施放任式管理，不把任何人限制在任何固定的课程上，允许他们最大范围地进行转换，不论学生引领到什么地方，我都紧随其后。

我记得曾与一位著名的教育家讨论过这一点，他以一种在我看来是失望和反对的口气说：“你当然坚持认为这是好的思想。”我援引了威廉·詹姆斯（William James）的话，大意是说，“人只不过是情感的大海之中小小的一粒理性”（man is a speck of reason in an ocean of emotion）。我告诉他，我更感兴趣的是学生的情感——我称之为第三维度。

罗杰斯博士，我不能说我一路都在追随你，因为在课堂上我表达了自己的看法，而且遗憾的是，有时候还讲讲课；我相信这样做很糟糕，因为一旦表达出权威的看法，学生往往就不再思考，而是尽力揣测指导者的心思，并投其所好，以便从他的眼睛里找到他喜欢的东西。如果我不得不把这个工作再做一遍，我就会避免出现这些情况。但是，我确实尽力——而且我认为我在很大程度上成功地——给了学生一种尊严，给了学生受尊重和被接纳的感觉；我绝不想对他们进行检查、评估和打分。

这个结果——这也正是我给你写信的原因——对我来说是一次空前的体验，这种体验用通常的词语难以描述。除了感激发生在我身上的这一切，我自己对此无法做出充分的解释。我在你的课程中体验到的一些品质，我发现在这次课上我也把它呈现出来了。我从未喜欢过其他任何团体，但我觉得自己喜欢这些特别的学生，我还发现——而且他们在最后的报告中也表达了——他们自己已开始感受到温暖、亲切以及相互接纳。不论是在口头上还是在他们的文章中，他们都谈到自己是多么受感动，学得多么多，感觉多么好。对我来说这是一次崭新的经历，我被它所征服，因它而变得谦逊。我相信我有许多尊敬和仰慕我的学生，但从没有过能产生如此温暖和亲密气氛的课堂体验。顺便说一下，依照你的先例，在阅读或课堂准备方面我也尽力避免向他们提出固定不变的要求。

以上所述并非偏见，它能够从我在课堂外所获得的报告中得到佐证。这些学生给了我那么多的赞美之辞，以至于教员们都想听听我的课。尤其在这次课程结束时，学生们给本杰明·范恩（Benjamin Fine）院长写了一封信，在信中更是对我百般称道，而院长又给我写了一封同样热情洋溢的信。

需要指出的是，我被这一切征服，这只是大致上反映了我的感受。我已从教多年，但还从未经历过这样极其罕见的事情。对我来说，还从未在课堂上见过一个人有如此多的人格侧面呈现出来，如此深入地融入其中，并得到如此深切的激励。此外，当一个拥有深层次丰富需要的、“日益变化着、形成着”的个人努力发展自己时，我怀疑在强调学科知识、考试、分数的传统体制中是否有或者是否能有他的位置。不过，这有点扯远了。我只能向你汇报所发生的事情，同时说明我心存感激，我也因这一经历而变得谦虚。我非常想让你知道这些情况，因为你再一次充实和丰富了我的生活与存在。①

① 对迪南伯姆博士来说，这不是一次孤立的体验，可以援引在几个月以后的另一次个人交流中他说的话加以说明。他说："我又教了另一个班，如同第一个班，此班产生了类似的态度，只是他们的反应更明显一些，因为我觉得我对这种方法更自如更娴熟了，而且我希望更娴熟。在这个班中，同样也有人的情感释放、存在同样的愉快和兴奋、同样的温暖、同样的神秘感，当一个人成功地发生某种全新变化的时候，这种神秘感就会降临到他的身上。这个班的学生告诉我，当他们去听别的课时，他们的眼光会相遇，会相互吸引，好像他们是独特的和与众不同的，他们仿佛被一种特别的体验联结在了一起。还是在这个班中，我发现学生已经建立了个人间的亲密关系，到这个学期末，他们谈到要举行年度聚会。他们说，他们想以各种各样的方式保存这份体验，相互间不失去对方。他们还谈到了发生在他们自己身上的根本性的以及彻底的变化——包括看法、价值、感受、对自己和他人的态度。"

第十六章　当事人中心疗法应用于家庭生活

几年前，某地方组织邀请我为他们做一次演讲，题目由我自己选。于是我决定好好考虑一下我们的当事人在家庭关系中的行为变化。这篇文章就是其结果。

由于有越来越多的治疗师和咨询师来帮助那些处于困境中的个人和团体，因而大家已产生了一种共识，即我们的经验与每一个人际关系领域都是有关系的，是有意义的。我们已经尝试着阐述了它在某些领域的意义——如教育领域、团体领导领域、团体之间关系的领域——但我们还从未去尝试解释它在家庭生活中有什么含义。这就是我现在很想讨论的一个领域，我想尝试尽可能清晰地阐明当事人中心的治疗观对于家庭——在所有的人际圈子中最亲密的一种关系——的含义。

我不想从抽象的或者理论的层面上来探讨这个问题，而是想介绍我们的当事人在与治疗师的接触过程中，当他们努力追求更满意的生活时，他们在家庭关系中所体验到的变化。我想主要引用这些人自己一字一句的陈述来进行介绍，以便你们能获得他们原汁原味的体验，并从中得出自己的结论。

尽管我们当事人的某些体验似乎背离了目前有关建设性家庭生活的观念，但是我并没有特别的兴趣去争论这些差别。我也无意建立家庭生活的一般模式，或者提出在家庭环境中你应该坚持什么样的生活方式，我只想把生活在真实的而且常常是问题家庭中的那些很真实的人的体验描述出来。他们为了过上令人满意的生活而做出的努力，或许会对大家有些意义。

那么，作为当事人中心治疗的结果，在家庭生活中当事人发生了怎样的变化呢?

更充分地表达情感

我们的第一点经验是，我们的当事人开始逐渐地更加充分地表达自己的真实情感，不仅向他人也向自己的家庭成员表达这些情感，既表达那些有可能被认为是消极的情感——怨恨、愤怒、羞耻、嫉妒、厌恶、烦恼，也表达那些有可能被认为是积极的情感——温柔、羡慕、喜欢、爱。在治疗过程中当事人发现他们似乎能够扔掉他们一直戴着的面具，成为更真诚的自己。有一位丈夫发现自己对妻子的行为感到非常愤怒，于是就把这种愤怒表达了出来，而在这以前，他却对她的行为保持着——或者他认为保持着——一种镇静的、客观的态度。这意味着，情感表达的地图与真实情感体验的疆域好像开始越来越吻合了。父母和孩子、丈夫与妻子开始能够越来越来越真实地表达他们之间的情感，而不是向对方，或者是向对方以及自身隐瞒他们的真实感受。

也许用一两个例子就能把这一点说明得更清楚一些。曾有一位年轻的妻子M夫人来咨询。她抱怨丈夫比尔对她过于正经和冷淡；他不跟她谈话或者交流思想，也不够体贴；他们的性生活不和谐并很快产生了隔阂。当她说出她的这些态度时，整个情形发生了巨大变化。她说出了对自己婚前生活深深的内疚感，因为婚前她曾与许多男人发生过关系，其中多数是已婚男人。她意识到，尽管在许多人面前她是个放荡冲动的人，可是在丈夫面前她却拘谨、克制、缺乏冲动。她还发现自己要求他成为她所希望的那种人。恰在此时，这个咨询由于咨询师要离开这个城市而中断。后来她又继续通过写信向咨询师倾诉她的感受，她说："如果我能把这些事情说给他（丈夫）听听，那么，我想我在家里会成为真实的自己。可是，要让他相信一个人，这能有什么作用呢？如果你是我的丈夫，知道了这个事实，你不觉得我令人厌恶吗？我希望自己是个

'好女人'，而不是一个'妞'。我把事情搞得太糟了。"

接着她又来了一封信，其中有一大段似乎证明了这一点。她提到她是多么容易被激怒——有一天晚上朋友来访，她的表现非常不友善；朋友离开后，她感到非常沮丧——

> 由于我的行为表现是如此糟糕，我觉得自己是一个卑鄙的人……我对自己和比尔的关系仍感到生气、内疚、愤怒——就像他们来访时一样的沮丧。
>
> 于是，我决定做自己想做而又一直拖着没做的事情，因为我觉得与其寄希望于其他任何人，不如直接告诉比尔到底是什么原因使我表现得那么糟糕。这要比告诉你难多了——真够难的。我不能告诉他这个事情的细节，但我的确尽力说出了自己对父母尤其是对那些"该死的"男人们的一些肮脏的感受。每当谈及我父母的时候，我听他说过的最好的话就是"噢，或许我能帮你"。对我做过的事情，他表现得很宽容。我告诉他，在很多情况下我是多么缺乏胜任感——因为那么多事情我是从来不被允许做的——我甚至连怎么打牌都不知道。我们谈论着、讨论着，的确深入到了我们感情的深处。关于那些男人——他们的名字我没有清楚地告诉他，但我把数量告诉他了。呀，他竟那么理解我！事情竟然如此顺利，于是我开始信任他了。在我脑海中反复出现的那些愚蠢得有点不合逻辑的情感，现在我再也不怕告诉他了。而如果我不怕了，或许过不了多久那些愚蠢的事情就再也不会闯入我的脑海里来了。几天前的一个晚上，我给你写信的时候，我几乎都准备好了离家出走——我想干脆离开这座小城（完全逃避这件事情）。但我又认识到，我那也只不过是逃避而已，如果不去面对它，我是无法快乐起来的。我们还讨论起了孩子，尽管我们决定一直等到比尔临近完成学业再解决这个问题，但我对这个安排还是很高兴的。对于我们要为孩子做哪些事情——更重要的是，我们不想为他们做哪些事情，比尔和我的想法一样。所以，如果你以后再收不到看上去很绝望的信，那就说明事情正如希望的那样进展顺利。

现在，我有点纳闷——你是否一直就知道，要想改进比尔和我的关系，那是我惟一能做的事情？我反复告诫自己那是一件对比尔很不公平的事情，我想它会粉碎他对我以及所有人的信任。在比尔和我的关系之间，存在着如此大的障碍，以至于我觉得他简直就是个陌生人。促使自己去做这件事情的动力，在于我认识到，如果我根本就不去试一试他对那些令我心烦的事情的反应，那对他来说也是不公平的——因为我根本就没有给他机会来证明他是可以信赖的。结果，从他身上得到证明的东西多得竟超乎了我的想象——他已经敞开了他内心的感受——关于他父母和很多人的感受。

我相信没有必要再对这封信进行评论。对我来说这只意味着，当她在治疗中体验到成为自己以及说出自己心声的满足感时，她在丈夫面前不可能仍然举止异常。她觉得自己必须表现和表达自己最深层的情感，哪怕要经历婚姻危机也在所不惜。

在我们当事人的经验中还有一个多少有点儿微妙的因素。比如在这个例子中，当事人发现，表达情感是一件非常令人满足的事情，但这件事在以前却让人觉得似乎总是具有破坏性和灾难性。其差别似乎是由这个事实造成的，即，当一人戴着面具生活时，他那些没有得到表达的情感会逐渐积累到足以发作的程度，而且极易被某些具体事件引爆。但是这个遭受着某种情感冲击的人，如果此时以暴跳如雷、极度抑郁、过度自怜等这些形式来表达自己的情感——那么，这往往会对所有相关的事情带来不利影响，其原因在于它们与这种具体情形极不相称，显得极不理智。对家庭关系中的某件烦心事大动肝火实际上可能是由以前被压抑或被否认的情感造成的，而这些情感恰恰是由这些情形引起的。但它在这种情况下发作出来，却是不理智的，因而也是不可理解的。

心理治疗正是要在这一点上帮助消除恶性循环。当当事人能够宣泄自己一直在体验着的情感，包括所有那些累积起来的苦恼、狂怒或绝望，而且能够把它们接纳为自己的情感时，那它们也就失去了发作的威力。此后，不论在何种具体的家庭关系中，他都更加能够表达由此所引发的感受。由于他们没有把过去的这些多余的问题带到现在来，所以，他们的言行举止显得更得体，更有可能被理解。这个人会逐渐发现，自己会在感受一出现时就把它们表达出来，而不是等到它们已经在他身上燃烧、溃烂之后。

生活在以真实为基础的关系中

咨询似乎还可以影响到我们的当事人如何感受其家庭关系。常常令当事人大为吃惊的是，他们发现人与人之间的关系竟可以以真实情感为基础，而不是以防御性的伪装为基础。正如我们在 M 夫人这个例子中所看到的，这会产生深刻的、令人舒适的意义。如果发现在表达出羞耻、愤怒和烦恼等情感后，双方关系仍能够存续，那么这会让人感到心安。一个人如果感到可以不加歪曲地表达自己的脆弱、敏感和担心，就会力量倍增。这样之所以能够产生建设性的作用，部分原因在于在治疗中当事人学会了把他的情感当作自己的情感来予以承认和表达，而不是把它当作别人的一个事实来陈述。所以，如果对自己的配偶说“你做得都不对”，那可能只会引起争辩；但是，如果这样说：“我对你做的事情感到非常生气”，那么说话者只是陈述了一个自己内心感受到的事实，一个任何人都不能否认的事实。这时它不再是对别人的指责，而只是存在于自身的一种感受。“你应该因不能满足我而受到谴责”是一种争辩的说法，但“当你这样那样做的时候我感受到了自己的不满足”则只是说出了关于双方关系的一个真实事实。

但这不只是说说而已。一个从内心接纳了自己情感的人，会发现家庭关系是能够存在于这些情感基础之上的。现在让我从与 S 夫人的对话录音中选取几段来加以说明。

S 夫人与自己 10 岁的女儿和 70 岁的母亲住在一起。她母亲体弱多病，因此仅她母亲就够人忙活的。她受制于自己的母亲，但却控制不了自己的女儿卡罗尔。她怨恨自己的母亲，却又不能表达出来，这是因为“我一生都觉得有罪恶感，我长大了，感到内疚，因为我觉得我所做的一切……都会多多少少影响我母亲的健康……其实，几年以前，这种情况就出现了，当时我晚上做了个梦，是关于……晃动着我的母亲，还……我……我的感觉是我只想把她推出去。还……我能理解卡罗尔的感受可能是怎样的。她不敢……我也不敢。”

多数人都认为如果她离开母亲，境况就会好得多。S夫人知道这一点，但她不能这样做。“我清楚，即使我真的离开了她，我也不可能快乐的，我会很担心她。抛弃一位孤独老弱的人，我会感到羞愧难当。”

当抱怨自己受到如此的支配和控制时，她开始审视自己正在扮演的角色——一个胆小鬼的角色。“我有一种双手被缚的感觉。也许我错了……比母亲的错误还多。事实上，我知道我是这样的。但我变成一个胆小鬼，这与我母亲是有关系的。当她对鸡毛蒜皮的小事喋喋不休时，我就要尽一切努力避开她。”

当她更好地理解了自己时，她在心里决定要尽可能根据自己的判断而不是按照她母亲的愿望来生活。有次晤谈一开始，她就说出了这件事情。

> 嗯，我有一个惊人发现，就是我完全是在过度补偿我的母亲，这可能是我犯的一个错误……换句话说，是在宠她。所以，就像每天早晨都要下决心一样，我又下定了决心。不过，我认为这次会奏效的，我会设法……对，要沉着和从容，还有……如果她真是中了什么邪，为了吸引注意而像小孩子似的大耍脾气，那就不理她这一套。于是我就试了。结果，她对某件小事很生气，并从桌子边跳了起来，进了自己的房间。还好，我没有跟着冲进去说“哦，对不起”，没有乞求她出来，我惟一做的就是不理睬她。这样过了几分钟，她回来了，还坐下了，只是有点闷闷不乐，但她毕竟跨过了这道门槛。所以，对此我要再试一段时间，并且……

S夫人很清楚地认识到，她的新行为的基础就在于她终于能够真正接纳自己对母亲的感受。她说：“哦，为什么不去面对它呢？你知道，我一直觉得这非常可怕，一直认为如果我惹自己的母亲生气，那我该是一个多么令人讨厌的人！唔，我们仅仅说，是的，我恨她；对不起；不过我们要面对它，我要把它处理得更完美一些。”

她越能够接纳自己，就越能够像满足自己母亲的需要那样来满足自己的需要。“多少年来我有很多想做的事情，现在我就要去做了。现在，母亲能一直单独呆到晚上十点。她的床边有部电话……如果失火了或发生什么事情，还有邻居，或者如果她病了……这样，我就可以选学一些夜间课程来完成公立学校的学业，并且可以去做很多我一生都想做的事情，我过去差不多成天呆在家里，怨天尤人，简直成了个殉道者……我必须，想一想，噢，好的，没有做它。好的，我现在就要做。我想在我去了第一次以后，她一切都会好起来的。”

她的新发现不久就在她与母亲的关系中得到了检验。“前几天我母亲说她得了非常严重的心脏病，我说，那最好到医院看看呀……你确实需要住院治疗。我逼着她到了医生那里，医生说她心脏很好，说她应该到外面多走走看看，找点乐趣。于是，她打算用一周的时间去看一位朋友，还要看演出，想过得开心一点。这个……其实，为了到医院，我当时当着卡罗尔的面竟做出了顶撞她这一类的事情，我对她多么残忍呀！当时她竟也让步了，当她面对这个事实……她的心脏完全像牛的一样强健时，嗯，她觉得倒不如好好发挥它的作用，过得开心一点。一切就是这么好，非常有效。”

此时，对S夫人来说双方关系似乎改善了，但对她母亲来说并非如此。这幅场景还有另外的一面。稍后，S夫人说：“我仍然觉得非常非常对不起我母亲。我不愿成为她那样的人。还有一点，你知道，我也仅仅是恨我母亲；不愿去碰她，或者……我指的是……触摸她或者什么的。我不想，那仅仅是在我生气或者什么样的时候。不过……我也感到自己，嗯，有点深爱着她；有两三次我甚至连想都没想就进去吻了她，祝她晚安，而过去我常常是从门那儿向她大声叫喊的。还有……我一直觉得对她比较和善。随着她对我的控制而引起的我对她的反感，现在也正在消失，你也看到了这一点。这个……我注意到昨天，我去帮她做了些事情；我给她整理头发，这是我没有碰她间隔时间最长的一次；我帮着把她的头发用别针卷起来，等等；我还……我突然觉得，嗯，现在这些不太让我心烦了，其实这似乎也挺有趣。”

在我看来，这些摘录描绘了大家都非常熟悉的家庭关系的一种变化模式。S夫人觉得自己恨自己的母亲，尽管她几乎不敢对自己承认这一点；还觉得自己好像没有属于自己的权利。让这些感受在家庭关系中公开表现出来似乎难上加难。然而当她尝试性地允许它们表现出来时，她发现自己表现地更加自信更加整合，家庭关系也得到了改善而不是恶化。最令人吃惊的是，当这种关系以真实的情感为基础时，她发现怨愤和仇恨不再是她对母亲的惟一感受，喜欢、热爱和乐趣也是在双方关系中能够体验到的感受。显然，两人之间似乎有时还会产生不和、厌恶和愤怒，但同样也有尊重、理解和喜爱。他们仿佛学到了其他许多当事人也已经学到的一个观念，那就是，一种关系并非必须存在于伪装的基础之上，而是能够建立在实际存在的那些变化不定的情感基础之上。

从我选的这个例子看，似乎只有消极的情感才难以表达或存在，这完全是不对的。一位年轻的专业人士K先生认为，发现存在于面具背后的积极情感如同发现消极情感一样困难。下面这段简短的摘录将会显示他与三岁的女儿之间关系的变化特点。K先生说：

> 当我骑车来的时候我在思考一件事——我对我们小女儿的看法多么不同呀——今天早晨我和她一起玩——还有——我们不过，啊，嗯——我现在怎么这么难把它表述出来呢？那的确是一种美妙的体验——非常温馨，是一件令人愉快的好事情，好像我看到而且也感觉到她和我是那么亲密。这正是我觉得有意义的地方——以前，我谈过朱迪。关于她我能说些正面的事情，还有一些她做过的有趣的小事，只是这么谈论她，仿佛我是一个快乐的父亲，而且感觉像一个快乐的父亲。但这里面有些不真实的成分……好像我说这些事情是因为我应该正在体验到这些内容，并且父亲谈论自己女儿的方式就应该是这样。但是从某种方式看这其实是不对的，因为我对她确实有一些负面的以及难以说清的感受。现在我确实觉得她是世界上最好的孩子。

治疗师："以前，你似乎觉得'我应该是一个快乐的父亲'——你今天早晨就是一个快乐的父亲……”

> 今天早晨当然是这种感觉。她在床上到处打滚……接着她问我是否还要睡，我说“是的”，然后她说：“好吧，我去拿我的毯子。”……接着她给我讲了个故事……大概是三个故事，有一个……都乱套了……感觉这似乎就是我真正想要的……我想拥有这种体验。感觉我是……我觉得长大成人了，我想。我觉得自己是个男子汉……现在听起来这有点不可思议，但我确实感觉自己好像是个成熟的、负责任的、充满爱心的父亲，他是那么伟大、那么严肃，又那么高兴做这个孩子的父亲。而此前，我的确觉得自己弱小，觉得可能不配或没有资格承担这么重要的角色，因为做父亲是件极其重要的事情。

他发现，接纳自己作为一个好父亲的积极情感，而且充分接纳对他的小女儿的这种温暖的爱，这些都是可能的。他再不必假装爱她，不用担心有些不同的情感可能潜藏于下面。

我想你们不会感到吃惊，就在此后不久他告诉我，他是怎样更加自如地表达对小女儿的生气和恼怒的。他正在了解，那些存在着的情感是足以值得体验的，根本就没必要为它们披上一层外衣。

双向交流的改善

治疗中的体验似乎给我们的当事人带来了另外一个变化，这种变化体现在他们在家庭关系中的生活方式上。他们学会了如何启动并维持真正的双向交流。彻底理解他人的思想和感受，还有这些思想和感受对他而言所具有的意义，反过来再彻底地被这个人所理解——这是人最有价值的体验之一，极其难得。当来我们这里寻求治疗的人发现能够与家庭成员进行真诚的交流时，他们常常会向我们报告他们的喜悦之情。

在某种程度上这似乎应直接归因于他们与咨询师的交流体验。一个人发现自己得到了别人的理解，那么正是这种解脱感，这种令人愉快的解除防御的松弛感，使得个体也愿意为别人创造这种氛围。在治疗性关系中，如果一个人发现自己极其可怕的思想、古怪异常的情感、荒唐可笑的梦想与希望、非常邪恶的行为等都能得到别人的理解，那么他就会产生一种惊人的放松体验。而且，他会开始把它当作一种能够延伸到他人那儿的资源。

不过，为什么这些当事人能够理解家庭成员，对此似乎还有更根本的原因。如果我们戴着面具生活，背离自己的真实感受去行动，那么，我们就不敢自如地倾听他人。我们肯定会一直保持警惕，以免被他人看穿我们的虚假外表。但是，当一个当事人以我描述过的方式生活，当他在自己的真实感受发生的情境中倾向于把它们表达出来时，当他的家庭关系是建立在实际存在的情感基础上时，那么，他就不会再有防御，而是能够真正地倾听、理解他家庭的其他成员。他能让自己看到对另一个人来说，生活是什么样子的。

我现在说的这些可用前面引用过的S夫人的体验来予以说明。在结束晤谈之后的一次接触中，S夫人被请求讲讲她对自己的体验有些什么反应。她说：

> 起初我并没有觉得那就是咨询。你知道吗？我想，嗯，我只是在说，但是……稍加考虑，我意识到那就是咨询，而且是最好的一种，因为我已经从医生、家庭、朋友……那里得到了很多建议，非常好的建议……然而它们却一点也不起作用。我想，要与别人沟通，你就不能设置各种障碍，不然你就得不到真实的反应……不过对此我已经想了很多，我现在正试着一点点儿地把它用在卡罗尔身上，（笑）或者想试一试，这你是知道的。嗯……她姥姥对她说，你怎么能对你老弱多病的姥姥如此不近人情呢？这你是知道的。其实我刚好能理解卡罗尔是如何感受的，她就是想教训她的姥姥，因为她如此可恶！但是我并没有对她说太多什么或者想法子管教她。不过我一直在设法把她拉出来……想让她感到不论她做什么，我都和她在一起，做她的后盾；还要让她告诉我她的感受，她对事情点点滴滴的反应。这个事情我处理得非常有成效。她告诉我，哦，姥姥老弱多病的时间太久了，妈妈。我说，是的。我既没有谴责她也

没表扬她。就这样，就在这么短的时间里她开始……哦，把这些鸡毛蒜皮的小事都抛到九霄云外了，而……我并没有打探或者设法……所以这对她还是起了点作用。而且对我母亲似乎也产生了点作用。

对于S夫人，我认为我们可以这么说她，她接纳了自己的感受，更乐意表达这些感受并且生活在这些感受之中，现在，她发现自己更愿意站在自己的角度去理解她的女儿和母亲，共情地感受她们自身对生活的反应。她充分解除了自我防御，从而能够以接纳的姿态去倾听，去体验她们对生活的感受。这种发展过程似乎就是当事人在家庭生活中所发生变化的特点。

容许他人保持独立性的愿望

我们还注意到了另一个决定性的倾向，我想对此加以阐述。非常值得注意的是，我们的当事人倾向于让每个家庭成员拥有自己的情感，做一个独立的人。这似乎有点像奇谈怪论，但它实际上是非常关键的一步。我们很多人也许并没有意识到我们倾向于给我们的妻子、丈夫、孩子施加巨大的压力，以便让他们拥有和我们一样的情感。这就像我们常说的："你如果想让我爱你，那你就必须有我一样的感受。如果我觉得你的行为不好，那你也应该认为它不对。如果我觉得某个目标是值得追求的，那你必须也是这样看的。"现在在我们的当事人这里看到的倾向正好与此相反。他们愿意让他人拥有不同的情感、不同的价值观念、不同的目标，简言之，就是愿意让他做一个独立的人。

我相信，这一倾向的产生是由于一个人觉得可以相信自己的感受和反应——他自己强烈的冲动不具破坏性或灾难性，那他自己就不必保持防御，而是可以真实地面对生活。这样当他学会可以信任自己，能够保持自己的独特性时，他就更加能够信任自己的妻子或孩子，能够接纳他人所拥有的独特情感和价值观念。

我的这些想法在一位妇女及其丈夫的来信中得到了体现。他们是我的朋友，由于对我所做的事情感兴趣，因此还得到了我写的一本书。但是这本书好像产生了与治疗相似的影响。这位妻子给我写了封信，其中有这么一段讲了她的一些反应。“为了不让你认为我们很肤浅，我们一直在读《当事人中心疗法》，我快要读完了。你对于书籍的大多数通常的看法并不适用，至少对我是这样。事实上，它更像是一次咨询体验。它使我开始考虑存在于我们家庭中的一些不那么令人满意的关系，尤其是我对菲利普（她的 14 岁的儿子）的态度。我意识到我已经很久没有向他表达真诚的爱，之所以如此，是因为他竟然对我一向认为很重要的任何标准都漠然视之，因而我非常恼火。自从我不再包办控制他的目标，而是把他当成一个人对他做出反应，就像对待南希那样，他的态度竟然出现了令人吃惊的变化，这个变化虽然不是惊天动地——不过倒也是一个令人满意的开始。我们不再追问他的学业，而前几天他竟主动告诉我们他在数学考试中得了一个 S——满意的成绩。这可是今年头一遭。”

几个月以后，我又收到了她丈夫的来信。“你会认不出菲利普了……他几乎不再多嘴多舌，不再是过去那个谜一般的人了，学业也好多了，虽然我们并没指望他成为一个成绩优异的毕业生。你应该为他的进步感到无上的荣耀，因为当我最终相信他会成为他自己，当我不再按照我那般年龄时的光辉形象来塑造他时，他已经开始进步了。噢，再也不要犯我们过去的错误了！”

相信一个人会成为他自己，这个观点对我来说已经具有非常丰富的意义。有时候我想，如果一个孩子从一开始就被以这种方式来对待，那意味着什么呢？假设一个孩子被允许拥有自己独特的情感——假设为了获得爱他从来都不必否认自己的情感；假设他的父母总是能自由地拥有和表达他们自己独特的情感，这些情感和他的是不一样的，而且父母自己之间的往往也是不同的，我很想想象出这种体验所能拥有的全部含义。这将意味着，这个孩子将会在一个把自己当成一个独特的人来尊重的过程中长大成人。这将意味着，即使他的行为肯定会遭到阻挠，他仍然能够公开保留自己的情感。这将意味着，他的行为是基于现实的一种平衡，他会重视他自己的情感以及别人已公开的并为大家所知道的情感。我相信，他将成为一个负责任的、自我主导的人，他将永远不必对自己隐瞒情感，永远不必戴着一个面具生活。比较而言，在他身上不会出现发生在我们许多人身上的那种适应不良的现象。

总结

如果我对当事人体验的认识是正确的，那么当事人中心疗法似乎对家庭生活有着丰富的含义。我想对此做一个更概括的陈述。

个人似乎会发现，在真实的生活情境中，把自己任何一种强烈的或持久的情感态度，向有关的他人直接并且发自肺腑地表达出来，终究是件令人满意的事情。这比拒绝承认这些情感的存在、任凭其累积到足以爆发的程度，或者在事过境迁的其他情境中表现出来，会更加令人满意。

这个人似乎会发现，生活在一种特定的以真实的人际间情感为基础的家庭关系中，而不是生活在以伪装为基础的家庭关系中，终究更令人满意。此外他还会发现，如果真实的情感得到接纳，尤其是把它们当作自己的情感来表达，而不是把它作为别人的什么事情来谈论，那么，通常就不会有那种担心家庭关系会遭到破坏的恐惧。

我们的当事人发现，当他们能够更加自由地表达自己时，当家庭关系的表面特点与其之下的起伏不定的态度变化更接近于一致时，他们就会解除心理防御，并真实地倾听他人。这往往是他们第一次开始理解别人是如何感受的，以及为什么是那样感受的。于是相互理解就开始渗透到人际互动之中。

最后一点是，人会越来越强烈地希望他人都成为本真的自己。当我更愿意成为我自己时，我发现我也更乐意允许你成为你自己，包括一切方面。这意味着，所有家庭成员都倾向于成为一个独立的和独特的人，成为一个拥有自己个人目标和价值观的人，而与此同时他们又能够依靠存在于他们之间的真实情感凝聚在一起，不论这种情感是积极的还是消极的；能够依靠令人满意的相互理解联系在一起，哪怕仅仅是关于对方私人世界的一丁点理解。

我相信，正是通过这些方式，治疗才使得一个人更充分更彻底地变成了他自己，才使得他从现实的家庭关系中感受到了更大的满足，而这又反过来促进了同样的结果——促进每个家庭成员不断去发现自己并成为自己。

第十七章　个人和团体交流障碍的干预

这篇文章写于1951年，是当时为西北大学交流论坛百年纪念而提交的一篇论文，题目是“交流：障碍与促进”。从时间上看，这是本书中写得最早的一篇。从那时至今，该文章已经被不同的团体和期刊重印了6次，其中包括《哈佛商业评论》和普通语义学学会的刊物《等等》。

虽然其中有些例证现在看来有点过时，但我还是把它收集进来，因为它使我对团体紧张关系（这些团体既包括国内的也包括国际间的）的感受成为一个重要的论点。关于美苏紧张关系的那个建议在当时看起来是毫无希望的空想。但现在我相信它会被很多人当作良好的见解而认可。

看起来似乎让人感到很奇怪，一个把所有的专业努力都放在心理治疗上的人竟然对交流问题大感兴趣。为情感失调的人提供治疗帮助与这次会议对交流障碍的关注，这两者之间有什么关系吗？关系的确很密切。心理治疗的总体任务就是解决交流失败的问题。情感失调的人，“神经症患者”之所以会陷于困境，首先是因为他自己的内部交流被摧毁了，受此影响，他与别人的交流也就遭到了破坏。听起来这也许有点陌生，那我就用别的术语来解释一下。在这个“神经症患者”的内心，称为无意识的、被压抑的或被意识否认的那部分自我变成闭塞的，因而无法使自己与那部分被称为意识的或管理者的自我进行交流。如果真是这样，那么他的自我在与别人进行交流时，就会出现歪曲，因此，他要遭受来自自我内部和人际关系的双重痛苦。心理治疗的任务就是要借助与治疗师的特殊关系，帮助这个人在其自我内部实现良好的沟通。这一目标一旦实现，那么，他就能更加自由更加有效地与他人进行交流。因此我们可以说，心理治疗就是在个人内部以及人与人之间的良好交流。反之亦然，良好的沟通、自由的交流，不论是在个人内部还是在人与人之间，总是具有良好的治疗作用。

从咨询和心理治疗中的沟通体验这一背景出发，今晚我想谈两点。我想根据自己的认识谈谈阻塞或妨碍交流的主要因素，然后根据我们的经验介绍一下改善或促进交流的一个重要的方法。

我想申明的是，人与人之间相互交流的主要障碍，在于我们有着非常强烈的对他人或其他团体的说法进行评判、评价、赞成或反对的自然倾向。这是我思考这些问题的一个基本假设。让我用一些非常简单的例子来说明一下。你今晚离开这个会场的时候，你很可能会听到有人说："我不喜欢那个人的演讲。"现在你对此会做何反应呢？你的回答几乎不外乎是表达赞成或者反对的态度。你或者说："我也不喜欢，我觉得太糟糕了。"要不就是："哦，我觉得它非常好。"换句话说，你的主要反应就是去评价那人刚才对你说过的话，并且是根据你的观点、你自己的参照框架评价它。

再看另一个例子。假设我带点感情地说："我认为共和党人近来的所作所为显示了许多良好的意愿。"你听了这句话后，脑中会有何反应呢？绝对可能的就是做出评价性的反应。你会发现你对我或者同意，或者不同意，或者对我做出诸如此类的评判："他一定是个保守分子"或"他的思想好像很顽固"。我们可以再举一个国际交往的例子。苏联非常强硬地说："美国与日本签订的条约是一个战争阴谋。"而我们则会站起来，异口同声地说："一派胡言！"

这最后一个例子引出了与我的基本假设有关的另一个因素。尽管在几乎所有的语言交流中普遍存在着做出评价的倾向，然而这种倾向在那些情绪和情感卷入的情境中会表现得更为突出。所以，情感越强烈，那么在交流中就越有可能没有共同语言，有的只是两种观点、两种情感、两种判断在心理空间中的错位。我确信你们对此也深有体会。在听过一个热烈的讨论后，如果你自己的感情没有卷入其中，你往往在离开时想："哦，实际上他们谈的不是同一个东西。"确实是这样。每个人都在根据自己的参照框架做出判断，做出评价。从任何真正的意义上看，这的确称不上是交流。根据自己的观点对任何富有感情富有意义的陈述做出评价，这种反应倾向是——我要再重复一次——人际交流的主要障碍。

那么，是否存在解决这个问题、避开这个障碍的方法呢？我觉得我们朝向这个目标的努力正在取得令人振奋的进步，我想对此做一简要介绍。当我们能够做到聆听式的理解时，真正的交流就出现了，评价的倾向也就避免了。此话怎讲？这意味着要从他人的角度去理解他所表达的观点和态度，去体会他的感受，去发现他的言论所依据的他自己的参照框架。

说得如此简要，听起来有点幼稚可笑，但实际上不是这样简单。它是我们在心理治疗领域中发现的一种特别有效的方法；对于改变一个人的基本人格结构、改善他与别人的关系与交流来说，它也是我们所知道的最有效的方法。如果我能聆听对方所讲的任何内容，能理解事情在他看来是什么样子的，能明白它对于他有什么个人意义，能够体验他包含于其中的情感，那么，我将会把他改变自己的强大动力释放出来。如果我能真正理解他对他父亲的讨厌、对大学的厌烦——如果我能体验到他对精神错乱的担心、对原子弹或苏联的恐惧——那么，这对于改变他的那些憎恨和恐惧，对于他与那些他感到憎恨和恐惧的人和情境之间建立现实而和谐的关系，都将是极大的帮助。我们从我们的研究中得知，这种共情理解——是理解一个人而不是仅仅去了解他——是这样一种能引起人格发生重要变化的极为有效的方法。

你们有些人可能会感觉自己在聆听别人方面做得很好，但却从来没有见过这么好的结果。其实你的聆听极有可能不是我所描述的那种类型。幸好我可以为你们提供一个小试验，你们可以此检验一下你们的理解到底怎么样。等下次你与你妻子、你的一个或者一群朋友发生争论时，一定要暂停讨论，去做下面这个试验，不过要建立这样一个试验规则："每个人只有在准确地令其满意地复述前一说话者的观点之后，才能坦率地说出他自己的感受。"你知道这意味着什么，这仅仅意味着在你表明你自己的看法之前，你非常有必要去真正获得另外一个说话者的参照框架——对他的想法和感受理解得非常充分，以至于你都能替他对此做一总结。这听起来好像很简单，是吗？然而，如果你去试一试，你就会发现这是你曾经做过的最难的事情之一了。不管怎样，一旦你能够看到别人的观点，你自己的评价将不得不发生明显的改变。你还会发现，讨论摆脱了情感的干扰，观点分歧减少了，而那些剩下的分歧也是合乎情理和可以理解的。

如果这种方法得到广泛的应用，你们能想象出来这会意味着什么吗？在处理劳资双方的争执时，如果在不必赞成资方观点的情况下，劳方能准确地陈述出资方的观点，而且这一陈述得到了资方的肯定；反过来，在不必赞成劳方立场的前提下，资方也能以达到劳方认可的程度陈述出劳方的理由，这种处理方法对解决双方的争执会产生什么结果呢？这意味着真正的沟通建立起来了，并且能实实在在地保证达成某些合理的解决方案。

如果这样一种方法是建立良好交流和良好关系的有效途径——如果你们做一做我说过的这个试验，我深信你们会同意这一观点的——既然如此，那它为什么没有得到更广泛的尝试和应用呢？我想列举一下阻碍它得到应用的困难之处。

首先需要勇气，但是勇气恰恰不是人们普遍具有的一种品质。我很感激语义学家海亚卡沃（S. L. Hayakawa）博士，因为他曾经指出，以这种方式进行心理治疗是一种真正的冒险，它非常需要勇气。如果你是通过这种方式真正理解另外一个人，你如果愿意进入他的私人世界，去看看他生活的本来面目，而且对此不做任何评价性的判断，那你就是在冒着自己被改变的风险。你可能以他的眼光去看待它，可能会发现自己的态度和人格受到了影响。被改变的风险是我们大多数人都要面对的最可怕的情况之一。如果我尽可能充分地进入一个神经症患者或精神病患者的私人世界之中，我是否有在那个世界中迷失自我的危险？我们多数人都不敢冒这样的风险。如果今晚做演讲的是个苏联共产党员或者是约瑟夫·麦卡锡（Joseph McCarthy）议员，我们有多少人敢试一试站在他们各自的立场来看这个世界？我们绝大多数人不会倾听；我们会发现自己总是强迫性地对人进行评判，因为倾听似乎是一件太危险的事情。所以，首先需要的是勇气，而我们却并非总是拥有它。

不过，还有第二个障碍。这就是，我们自己的感情越强烈，学会用他人或其他团体的参照框架看事物就变得越困难。然而要实现交流，现在是一个特别需要表明自己态度的时代。我们自己在心理治疗过程中并没有觉得这是一个不可克服的障碍。扮演一个能把自己的情感和评价搁置在一边的第三者，通过倾听来理解每个人或者每个团体，弄清他们各自持有的观点和态度，这样做对于克服这一障碍极有帮助。我们发现，在那些存在着矛盾或对抗态度的小型团体中这种方法非常有效。当争论的各方意识到他们正在被对方理解，意识到对方正在感受他们所感受到的情形，那么他们言论的夸张性和自我防御成分就会变得越来越少，就会认识到不必再坚持“我完全是对的，你完全错了”的态度。理解是一种催化剂，在它的作用下，团体成员能越来越接近包含于他们相互关系中的客观事实。通过这种方法，相互交流得以建立，而且更加可能达成一致。因此我们可以说，虽然强烈的情感使我们在理解对方时会面临更大的困难，但是我们的经验清楚地表明，那种能够坚持中立立场、能够体谅他人、催化剂型的领导者或治疗师能够克服小团体中的这一障碍。

不过，“小团体”这个短语又提出了运用我所描述的那种方法时要遇到的另外一个障碍。迄今为止，我们的经验都只是涉及小型的面对面的团体和治疗性的团体。产业界、宗教界、民族之间等方面的紧张关系都涉及很大的人群，而治疗性的团体中往往只存在当事人之间的紧张关系。目前有限的研究显示，在这些小团体中，倾听和共情的方法会促进人际交流的改善，会导致更多的接纳和被接纳，会促进更积极的、更利于解决问题的态度的形成；防御、夸张的言论、评价性的和批评性的行为也会减少。但这些发现都是来自小团体的。在那些地理位置相距遥远的大团体之间怎样才能实现理解呢？或者在那些虽然是面对面的团体，但他们代表的不是自己而仅仅是作为别人的代表，譬如驻联合国的代表团，在这样的团体之间又会怎样呢？坦率地讲，我们并不知道这些问题的答案。但我觉得可能需要对这一种情况做出说明。对于交流障碍问题的解决，作为社会科学家，我们目前拥有的只是尝试性的管中窥豹式的解决方案，而要想证实这种解决方法的效度，要想使它适于解决存在于阶级、组织、国家之间的大量的交流障碍问题，还必须有额外的资金、更多的研究和更具创造性的思想。

即使根据目前有限的知识，我们看到还是有一些可以用来增加倾听而减少评判的措施，哪怕是在很大的团体中也可以做到。设想一下，假设有一个带有心理治疗倾向的国际组织去拜会苏联领导人，并说："我们想真诚地理解你们对美国的立场，尤其是态度和情感。等你们讲完后，我们将对你们的这些看法和情感进行总结，如果必要的话可以反复总结，直到你们同意我们的陈述代表了你们的本意为止。"再假设他们也同样拜会了我们国家的领导人。接下来，如果他们用双方已清晰表达出的情感而不是相互间的谩骂来理解各自的立场，难道这不会产生很大影响吗？它虽然不能保证会出现我描述过的那种类型的理解，但它却增加了实现这种理解的可能性。对于憎恨我们的人，在他的态度被坚持中立的第三方准确地描述出来——而不是在他愤怒地向我们挥动着拳头的时候，我们能够更容易理解他的情感。

然而，对这第一个措施的描述却又把这种理解方法的另一个障碍引出来了。对于社会科学能否利用自己的发现，我们的文明仍缺乏足够的信任。相反，它对自然科学却深信不疑。在战争时期，当解决合成橡胶问题的实验室方法被发现时，无数的金钱和大批的人才被投入到对这一发现的利用上。只要合成橡胶能一克一克地制造出来，那么它就完全能成千吨地制造出来。结果的确是这样。然而在社会科学领域，如果在小团体中发现一种能增进交流和相互理解的方法，却无法保证这一发现会得到利用。当那个发现被投入金钱和智力进行开发时，恐怕早已经过了不知是几代人的时间了。

在即将结束时，我想把这种解决交流障碍问题的小型方案总结一下，并指出它的一些特点。

我已经说过，我们迄今为止的研究和经验表明，交流障碍——其中最主要的障碍是评价的倾向——是能够避免的。方法是创造这种情境，让存在分歧的每一方都要从他人的立场来理解他人。在具体实施时，可以让一个愿意共情理解各方立场的第三者参与进来。对于进一步促进相互理解而言，他可以起着催化剂的作用。这尤其适合于解决双方存在严重对立情绪的沟通问题。

这一程序有一些重要特点。它可以由一方开始，而不需等待另一方准备好。它甚至可以由中立的第三方发起，倘若他能从其中的一方得到哪怕很少的配合。

这一程序能够用于处理无诚意、防御性夸张、撒谎以及“假面具”等问题，几乎所有的沟通失败都存在着这些问题。当人们发现惟一的目的是理解而非作出评判时，防御性的歪曲会令人吃惊地减少。

这种方法能稳定而快速地导向对真相的发现，引导人们对交流的客观障碍做出现实的评价。一方防御的减少会导致另一方的防御进一步地减少，因而双方会更加接近事实真相。

这一过程会逐渐实现相互之间的交流。彼此间的交流是指向解决问题而非攻击他人或团体。它能导致这样一种情境的形成：我能看清自己对问题的看法，也明白了你对问题的看法；你能明白自己对问题的看法，也能明白我对问题的看法。由此，问题就得到了比较准确和比较现实的界定，这样差不多就一定会经受住理智的考验，或者即使部分问题得不到解决，它也会被如实而坦然地接纳下来。

这大概就是用以解决小团体中交流障碍的实验室式的解决方案。我们能接受这个小型的方案吗？能进一步研究它、改进它、发展这个方案吗？能把它应用于解决威胁着我们现代世界生存的那些不幸的、几乎致命的交流失败的问题吗？在我看来，这是我们应该努力去探索的一种可能性，一种真正的挑战。

第十八章　试论人际关系的一个普遍定律

近年来有整整一个夏天，我都在思考自己感到亟待解决的一个理论问题：人际关系中有哪些要素使之起促进成长的作用，哪些要素起着相反的作用？对这样一些因素，我们是否可能用一个假设来概括？为此我写了一篇短文，并在一个研讨班以及与我进行研讨的一些企业管理人员中进行了尝试性的运用。似乎大家都对这个问题感兴趣。但产业界的人士似乎更兴奋，他们结合监督者与被监督者的关系、劳资关系、管理者培训、高层管理中的人际关系等问题，从正反两方面对文章进行了讨论。

我认为此文仅仅是一次非常初步的探索，还很不成熟。我之所以把它收集进来，是因为很多读过它的人觉得它具有刺激性，还有一个原因是，它的出版可能会促成更多的研究来检验它的确凿性。

我曾多次问自己，我们在心理治疗领域中的学问如何才能普遍地应用于各种人际关系？最近几年，我反复思考这个问题，试图把它概括为一种人际关系理论，并把它纳入到当事人中心治疗理论这个大的结构体系中（Rogers，1959，第四部分）。现在这篇文章就是想换一种方式从另一个侧面来论述这个理论。它要努力考察的是我们可以感受到的人类关系中的一种内在的定律，这个定律决定了一种关系是否有利于双方个人的成长、提升、开放和发展，是否会导致关系双方心理成长的抑制、防御和封闭。

真诚透明的概念

我想说的一个基本内容是“真诚透明”这个概念。这个词语已经演化成为涵盖对治疗以及各种人际互动都非常重要的一类现象的理论概括。我极力想为它明确定义。

“真诚透明”表示我们的体验（experience）与意识（awareness）之间保持准确的相互符合。它的含义或许可以进一步引申为体验、意识与表达（communication）三者的高度一致。在这方面，最简单的一个例子大概就是婴儿。如果他在生理与内脏层面上体验到了饥饿，那么，他的意识似乎就会反映出饥饿的体验，而他的表达也与他的体验一致。他感到饥饿，感到不满足，这就是他各个层面上一致的真实。就此时的饥饿状态来说，他是整合统一的。从另外一方面来看，假如他吃得很饱，需求得到了满足，那么，他同样会在内脏、意识、表达等各个层面上保持统合一致。不论我们是从内脏层面、意识层面还是表达层面上来看待他的体验，前前后后他都是一个统合一致的人。为什么我们大多数人都会对婴儿做出亲切的反应，其中一个原因可能就在于婴儿是非常真诚透明、整合一致的。如果一个婴儿表现出了喜爱、愤怒、满意或恐惧，毫无疑问我们会认为他就是这种体验，而且他的方方面面都是这样子。他的恐惧、喜爱、饥饿乃至他的一切，都是通体透明的。

如果要举出“非真诚透明”方面的例子，那么我们必须转向已经度过了婴儿期的那些人了。为了便于识别，我们可以用这样一个例子来加以说明。在小组讨论时，有一个人变得有点生气，他的脸涨得通红，他说话的声调也传达出了他的愤怒，他的手指着对方的眼睛鼻子比画过来比画过去。然而，一个朋友说“好了，我们不要为此生气了”，这时他却满脸真诚而惊讶地回答：“我没有生气呀！我根本就没有生气的感受！我只是在陈述合乎逻辑的事实而已！”其他人听了，立即爆发出哄堂大笑。

这是怎么一回事呢？很明显，他在生理层面上体验着愤怒，但他的意识却与此并不一致，他在意识上没有体验到愤怒，他也没有表达他的愤怒（他的清醒意识这样告诉自己）。在体验和意识之间、体验和表达之间存在着实际上的不一致。

此处还有一点值得注意，他的表达其实是含糊不清的。从其字面内容看，他是在谈论逻辑和事实；但从其语调和伴随的动作来看，却明显地传递着另外的信息——“我对你感到愤怒。”我相信，如果一个人在某一时刻不想真诚地交流，那么这种表达上的含糊不清或矛盾总是会出现的。

“非真诚透明”的概念还有另一个方面的含义，这在此例中也得到了说明。就对自身真诚透明程度的判断而言，一个人自己不是一个很好的裁判。小组成员的哄笑就说明了一个很明显的感性的判断，即他体验到了愤怒，不管他自己是否承认这一点。不过在他自己的意识中，情况却显得不是这样。换言之，真诚一致的程度在当时似乎不应由他自己来评判。在学习按照外部参照系来衡量真诚透明程度方面，我们可能已经取得了进步。从一个人过去识别自身非真诚透明的能力中，我们对于他现在的非真诚透明也会有很多了解。如果上述例子中的这个人去接受治疗，那么，在充满接纳的安全的治疗气氛中，他可能会重新回顾这个事件，并说：“我现在认识到，我那时对他确实感到很愤怒，尽管我当时并不这么认为。”我们说，他终于认识到他当时的心理防御阻碍了他对自己愤怒体验的意识。

还有一个例子也能说明非真诚透明的另一方面含义。布朗夫人，她在几个小时里一直在抑制自己打呵欠，并不停地看手表，临走时她对女主人说：“我今晚过得太愉快了，这真是一个令人高兴的聚会。”此处，非真诚透明不是存在于体验和意识之间。布朗夫人很清醒地意识到自己早就感到了厌烦。非真诚透明存在于她的体验和表达之间。因此特别要注意，在体验和意识之间存在不一致时，我们通常把它定义为自我防御或对意识的否认；在意识和表达之间存在不一致时，我们通常是把它定义为虚伪或欺骗。

从真诚透明概念会得出一个很重要但并非显而易见的必然结论。或许可以这样来阐述它。如果一个人此刻是完全真诚透明的，他真实的生理体验在其意识中得到了准确的反映，他的表达恰恰也与其意识是一致的，那么，他的表达永远不会包含关于外在事实的表达。如果他是真诚透明的，那么他就不会说“那块岩石是硬的”、“他很笨”、“你真坏”或者“她非常聪明伶俐”，其原因在于我们从未体验到这些“事实”。对体验的准确意识将始终以内在参照系为依据，并以情感、知觉、意义的形式表达出来。我绝对不知道他是笨的，或你是坏的，我只是感觉到在我面前显得是这样。同样，严格说来，我也不知道那块岩石是坚硬的，即使我非常确信，如果我摔倒在它上面，那么我会体验到它是坚硬的。(甚至在那个时候我也允许物理学家把它感受为一堆具有浸透性的高速运动的原子和分子。）如果一个人是完全真诚透明的，那么，很显然，他的所有表达都必定是依据他个人的认知。这一点具有非常重要的意义。

顺便说一下，既然任何一种表达都可以用作自我防御，一个依据自己的知觉来说话的人也未必一定是真诚透明的。所以，如果一个人是真诚透明的，那么，他必定是在表达自己本真的知觉和情感，而不是在表达关于他人或外部世界的事实。但是我们不能说，凡是表达自己的知觉和情感的，一定都是真诚透明的人。

我所说的可能已经足以表明，真诚透明这个概念是一个复杂的、具有许多特征和含义的概念。已经有一些完成了的以及正进行着的研究，提供了体验研究的一些初步指标，而体验与我们对体验的意识是可以清晰地辨别开的，所以，要想对真诚透明这个概念作操作性的界定并非易事。但可以相信，对于这类研究作进一步的改进是完全可能的。

如果想用比较常识性的做法对这个概念做出界定，我相信，我们所有人都会倾向于从我们面对的具体人身上来识别他是否真诚透明。面对某个人时，我们会看到，在大多数情况下，这些人不仅清醒准确地说出了自己想表达的意识内容，而且它最深层的体验和他的表达之间也是相符的，不论它是愤怒、竞争，还是爱与合作。我们感觉“我们能准确地知道他的立场”。而在面对另一个人时，我们会发现他所说的话几乎毫无疑问地只是代表了他的外表或面具。我们不明白他真正感受到了什么，我们甚至怀疑他是否知道自己有什么感受。对于这样一个人，我们一般还是小心谨慎为好。

显然，不同的人真诚透明的程度不同；即使同一个人，在不同的时间其真诚透明的程度也不一样，这取决于他的体验是什么，以及他是否能在意识中接纳这一体验，或者他是否不得不对它进行心理防御。

真诚透明与交流在人际关系中的融合

真诚透明这个概念对于人际互动有什么意义呢？或许我们可以通过对假设中的史密斯和琼斯两人做一番分析而识别出来。

（1）史密斯向琼斯所做的任何交流，其效果取决于史密斯自己真诚透明的程度。这一点上面的分析已经说得很清楚。

（2）史密斯的体验、意识和表达三者之间越一致，琼斯就越有可能感觉到他的表达是清晰的。这一点已经充分讨论过了。如果，由于史密斯自身的真诚透明和统一，他的所有的言词、语调和体态所显示的信息都是统合一致的，那么，琼斯就不太可能觉得这些信息存在含糊不清的意义。

（3）相应地，史密斯的表达越清楚，琼斯的反应也就越明确。这就是说，即使琼斯对目前讨论的话题的体验不是真诚透明的，如果他觉得史密斯的表达不是含糊不清的，他的反应仍然会更明确、更真诚透明。

（4）在他们讨论的话题中，史密斯越真诚透明，他就越没有必要在这一领域进行自我防御，他就越能够准确地聆听琼斯的回答。换句话说，史密斯已经表达出了他的真实感受，因而他能更自由地倾听。他的自我防御表现得越少，他就越能准确地倾听琼斯的表达。

（5）只要能做到这样，那么琼斯就会感受到共情的理解。他会感到对于他自己的表达（不论这一表达是防御性的还是真诚透明的），史密斯已经理解得很到位，甚至达到了设身处地一样的准确程度。

（6）对琼斯来说，感受到自己被理解，就是体验到来自史密斯的积极关注。一个人感受到被人理解，就是明确地认识到自己对于他人的体验发生了某种积极的影响。

(7) 如果琼斯感受到史密斯在双方关系中是真诚透明和整合一致的，感受到他的积极关注，感受到他的共情理解，那么治疗关系所需要的条件就建立起来了。对于这些条件，我已在另一篇文章中试着做了描述。经验使我们相信，对于治疗来说，这些条件是充分而必要的。在此不再重复。

(8) 当琼斯足以能体验到治疗关系的这些特点时，他就会发现自己几乎体验不到交流的障碍。于是，他倾向于更本真、更真诚透明地表达自己，而他的防御同时也会一点一点地减少。

(9) 由于已能更自由、更少防御式地表达自己，琼斯现在能够更准确地倾听史密斯的进一步交流，而不需进行防御式的歪曲。这是对第 4 步的重复，不过主角换成了琼斯。

(10) 当琼斯能这样去倾听时，史密斯现在就会感受到共情的理解(就像第 5 步中的琼斯)；会体验到琼斯的积极关注（类似于第 6 步)；会发现自己体验到这种关系所具有的治疗作用（类似于第 7 步)。于是，在某种程度上史密斯和琼斯变得具有相互的治疗作用。

(11) 这就意味着，在一定程度上，每个人都得到了治疗，都会产生一定的疗效；人格变化趋向于更统一、更整合；冲突会减少，能够用于有效生活的能量增多；行为变化趋向于更加成熟。

(12) 在这一连串事件中可能会出现局限性的因素，这就是威胁性材料的卷入。如果在第 3 步时，琼斯在自己相当真诚的反应中包含了一些新的材料，而史密斯对这些材料又做不到真诚，即触及一个史密斯不是真诚透明的领域，那么，史密斯可能就做不到准确地倾听，而会动用防御机制去应对琼斯的表达，他会用含糊不清的表达进行回应，于是原来所描述的那一系列过程就会开始发生逆转。

对一个普遍定律的尝试性陈述

综合考虑上述内容，我们大概可以把它们简练地概括为一个普遍性的定律。下面就是我的尝试。

假设：(a) 两个人具有最起码的要互相接触的意愿；(b) 两个人都具有从对方接受信息的能力和最起码的交流愿望；(c) 假设这种接触能持续一段时间；那么，我们就可以假定会出现下面这样一种关系：

一个人的体验、意识和表达三者越真诚透明，那么，接下来的双方关系就越可能包含：双方的相互交流呈现出真诚透明日益增多的倾向；彼此对交流的理解越来越准确的倾向；双方的心理适应和功能发挥得到改善；在双方关系中彼此体验到满意感。

反之，对体验和意识的表达越不真诚透明，那么，接下来的关系就越可能包含：以后的交流仍会保持相同的特点；准确的理解将遭到破坏，双方的心理适应能力和功能发挥更不充分；在双方关系中彼此都不会感到满意。

如果更严谨一些，那么，阐述这一定律时或许应把交流接受者的知觉感受作为关键的要素。这样，假设其先决条件和先前一样保持不变，如愿意接触，并有能力交流等等，那么，这一假定的规则又可以阐述为：

Y 越是感觉到 X 的体验、意识和表达是真诚透明的，积极的关系就越有可能出现（具体特征如上所述）。

经过这样一番概括，这一“定律”就变成了一个可以检验的假设，因为测量 Y 对 X 表达的知觉不应该是一件太困难的事情。

生存性的选择

我确实很想对这整个事情的另外一个较深入的方面做初步的探讨，这在治疗关系中常常是非常真实的一个方面，而且在其他关系中也是这样，尽管它可能没有受到高度注意。

在实际的人际关系中，不论当事人或者治疗师常常都要面临这样的存在选择：“我是否敢于完全真诚透明地进行交流？我是否敢于让我的体验以及我对这一体验的意识与我的表达保持一致？我是否敢于如实地表达自己？或者说我一定不能这样如实表达而必须要换一种表达方式？”在真切地预见到有可能受到威胁或被他人拒绝时，这种尖锐的问题就往往容易出现。一个人把自己对相关体验的充分意识表达出来，就是在人际关系中进行冒险。在我看来，是否要冒这个险，似乎就决定了某种人际关系会变得越来越具有相互的治疗作用，还是会使关系走向破裂。

再从另一方面来谈谈。我无法决定我的意识是否与我的体验保持一致，这要由我的自我防御的需要来回答，而对此我是意识不到的。不过接着还要面对另一个存在性的选择，即我的表达是否会与我对自己体验的真实意识保持一致。这个假定的规则到底朝这个方向还是另外一个方向发展，其答案可能就存在于人际关系中这种持续不断的选择之中。

参考文献

Rogers, Carl R. " A Theory of Therapy, Personality and Interpersonal Relationships," In Koch , S. (Ed.). *Psychology: A Study of Science*, vol. III. New York: McGraw-Hill, 1959, 184～256.

Rogers, Carl R. " The Necessary and Sufficient Conditions of Therapeutic Personality Change," *J. Consult. Psychol.*, 21, 95～103.

第十九章　关于创造性的理论

1952年12月，俄亥俄州立大学的一个组织召集了一次关于创造力的研讨会。应邀出席的除了教育界人士外，还有艺术家、作家、舞蹈家、音乐家，另外还有一些对创造过程感兴趣的哲学家、精神病学家、心理学家。这是一次充满活力、富有成果的会议。这次会议促成我对创造力以及促进创造力的因素的一些粗略的想法。后来就被扩充成了下面这篇文章。

我认为，我们的社会对富有创造力的人的创造性行为总是有着极其强烈的需求，正是这一需求决定了应该提出一种初步的创造性理论，系统地讨论创造性行为的本质、创造性行为产生的条件、建设性地培养创造性行为的方法。这样一种理论可能会对该领域的研究起到激励和引导的作用。

社会需要

对我们的文化及其发展趋势的许多严厉批评，其实都可以归纳为一句话：我们缺乏创造力。让我们简要地看看其中的一些批评：

在教育领域，我们倾向于培养亦步亦趋、墨守成规的人，我们培养的大多是一些“完成了”学业的人，而不是具有原初性创造力的思想家。

在我们的业余休闲领域，被动的消遣和受到严格约束的群体行为占去了活动的绝对多数，而创造性的活动则少得可怜。

在科学界，我们拥有为数众多的技术操作员，但是能够创造性地提出富有成果的假设和理论的人却有如凤毛麟角。

在产业界，创造活动只是少数人——经理、设计者、研究部门的领导者——的专利，而对于大多数人来说，日常生活中根本缺乏任何创新和创造的努力。

在个人和家庭生活中，这种情况也同样存在。我们穿的衣服、我们吃的食品、我们阅读的书、我们坚持的观念，都有着强烈的趋同倾向、千篇一律的倾向。表达原创性和标新立异会被看成是“危险的”举动。

为什么我们要对此感到忧虑呢？作为一个民族，如果我们耽于从众，而不去追求创造，难道就是一种不可容忍的选择吗？在我看来，如果没有罩在我们头上的一个巨大阴影，这也似乎完全是一个合理的选择。知识——不论是建设性的还是破坏性的——正在以难以置信的速度激增，人类已经跃进到不可思议的原子能时代，大概只有创造性的适应的能力才会让我们可以适应千变万化的世界。据说，科学的发现和发明正以几何级数的速度递增。在这种情况下，一个被动的、受文化束缚的民族通常不可能应付迅速增多的难题与考验。面对这些复杂的变化，除非个人、团体和国家能够想象出、创建出和创造性地改进应付复杂变化的新方法，否则人类的希望之光将会熄灭；除非个人能赶上科学改变环境那样的速度，对其环境做出新的创造性的适应，否则我们的文化就会衰亡。这是因为，缺乏创造力，不仅会导致个人的适应不良和团体关系的紧张，而且，世界的毁灭将成为我们必须付出的代价。

所以，在我看来，针对创造过程及其发生的条件以及促进这一过程的方法展开研究，似乎是至关重要的。

下面我提出一个概念框架，希望能够对这类研究产生某种促进作用。

创造的过程

对创造力的界定有不同的方法。为了使下面要谈的意义更明白，我想先介绍一些要素，然后再试着下一个定义。我把这些要素看作是创造过程的一部分。

首先，作为一个科学家，对我来说，它必须包含有某种看得见的东西或某种创造成果。尽管我的想象极其新颖，但这还不足以把它们界定为有创造性，除非它们最终变成某种可以看得见的成果——除非它们被用语言符号表示出来，或者写成一首诗，或者转化成一部艺术作品，或者表现为一种发明。

这些成果必须有新颖的结构。这种新颖性之所以能够产生，其原因在于个人与他的经验材料发生了独特的相互作用。创造力总是会在其成果上打上个人的印记，但成果既不是个人，也不是他所用的材料，而是体现了这两者之间的某种关联。

据我个人判断，创造力并不局限于某些特殊的内容。我认为，创造过程没有什么根本的区别。创造性可以表现在绘画、作交响曲、设计杀人的武器、提出科学理论、发现人际关系的新程序或者在心理治疗中创建出人格建构的新形式等许多方面。（其实正是我在最后这个领域而不是艺术领域中的经验，使我对创造力及如何促进创造力产生了特别的兴趣。一个人能凭借创造力和有效的技能在治疗关系中重新塑造自己，对这一点如果有直接了解的话，会使我们相信所有的人都具有创造的潜能。）

于是，我把创造过程界定为：创造过程体现为具有某种关联性的新颖成果的生产活动，它一方面源于个人的独创性，另一方面源于个人生活中有关的材料、事件、他人或者环境。

我还想对这个定义做些否定的解释。该定义没有对创造力做“好”、“坏”之分。有的人可能会发现一种减轻疼痛的方法，而有的人则可能设计出一种新的更精巧的酷刑来折磨政治犯。在我看来，这两种行为似乎都具有创造性，尽管它们有着不同的社会价值。虽然我在后面还要对这些社会评价进行论述，但是由于这些评价标准极不恒定，所以我没有把它们纳入我的定义之中。伽利略和哥白尼的创造性发现，在当时被看作是亵渎神灵和大逆不道的，在今天它们也同样被当作是基础性的和建设性的。我们不想让我们的定义因为用词的主观色彩而模糊不清。

从另外一个方面来看这同一个问题，需要指出，从历史的角度看，一个成果要想被看作创造力的体现，那么这个成果必须在某一时代得到某一组织的认可。然而这一事实也无益于我们的定义，这既有已经提到的评价标准变动不居的原因，也因为有许多创造性成果无疑从未受到社会的注意，而它们往往在未曾得到评定的情况下就已经消失得无影无踪。所以，这种关于组织认可的观念在我们的定义中也被省略了。

另外，我们的定义没有对创造性的程度高低作区分，因为这也是一个本性变化不定的价值评判的问题。小孩子发明一种新颖的团伙游戏；爱因斯坦提出相对论；家庭主妇发明一种烤肉的新调料；年轻的作家写出自己的第一部小说；所有这一切活动，根据我们的定义，都是具有创造性的，我们不想依据创造性的大小来为它们排出某种顺序。

创造的动机

创造的主要动机，似乎就是我们在心理治疗中深刻发现并被看作是治疗力量的那个倾向——人的自我实现倾向，实现其潜在可能性的倾向。就这一倾向来说，我指的是那种在所有机体和人的生活中都显而易见的定向趋势——那种要求扩展、延伸、发展、成熟的强烈欲望——那种展示和发挥有机体或自我能力的倾向。这种倾向可能被深深地埋于心理防御的层层包裹之中；可能隐藏于否认其存在的精致的面具之后；然而根据我的经验，我相信它存在于每一个个体身上，并等待着在适当的条件下予以释放和表现出来。当机体努力成为它自己，并与环境构建新的关系时，这一倾向才是创造的最主要的动力。

现在让我们来直接探讨一下那个令人困惑的问题，即创造性行为的社会价值问题。大概我们很少有人会对培养危害社会的创造力感兴趣。我们不希望自己故意致力于培养这样一些人——他们把自己的创造天才用于设计新的更高级的抢劫、剥削、拷打、杀人的方法，或者建立那种能把人类引向从肉体和精神上进行自我毁灭的政治组织制度或艺术形式。然而，怎样才能做出这种必要的区分，从而使我们能够鼓励建设性的而不是破坏性的创造呢？

我们不能通过检查产品或者成果来进行这种区分。创造的根本要素是其新颖性，而对此我们却缺乏判断的标准。其实历史早已表明了这样一个严酷事实：一种成果越具有创新性，其影响越广泛，就越有可能被同时代的人们判定为邪恶的东西。真正具有重要影响的创造，不论是一种观点，一部艺术作品，还是一个科学的发现，最初往往都容易被人看作是错误的、有害的或者愚蠢的，然后有可能被公认为显而易见、无需证明的东西，不知多少年以后才最终被评价为创造性的贡献。显然，同时代的任何人都不能在某一创造性成果形成的当时就对该成果做出令人满意的评价，而且创造的产品越是新颖奇特，这种情形就越普遍。

对于参与创造过程的个人的目的进行考察也不会有什么帮助。许多——也许是大多数——已被证明具有伟大的社会价值的创造和发现，更多的是受到了个人兴趣的指引，而不是因为社会价值的激励；而从另一方面看，有很多创造（各种社会改良的乌托邦、禁酒令等等），虽然声称以造福社会为目的，但其结果留下的历史记录却让人只能感到遗憾。我们必须面对这样一个事实：个人之所以进行创造，主要是因为创造让他感到满足，是因为这种行为被体验为一种自我实现；对创造的目的做出“好”“坏”之分，对我们来说不会有任何帮助。

难道我们必须放弃对创造做出“潜在建设性的”和“潜在破坏性的”的区分吗？我认为这个悲观的结论并不正确。最近从心理治疗中获得的发现给我们带来了希望。据发现，当一个人对他的所有体验保持“开放”（后面我们将会对这个术语做出更充分的界定）时，那么，他的行为就会是创造性的，而且可以相信他的创造从本质上说是有益的。

我们不妨做如下简单的区别。一个人如果不允许自己意识到自己的大部分体验（或称为压抑，如果你喜欢这个术语），那么，他的创造过程就可能是病态的，或是对社会有害的，或者既病态又有害。一个人如果对自己各方面的体验都保持开放，并使其机体内部的各种情感和认知被即时地意识到，那么，他与其环境相互作用的新颖成果，不论对自己还是对他人，都将是建设性的。譬如一个具有妄想倾向的人可能会针对他与其环境的关系创造性地提出一种非常新奇的理论，他能够从各种细微的线索中为他的理论找到证据。他的理论很少具有社会价值，原因可能在于大量的体验在他的意识中没有办法找到容身之地。苏格拉底与此相反，尽管他也被他同时代的人看作是“疯子”，但他所提出的新颖思想却被证明是对社会有益的，这很可能是因为他根本不需要自我防御，他对自己的体验保持开放性。

更深层面的推理可能会在本文的随后部分变得更加清晰。然而我的主要论点是基于心理治疗中的发现，当一个人能越来越开放地面对自己的各种体验，越来越清醒地意识到它们时，他就越有可能以我们所说的社会化的方式来行动。如果他不仅能意识到自己充满敌意的冲动，也能意识到自己对友谊和接纳的渴望；不仅能意识到社会文化的期待，也能意识到自己的目的；不仅能意识到自己自私自利的欲望，也能意识到自己对他人的热心、敏感、关怀，那么，他的行为将会是和谐、统一和建设性的。他越是对自己的经验保持开放，他的行为就越会表明，人的本质就是倾向于过一种建设性的社会生活。

建设性创造力的内在条件

人自身的哪些条件与潜在建设性的创造行为有特别密切的联系呢？我觉得可能有这样一些条件。

A. 对经验保持开放，即不设边界（extensionality，或译作“扩展性”，见下文“外延扩展的取向”——译者）。这一点与心理防御正好相反。在心理防御中，为了保护自我的结构，某些体验不是以被歪曲的形式进入意识就是被直接挡在意识之外。而在一个对经验保持开放的人身上，每一个刺激都能通过神经系统而自由传递，不会遭到任何防御过程的扭曲。不管这个刺激是源于环境，源于形状、颜色、声音对感觉神经的影响，还是源于内脏，或者是作为中枢神经系统的一个记忆痕迹，它都是能够被意识到的。这意味着，一个人不是在预先设定好的范畴中（“树是绿的”，“大学教育是好的”，“现代艺术是愚蠢的”）进行认知，而是能意识到本真的当下存在，因而他就能够意识到许多超出通常范畴的经验（这棵树是淡紫色的；这种大学教育是有害的；这件雕塑品对我产生了强烈影响)。

最后我们用另外一种方式来描述对经验的开放性。它意味着概念、信念、认知和假设都不是僵化的,其界限是可以逾越的;它意味着,当真正存在模糊不清的意义时,个人能够容忍其存在;它意味着个人有能力接受非常矛盾的信息,而不是强迫自己对这种情形拒之于门外;它意味着普通语义学家所谓的"外延扩展的取向"。

我坚信,保持意识对于当下存在的经验的完全开放,是进行建设性创造的一个重要条件。在所有的创造活动中,无疑都会出现这样的程度强烈但其范围可能有局限的开放意识。一个心理严重失调的画家,虽然找不出或根本意识不到自己心理痛苦的根源,但他仍然能对自己所体验到的形状和颜色具有清晰敏锐的意识。一个暴君(不管他权力管辖的范围有多大),虽然不能正视自身的弱点,但对于他要对付的那些人,他却完全能够发现和处理他们心灵盔甲的微小缝隙。由于他对经验的某个方面能够保持开放,因此创造也是有可能的;由于这种开放仅仅是针对经验的某一个侧面,因此这一创造性成果的社会价值可能具有潜在的破坏性。一个人越是允许自己所有方面的体验都被敏感地意识到,我们就越能够相信,他的创造力不论是对自己还是对社会都具有建设性的作用。

B. 内源性评价(internal locus of evaluation)。评判的根源或场所居于自身内部,这或许就是进行创造的最基本条件。对于创造者本人来说,其成果的价值不是由别人的表扬或批评来决定的,而是由自己决定的。我创造出了令我自己满意的东西了吗?它表达了我的某个方面——我的情感或我的思想,我的痛苦或我的狂喜吗?这仅仅是一些真正与创造者有关的问题,或与任何一个正在进行创造的个人有关的问题。

但这不意味着他不注意或不愿意关注他人的评判。这仅仅意味着,评判的依据就存在于个人自我内部,就存在于他自己对自己创造成果的机体反应和机体评价。对个人来说,如果在他自我内部有一种"我自己在行动"的"感受",有一种潜能实现的"感受",而这些感受此前从未出现过,而现在却真实地出现了,那么,这就会使他感到满意,感到自己富有创造性，任何外在的评价都不能改变这个基本事实。

C. 把玩基本要素和概念的能力。尽管这一点可能没有 A 或 B 重要，但它似乎也是从事创造的一个条件。与 A 中所描述的开放和非僵化性有联系的是自然地把玩各种观点、颜色、形状、关系的能力——例如，把基本要素做成似乎不可能的排列形式，设想出近乎疯狂的假设，使已经确定的东西成为问题，表达荒唐可笑的内容，把一种形式转化成另一种形式，把一个事物转化成另一个似乎不可能的等值物，等等。正是从这种自然的把玩和探索中产生了直觉，促使当事人用一种新鲜的有意义的方式去创造性地看待生活。在浪费了无数次可能无用的尝试之后，似乎总会出现一两个进化的、具有持久价值的成果。

与创造行为相伴随的状况

具备了以上三个条件，建设性的创造行为就会产生。但我们不要期望对这种创造性行为进行准确的描述，因为就其本质而言它是不可描述的。我们必须视之为不可知的未知的事物，直到它出现为止，这就是在不可能之中蕴涵着可能。我们只能概括地说，创造行为就是机体的自然行为；并且当一个机体能对其内在和外在的体验都保持开放，能自由而灵活地尝试各种各样的联系时，这种行为就容易产生。在这样众多的成败难卜的尝试中，机体会像一台大型计算机一样做出选择，去选择能有效地满足内在需要的尝试，选择能与环境形成更有效关系的尝试，或者选择另外一个能够发现感受生活的更简洁更令人满意的定律。

不过，创造性行为有一个特点是可以描述的。在几乎所有的创造性成果中我们都会看到一种精心选择，一种重点的强调，一种训练有素的修养（discipline），即创造者对于事物本质的追求。艺术家会以简化的形式勾画出事物的外观或结构，而忽略其现实的细节。科学家在阐述一种关系的基本原理时，会忽略所有可能会掩盖其本性之美（naked beauty）的具体事件或情形。作家选择那些能够使他的表达保持完整性的词汇或语句。我们可以说，这是因为受到了一个特定的人——“我”的影响。现实中存在着大量纷繁复杂的事实，但是“我”能够为我自己与现实之间的关系赋予一种结构；对于现实的认知，我有“我自己的”独特方式，正是这种有意识地自我规范的个人选择性或抽象性，把自己的审美特点赋予创造的成果。

虽然我们对创造性行为只能描述到这种程度，但是在个人身上确实还有一些与创造性行为相伴随的情况可以提示一下。

首先是我们称之为“我发现了”的感受——“就是它!”“我发现它了!”“这正是我要表达的东西!”

还有一种情况是所谓孤独的焦虑。我相信，在很多重要的创造性成果的形成过程中一定会包含这样一种感受：“我很孤独。以前没有人这样做过。我是在无人区独自冒险。我是愚蠢的、错乱的、迷失了方向的、病态的。”

另外一种通常会与创造相伴随的体验是与人交流的欲望。我们有理由怀疑，如果一个人根本不想同别人分享自己的创造产品，创造过程是否可能出现？减轻当事人孤独的焦虑并使自己感到安心的惟一方法，就是成为群体中的一员。他可以把自己的理论吐露到个人日记中，可以把自己的发现变成某种不为人知的密码，可以把自己的诗作锁在抽屉里，还可以把自己的画作束之高阁。然而他仍然渴望与一个能够理解他的群体进行交流，哪怕这是一个纯粹是他想象出来的群体。他不是为了交流而创造，但一旦创造出了产品，他又渴望与别人分享，分享自己与周围环境相互作用的新成果。

培养建设性创造力的条件

到现在为止，我已尝试描述了创造的本质，说明了能够使创造力成为建设性创造力的当事人体验的特点，提出了创造性行为所依赖的必要条件，还谈到了与创造性行为相伴随的一些情况。但是，如果想使开始提到的社会需要得到满足，那么，我们必须了解能否培养建设性的创造力；如果能，应该怎样培养。

从创造力的内在条件的本质来看，很显然，它们不应是被强迫的，但它们又必须被允许显现出来。农民不能强迫胚芽从种子中发芽；他惟一能做的，就是为种子提供发展自身潜能所需的营养条件。创造力也是这样。那么，我们需要建立什么样的外部条件来培养和增强上面提到的内在条件呢？我的心理治疗经验使我相信，通过建立能带来心理安全和心理自由的条件，能最大限度地提高建设性创造力产生的可能性。我想详细地谈谈这些条件，并把它们称作X和Y。

X. 心理安全感。这个条件可通过三个相关联的过程建立起来。

（1）把人作为具有无条件的价值（unconditional worth）的人予以接纳。不论在什么时候，如果一个具有促进作用的教师、父母、治疗师或者其他什么人，能从某个个体自己的权利和表现出发，基本上感到该个体是个有价值的人，而不管他现在的状况或行为是什么样子，那么，他就是在培养创造力。只有教师、父母等人意识到该个体的潜能，并且能够无条件地相信他，而不管他现在的情况，这种态度才可能是真诚的。

当个体在理解这种态度的时候，对他所产生的作用就是他体验到了一种安全的气氛。他逐渐地认识到，既然不管做什么，他似乎都能被看作是一个有价值的人，因而，不管自己是个什么样的人，他都可以成为真实的自我，而不需要伪装或某个虚假的外表。这样一来，他的僵化表现就会减少，他就能够发现成为真实自我有什么意义，就能够试着以一种新鲜自然的方式来实现自我。换言之，他开始步入了创造之路。

（2）提供一种没有外部评价的气氛。当我们不再从我们自己的立场来对其他个体做出判断的时候，我们就是在培养创造力。对一个人来说，如果发现自己处于一种不会受到评价、不会受到外在标准评估的气氛之中，那将是极大的解脱。评价总是一种威胁，总会引起防御的需要，始终意味着某些体验必定会遭到意识的抑制。如果某个成果按照外在标准被评价为是好的，那么，我一定不会承认我对它感到反感。反过来，如果我现在的所作所为依据外在标准被看作是不好的，那么，我一定不会意识到那似乎就是我、是我自己的一部分这样一个事实。但是，如果不存在按照外在标准所做的评价，那么，我就会对我的体验更加开放，能更深刻更敏感地认识到我自己的好恶，认清这些材料的本质以及我对它们所做反应的本质。我会开始认识到评价的着眼点就在我自己内部。于是，我开始步入创造之路。

为了减少读者可能产生的怀疑和担心，可能应当指出，对他人不做评价并不是说不做反应。事实上，它反而可以使一个人自由地做出反应。“我不喜欢你的观点（或者画作、发明、作品）”，这不是一个评价，而是一个反应。它与评判性的说法有着细致而明显的区别，如，“你现在做得不好（好），这是依据外部标准对你得出的结论”。第一个说法允许当事人坚守自己的评价源，它存在着这种可能性，即我不会欣赏你的作品，但是实际上它可能是很好的东西。而第二种说法，不管它是表扬还是责备，它倾向于把当事人置于外力的控制之下。我们在告诉他，不能仅仅问自己，是否这个成果是对自己的一种有效表达；他必须考虑别人是怎么想的。他在被引导着远离创造的过程。

（3）共情理解。如果在前两个的基础上再加上这个过程，那么我们就可以最终提供心理的安全感。如果我说我“接纳”你，而我对你却什么也不了解，那么这其实是很肤浅的接纳。你会认识到如果我最终确实了解你，这是可以改变的。如果我能共情地理解你，能从你的立场来看待你以及你的感受和行为，能进入你的私人世界，能按照它显现给你的那个样子来看待它——而且仍然接纳你——那么这才是真正的安全。在这种气氛中，你能允许你真实的自我显露出来，并允许它以变化和新颖的方式展示出来。这是培养创造力的基本方法。

Y. 心理的自由。当教师、父母、治疗师或者别的促进者允许一个人拥有象征性表达的完全自由时，那么创造力也就得到了培养。这种允许使人有了充分的自由去思考、感受、成为自身内在的真实；它促进了开放，促进人充满乐趣地自发地把玩知觉对象、概念和意义，而这正是创造力的构成成分。

需要注意的是，这里说的是象征性表达的完全自由。大概并非在所有的情况下人们都有用行动来表达所有的情感、冲动和欲望的自由。在有些情况下，人的行为可能会受到社会的约束，这也是自然而然的事情。但是象征性的表达却不必受到限制。实际地去摧毁自己所憎恨的一个对象（不论是自己的母亲，还是一幢洛可可式古建筑），个人没有这个自由，但他可以去摧毁其象征符号的自由表达方式。而在现实中去攻击这样一个对象可能会导致罪疚感，可能会缩小个人心理体验的自由空间。（我对这一段的论述并没有把握，但这是我现在所能做的最好的论述，它与我的体验似乎是一致的。）

这里所描述的这种允许并不是软弱、放纵或者鼓励作恶。它是对自由的允许，同时自由也就意味着责任。一个人可以自由地渴望新的冒险，同样也可以自由地对它感到畏惧；可以自由地享受自己成功的果实，同样也可以自由地忍受自己行为的恶果。正是这种负责任的生成自己的自由促进了自身内部那个可靠的评价源的发展，并进而使建设性创造的内在条件得以形成。

结语

我极力想把我对创造过程的思考有条理地介绍出来，其目的在于使其中的一些观点能得到严格而客观的检验。我提出这一理论的理由以及希望这类研究能进行下去的原因，在于今天自然科学的发展向我们——作为个人，作为一种文化——提出了严峻的要求：如果我们想要生存下去，必须依靠创造性的行为来适应我们的新世界。

第七编

行为科学与个人

我感到有一种深深的忧虑，正在迅速发展的行为科学可能被用于控制个人并剥夺其人性；不过，我相信，行为科学也可以用于提升个人的地位。

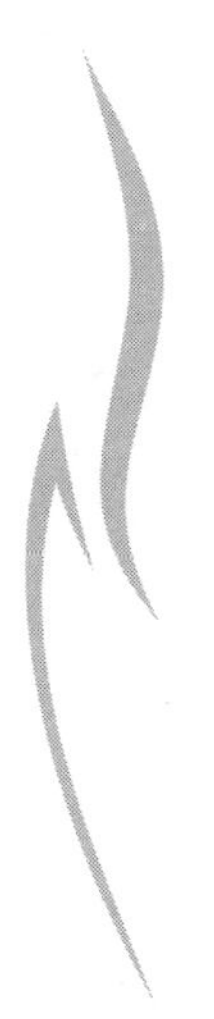

第二十章　行为科学的力量扩张

大约在 1955 年的下半年，哈佛大学 B. F. 斯金纳教授邀请我在 1956 年秋季的美国心理学会年会上与他进行一次友好的辩论。他知道，在运用科学知识塑造和控制人的行为这一点上，我们存在着严重分歧。他建议要让这次辩论发挥出廓清争议的有益作用。他哀叹心理学家不愿利用自己的影响力："在当今，在那些有控制力的地方，心理学家却莫名其妙地不敢运用控制力；在那些没有控制力的地方，也莫名其妙地不敢形成这种控制力。大多数临床实践的重点还是放在心理测试上，究其原因，部分在于我们不愿承担控制的责任……令人有点莫名其妙的是，我们感觉被迫把对人的行为的积极控制让给了那些为了个人目的而掌握它的人。"① 他自己的基本立场从这里得到了体现。

我赞同他的建议，即这个讨论应该以引起人们对重要问题的兴趣为目的。我们的辩论是在 1956 年 9 月进行的，它吸引了一大批热心的听众。正如许多辩论一样，多数人在离开时都感觉自己原来所持的观点得到了证实。这次辩论的内容刊登在 1956 年 11 月 30 日出版的第 124 期《科学》杂志第 1057～1066 页上。

后来我对这次经历进行了深入反思，惟一令我感到不满的就是它是一场辩论。尽管斯金纳和我都努力避免为了辩论而争吵，然而辩论的口气却无疑是针锋相对的。我觉得这次讨论的问题太重要

---

① B. F. Skinner，*in Current Trends in Psychology*，edited by Wayne Dennis，pp. 24～25，University of Pittsburgh Press，1947.

了，不应把它仅仅看作是两个人的争论或者一个简单的黑白对立的议题。所以，在此后的几年里，我更详细地阐述了——我相信用了更少的辩论口气——我对这个问题基本的观点。我要讨论的问题将来有一天会成为我们的社会必须做出的重大而深刻的决定。本文的论述似乎很自然地分成了两部分，这也就构成了本书第二十章和第二十一章的内容。

在写这些文章的时候，我脑子里并没有要利用它们的特别计划。然而，在威斯康星大学讲授“当代趋势”这门课时，我用它们作为基本材料；后来在加利福尼亚技术学院，又以此为基础在教师和学生的研讨会上作了发言。

关于行为的科学现在尚属幼年期。就这一个学科群来说，尽管有时候其他社会科学学科如经济学和政治学也被包括进去，作为工具性学科的数学和统计学也被深深地牵涉于其中，不过它通常被认为包括心理学、精神病学、社会学、社会心理学、人类学和生物学。虽然它们都致力于理解人与动物的行为，这些领域的研究也在跳跃式地增加，然而，可以毫不含糊地说，这个领域现在还处于疑惑多于确切知识的时代。这些领域中比较有思想的人倾向于强调我们的科学对行为是多么无知，已经发现的普遍规律又是如何之少。他们喜欢把行为科学领域的研究与物理学进行比较，通过比较总是看到后者测量精确、预测准确、所发现的定律优美简洁，因而就会很明确地意识到行为科学的原始、幼稚和不成熟。

对于这类描述，我们一点也不否认其真实性，但我认为这种强调有时候会导致一般公众看不到事情的另外一面。行为科学，即使在它的幼年期，已经朝着成为一门“因果解释”的科学迈出了坚实的一步。我的意思是，行为科学已经在识别和发现规律性的关系方面取得了明显的进步。所谓关系是指：如果存在某些条件，那么就可以预测将会发生某些行为。我相信很少有人会意识到行为科学在最近几十年进展的广度和深度，似乎更少有人意识到由这种进展所带来的深刻的社会、教育、政治、经济、道德和哲学等方面的问题。

我希望这次以及以后的演讲能达到这样几个目的。首先，我想凭着印象概括描绘出行为科学在理解、预测和控制行为方面的进展。其次，我想指出由这些进步给我们个人和社会所带来的严重问题和困难。然后，我希望针对这些对我来说比较有意义的问题提出初步的解决办法。

行为科学的技术程序

让我们通过探寻浏览具体的研究及其意义来获得有关行为科学知识之影响的一些印象。我想用挑选出来的例子来尽量表明已完成工作的宽广范围。由于受到自己知识范围的局限，我不敢说这些例子是对整个行为科学领域的随机抽样。我确信，我自己作为一个心理学家的事实，必然意味着我倾向于在心理学领域抽取更多的例证。我还喜欢选择那些重视行为的预测和潜在控制的例子，而不是那些仅仅关注对行为的理解的例子。我很清醒地知道，从长远来看，这后一类研究可能更适合于做出预测和控制，但是它们的影响却不是立竿见影的。

在介绍我们抽取的这些科学知识时，我会用一些比较浅显的词语进行陈述，会省掉各种各样的限定性成分，尽管这些成分对严密性、准确性来说非常重要。对我所陈述的每一个概括性观点，我都将用相当充分的研究例证来说明。当然，就像所有的科学发现一样，每一个观点表达的仅仅是一定程度的可能性，并非什么绝对真理。而且，每个观点都要开放地经受更精确、更富想象力的研究的修改、纠正甚至反驳。

对行为的预测

带着这些选择性因素和条件，让我们首先了解一下行为科学所取得的一些成果，这些成果具有非常突出的预测效果。这些成果都可以用以下公式来表示："如果一个人具有量化特征 a、b 和 c，那么，我们就可以预测他极有可能会出现行为 x、y 和 z。"

于是，我们就知道如何相当准确地预测哪些人会成为成功的大学生、成功的实业家、成功的保险推销员，等等。我不打算用什么资料来证明这一说法，因为这种证据确实太多了，能力测试、职业测试、人员选拔等领域都属此类。虽然这些领域的专家对他们所做预测的不准确性表示出了公正的担心，然而事实却是，行为科学的工作仍然广泛地受到了众多精明企业、大学及其他组织的认可。我们开始接受这样一个事实，即从一个陌生的团体里面，行为科学家可以选出（有一定误差）哪些人能成为成功的打字员、教学实习生、档案管理员或物理学家。

这个领域还在继续扩大。譬如说，行为科学现在正设法界定哪些特征能表明一个化学家是一个富有创造力的化学家而不只是一个成功的化学家；另外，尽管还没有取得巨大成功，但已经并正在投入大量的工作来确定某些特征，以便能据此来鉴别哪些人可能成为成功的精神病学家和临床心理学家。对于你是否拥有与某种职业活动有关的显著特征，科学在这方面的判断能力正在稳步增长。

我们知道如何对军校的军官候选人及其战斗表现进行预测。我们来选择该领域的一个研究。威廉姆斯和李维特（Williams & Leavitt，1947）发现，凭借其战友对某个海军陆战队士兵的评分，他们能够对该士兵是否有可能成为军官候选人及其以后的战斗表现做出令人满意的预测。他们还发现，与他们所用的那些客观测验相比，熟悉这个士兵的战友是一种更好的心理测试工具。这说明，不仅是利用某种测试方法来预测行为，而且还包括使用这种测试方法——不论是常规的还是非常规的方法——的意图，都可以证明具有预测的效力。

我们能够预测一个潜在的业务经理激进或保守的程度。测试经常在公司得到运用，这方面的例子很多。怀特（Whyte，1956）在他最近的一本书中就引用了其中的一个研究。在一批有待提升的年轻管理者中间，最高管理者选中的那些人的保守或激进程度（在一定的误差范围内）最符合公司的最大利益。他们还会将每个人对社会潜在的敌视程度、潜在的同性恋或精神病倾向作为选择的依据。能够提供（或声称能提供）此类测量指标的测试现在已在许多公司使用，其目的一方面是为了选拔新的管理人员，另一方面是为了对已有的管理人员进行评定，从而选出那些可以委以重任的人。

我们知道如何预测哪些组织成员可能会制造麻烦或渎职违法。年轻有为的心理学家（Gough & Peterson，1952）设计出了一种简便易行、准确性很高的纸笔测验，它能预测百货商店中哪些雇员是不可靠、不诚实或者难以管理的。他说，在任何有组织的群体中，把潜在的麻烦制造者相当准确地识别出来，并不是一件很难的事情。其实就技术而言，这种能把有问题的人识别出来的本领，只不过是我们在其他领域所拥有的预测性知识的一种延伸。从科学的角度看，它与预测谁会成为一个优秀的打字员并没有什么区别。

我们知道，一位称职的职员可以根据测验分数和对照表来准确地预测人格与行为，他甚至比经验丰富的临床医生做得还好。保罗・米尔（Meehl，1956）指出，在开发人格测验以及通过这些测验积累信息方面，我们已经取得了长足的进步；要准确描绘人格的特征，直觉能力、渊博的知识、经验、培训等都是根本不必要的。他指出，在许多从事人格诊断的场所，如心理保健诊所、退伍军人医院、精神病院，等等，让训练有素的专业人员通过测验、会谈等诸如此类的形式来对人格进行诊断，其实是一种浪费。他说，一个办事员只需与患者进行最低限度并且不带感情的接触，就能把这个事情做得更好。首先可以进行大样本施测，得出分数，然后再根据大量案例所制定的对照表中查找测验得分，立即就得到了关于人格的一份准确的预测描述，只需要一个办事员把一系列特征组合词语抄下来就可以了。我们可以看到，这些特征组合从统计学角度看是与测验得分的结构相关的。

米尔在这里只是把这样两个方面合乎逻辑地向前推进了一步，其中的一个方面是用来测量、鉴定、评价人的特征的测量工具的开发，另一方面是依据那些测量对某种行为模式所进行的预测。其实，我们完全有理由把米尔的那个办事员也排除掉；有了适当的编码指令，电子计算机就能够给测验打分、对测验分数进行分析，而且完全能够对人格和行为做出比一个办事员更准确的描述和预测。

我们能够筛选出哪些人容易被说服，哪些人会顺从群体压力，哪些人不容易屈服。有两项不约而同的研究（Janis，1954；Kagan，1956）表明，在回答主题统觉测验图片时表现出依赖性主题的那些人，或者在另一个测试中表现出社会不胜任感、对攻击性进行抑制和有抑郁倾向的那些人，都容易被说服，或者容易屈服于群体的压力。这些小型的研究虽然得出的远不是什么权威性的结论，但我们有充分的理由认为它们的基本假设是正确的，这些或其他更完善的测量将能准确地预测哪些成员容易被说服，哪些成员即使在强大的压力下也不会屈服。

根据人在暗室中对光点移动的观察，我们能够预测他们是否容易产生偏见。民族优越感表现为一个人对所属团体（ingroup）和非所属团体（outgroup）具有截然不同的弥散性的态度倾向，对非所属团体会表现出敌对态度，对所属团体则表现出服从的态度，并坚信其正确。这方面的研究已经有很多。其中的一种理论认为，民族优越感较强的人不能容忍模糊性和不确定性。在针对这一理论的实验中，杰克·布洛克和詹妮·布洛克（Block & Block，1951）要求被试把他们在暗室中所观察到的一个微弱光点的移动程度报告出来。（其实光点根本没有发生移动，但几乎所有的人在那种情况下都产生了光点移动的知觉）他们还测试了这些被试的民族优越感。结果正如预测的那样，那些连续接受实验的被试很快为自己所知觉的移动量建立了一个常模；与那些对移动量的估计值做出灵活变化的被试相比，他们往往具有更强的民族优越感。

这一研究在稍作修改之后在澳大利亚又做了重复研究，先前的结论不但得到了证实，而且还进一步得到了扩充。结果表明，民族优越感越强的人，越不能容忍不确定性的存在，而且会比没有偏见的人看到较少的移动变化；他们对别人的依赖性也更强，当在另外一个人的陪同下进行估计时，他们倾向于与那个人保持态度一致。

因此可以说，通过对一个人在暗室中观察微弱光点移动的研究，对于这个人是怎样的一个僵化的、有偏见的、有民族优越感的人，我们是具有发言权的。

行为科学能够对行为进行预测并进而能选出展示了某种行为的人。

这里所列举的有关这方面的各种例子，可以仅仅看作是一个正在成长中的科学领域的初步应用。不过这些例证所包含的内容也会令人产生心灰意冷的理解。任何一个有头脑的人不会意识不到，我所描述的这些发展仅仅是一个开始；他不会看不到，如果一个人或一个团体拥有更为先进的工具，并同时拥有使用它们的权利，那么其社会和哲学的影响是十分可怕的。他会开始明白，为什么像伯特兰菲（von Bertalanffy，1956）这样的科学家会警告我们："不仅是物理学技术的威胁，心理学技术的危险也常常被人忽视。"

团体内引起特定行为的条件

在分析这个社会问题之前，请让我们去看看行为科学的另外一个领域，对此我们同样要抽取一些研究来加以说明。我们现在要看的这些研究，能显示出对团体实施控制的潜在可能性。我们在这一领域中所感兴趣的研究，其结论符合这样一种模式："如果在一个团体中存在或建立起 a、b、c 等条件，那么，伴随这些条件很可能会出现行为 x、y、z。"

无论是在产业界还是教育界的团体中，我们都知道如何为它提供一些条件，以便能提高生产率、创造力和士气。高崎和弗伦奇（Coch & French，1948），内格尔（Nagle，1954），凯茨、迈克贝和莫斯（Katz，Maccoby & Morse，1950）等人的研究表明，通常，当工人能参与企业的计划和决策时，当监管者能敏感地注意工人的态度时，当监管者不失信于人、不专制时，生产率和士气就会提高。反之，既然相反的条件会产生相反的结果，因此我们也知道如何提供某些条件来降低生产率和士气。

为了引起团体成员人格的发展，促进生产率和创造力的提高，促进团体精神的改善，我们知道如何在团体内部形成领导作用的条件。在各种团体中，譬如大学的短期研讨班和生产铸件的工厂，戈登（Gordon，1955）和理查德（Richard ，1955）的研究表明，如果领导者拥有我们通常所说的治疗性态度，那么就会有好的结果。换句话说，如果领导者不仅能接纳团体成员的情感，同时也能接纳自己的情感；如果他能敏感而共情地理解他人；如果他能允许和鼓励自由讨论；如果他能对团体负责；那么，就会出现团体成员人格成长的迹象，团体功能的发挥就会更有效，更有创造性，士气也更高涨。

我们知道怎样建立一些条件来增强团体成员的僵化心理。在一项非常认真的研究中，贝伊尔（Beier，1949）抽取了两个配对的学生班级，对他们几个方面的能力尤其是抽象推理能力进行了测量，还依据罗夏测验对其中一个班的所有学生进行了人格分类。然后，让这两个班重新接受能力测试。结果显示，已经接受过人格评定的那个班灵活性降低了，其中抽象推理能力出现了显著的下降。与控制组相比，他们的思维显得更僵化，更焦虑，更缺乏条理。

值得注意的是，这种评定——被那个团体体验为具有一定威胁性的评定——似乎与现行教育状态下我们各类学校所做的许多评价是非常相似的。不过此刻我们所关心的，只是我们确实知道如何创造某些条件，从而使人在面对复杂智力任务时难以有效地发挥作用。

我们非常清楚如何创造条件来影响消费者的反应或公众的意见。我觉得没有必要再引用研究结果来证明这一点。我建议你们随便找一本杂志，看看其中的广告；去审查一下电视娱乐节目以及它们的收视率；去了解一下公关公司的运行情况；随便找一家推出精心设计的系列广告的公司，去关注一下它们的销售上升势头。

我们知道如何通过创建一些能够满足人们需要的条件来影响他们的购买行为。对于他们的那些需要，他们自己是意识不到的，但我们却能测出来。已有研究表明，那些由于不喜欢某种味道因而不买速溶咖啡的妇女，其实从潜意识的水平看，她们不喜欢它的原因乃是因为买速溶咖啡往往与一个拙劣的持家者——好吃懒做、挥霍浪费的名声联系在一起（Haire，1950）。这种利用投射技巧和“深度”会谈所进行的研究，已经导致了一场购买运动，这一运动重视的是满足当事人的无意识动机——他未知的性欲望、攻击欲望、依赖欲望，或者在本例中想得到赞许的欲望。

这些研究例证说明了我们有影响和控制团体行为的潜在能力。如果我们拥有建立这些必要条件的势力或权力，那么被预测的行为就会发生。毫无疑问，不论这些研究还是这些方法，目前看来都是比较粗糙的，但是，更完善的研究和方法一定会出现。

对个人产生特定影响的条件

在行为科学领域，与我们关于团体的知识相比，或许给人留下更深刻印象的是那些正在积累的关于在个人身上能够引起特定行为的条件的知识。正是对个人行为进行科学预测和控制的可能性才最关乎我们每个人的利益。让我们来看看这方面的一些零零散散的知识。

我们知道如何建立一些条件使人们对与自己的感官证据相反的判断信以为真。比如，他们报告说图形 A 比图形 B 的面积大，而他们的感官证据却明明白白显示着相反的信息。由阿希（Asch，1952）所做的、后来被克拉奇菲尔德（Crutchfield ，1955）加工改进了的实验表明，当一个人受到诱导而相信团体中所有其他成员都看到图形 A 的面积比 B 大时，那么，他就会有与此判断保持一致的强烈倾向，而且在许多情况下都会对错误的报告信以为真。

我们不仅能预测出在这种情况下有百分之几的人会屈服，会不相信自己的感官，而且，克拉奇菲尔德已经确定出了那些会这样做的人的人格特征，并且通过一些挑选程序他还能够选出这样一个团体——为了团体的统一，所有的团体成员几乎会一齐向这些压力做出妥协。

我们知道怎样按照指定的方向来改变一个人的看法，而与此同时该人对改变他观点的这个刺激却浑然不觉。史密斯、斯宾塞和克莱因（Smith，Spence & Klein，1959）曾在屏幕上闪现一幅呆板的面无表情的人物肖像画，他们要求被试注意这幅画的表情是如何变化的。然后，他们就在屏幕上反复闪现“生气”这个词，由于呈现的时间非常短暂，因此，被试根本意识不到自己看见了这个词，然而他们一般会看到，那张脸似乎变得越来越愤怒。同样，如果在屏幕上反复闪现的是“愉快”这个词，观察者往往会看到那张脸变得越来越快乐。所以，他们明显受到了那个登录在下意识水平的刺激词的影响，而这是个人意识不到、也不可能意识到的刺激。

我们知道如何通过药物来影响人的心境、态度和行为。现在要介绍的这个例子，将使我们进入一个正在得到快速发展的界于化学和心理学之间的边缘领域。从维持驾驶或学习时头脑清醒的药物，到据说能削弱个人心理防御的"真话注射液"，再到现在精神病院里所使用的化学疗法，这个领域的知识范围与复杂程度都在显著增加。现在正投入越来越多的力量来发现具有更确定疗效的药物——使抑郁者变活泼的药物、使亢奋者平静下来的药物，等等。据报道，为了解除士兵的恐惧心理，在战斗之前会让他们服用某些药物。像"眠而通"（Miltown）之类的安定药物的商标，现在已经出现在我们的日常语言中甚至卡通画里面了。虽然该领域还有很多未知的东西，但是哈佛大学的斯金纳博士说："在不久的将来，通过使用药物可能会对正常生活所需的动机条件和情感状态随心所欲地进行控制。"（Skinner，1955）尽管这种说法似乎有点夸张，但他的预测可能会部分地应验。

我们知道怎样提供心理条件，以便使处于清醒状态的完全正常的人出现生动的幻觉和其他变态反应。这一认识是在麦克吉尔大学的一个研究中出现的一个意想不到的研究结果（Beston et al.，1954）。据发现，如果一个人所有的感觉通道都被切断或阻断，那么，他就会出现异常的反应。如果让健康的被试一动不动地躺着，以减少动觉刺激；把他的眼睛用不透明眼罩蒙住，以防止出现视知觉；用泡沫橡胶枕头把头包起来，并把他关在一个清音室里，来尽可能抑制他的听觉；铐住他的手来减少其触觉，这样，大多数被试在 48 小时以内就会出现幻觉和荒诞思维，很像是精神病患者的症状。如果感觉剥夺持续时间更长，不知还会出现什么样的结果。因为这种体验似乎存在非常大的潜在危险，所以研究者不愿把这个实验继续做下去。

我们知道怎样利用一个人自己的话来把他体验中所有存在麻烦的地方展现出来。卡梅伦（Cameron，1956）和他的同事曾从与一个患者的会谈记录中抽出一些由患者本人所做的简短陈述，这些陈述似乎与患者的深层动力机制有重要关系。为了能反复播放，这一简短的陈述被反复录制到一盘录音带上。当患者听到自己的关键性话语一次又一次地重复时，其影响是非常强烈的。当放到第20次或30次的时候，患者常常会请求停止播放。它似乎很明显地揭穿了他的防御，并把与此陈述有关联的精神领域展现了出来。譬如有一位妇女，她非常缺乏胜任感，现在正遇到婚姻方面的麻烦。在一次谈话中她谈起了她的母亲，在其他一些事情中也谈到了她，“那是我所无法理解的——那个人竟能那样打一个小孩子”。这个被录下来的句子被反复地放给她听，这使她感到非常不自在和害怕。这把她对她母亲的所有感受向她展现了出来，使她看到了“我不相信母亲不会伤害我，这使得我对所有的人都产生怀疑”。这个简单的例子说明这种方法所具有的潜在效果。这种方法不仅可能有助益，而且，如果它对防御机制的揭露过于深刻和迅速，它也具有造成心理紊乱的危险。

我们知道，由咨询师或治疗师所提供的态度会不出所料地引起当事人发生人格和行为的建设性变化。我们近几年在心理治疗领域所做的一些研究（Rogers，1951，Rogers & Dymond，1954；Seeman &Ruskin，1953；Thetford，1952）证明了这一看法。从这些研究中所获得的发现可以简要归纳如下：

如果治疗师提供一种关系，在这种关系中他是：(1) 真诚的，内在一致的；(2) 接纳的，把当事人珍视为一个有价值的人；(3) 共情理解当事人情感与态度的私人世界；那么，当事人就会因此而出现某些变化。其中的一些变化是：(1) 其自我认知更现实；(2) 更有信心和更能自我导向；(3) 具有更积极的自我评价；(4) 压抑自己体验的可能性越来越小；(5) 其行为更成熟、更社会化、更具适应性；(6) 越来越不会对压力感到心烦意乱，并且能更快地从中恢复过来；(7) 就其人格结构看更像一个健康的、整合的、功能充分发挥的人。这些变化在控制组里并没有出现，它们好像一定与当事人所处的某种治疗关系有关。

我们知道如何分裂一个人的人格结构，如何瓦解他的自信，如何摧毁他的自我概念，并让他对别人产生依赖。亨克尔和沃尔弗（Hinkle & Wolff，1956）曾经很严谨地研究过某些国家审讯犯人的方法，该研究对这一俗称为“洗脑”的审讯过程做了相当准确的描述。他们的研究表明，在这种审讯过程中既没有用什么神奇的方法，也没有用什么全新的方法，而主要是把一些凭经验想出来的方法结合起来而已。其实他们的审讯主要是把前面曾简要提到的心理治疗条件令人恐怖地反其道而行之。如果一个受到怀疑的人长期遭到抵制和孤立，那么他对人际关系的需要会非常强烈。审讯者正是利用了这一点而与他建立一种主要是不接纳的关系，并竭尽全力地使他感到内疚、冲突和焦虑。只有在犯人愿意合作，愿意按照审讯者的立场看问题时，他才会对犯人表示出接纳的态度。他完全否定了犯人的内在参照框架以及对事情的个人理解。渐渐地，出于得到更多接纳的需要，犯人开始把半真半假的观点接受为真的，最终他会一点一点地放弃对自己的自我和行为的看法，并接受审讯者的观点。他成了一个极度消沉和无法统合的人，基本上成了审讯者的傀儡。于是他愿意承认他是国家的敌人，犯下了各种各样的叛国罪，然而实际上，要么他根本就未曾犯过这些罪行，要么这些罪行完全具有不同的意义。

从某种意义看，把这些方法说成是行为科学的成果，其实属于一种误解。它们实际上是由警察而不是科学家创造出来的。不过，我在这里还是把它吸收了进来，因为很明显，依靠我们现在所拥有的科学知识，这些残酷的方法无疑会变得更为有效。简单地说，我们所拥有的关于如何改变人格和行为的知识，能够用来建设性地滋养一个人，也可以破坏性地摧毁一个人。

对动物发生特定影响的条件

这个年轻的科学领域有着重大并且常常是令人恐惧的威力，或许我已经为此提供了充分的证据。不过，在转向论述总的含义之前，我还想进一步谈几点有关动物行为的知识。这方面的知识已经浩如烟海，但我自己在这方面的知识却十分有限。尽管如此，我仍然想谈一谈三个有启发性的研究及其结果。

我们知道如何创建一些条件来使幼鸭对某物——譬如一只旧鞋——

产生持久的忠诚。赫斯（Hess，1950）已完成了一些关于“印刻”现象的研究，其中最早的研究是在欧洲做的。研究表明，从小野鸭孵化出来后的第 13 个小时到第 17 个小时属于一个关键期——此时，小鸭子会对它接触到的任何一个对象形成依恋。它跟随这个对象的时间越长，其依恋关系就越密切。当然，通常情况下它产生的是对母鸭的依恋，但是它能同样轻易地对任何对象——假鸭、人或我已提到的一只旧鞋产生矢志不渝的忠诚。婴儿是否也有同样的倾向？我们不得不对此做出推测。

我们知道如何通过对老鼠实施电休克来解除它的某种强烈的恐惧心理。汉特和布莱迪（Hunt & Brady，1951）首先对口渴的老鼠实施通过按压杠杆获得水的训练。经过训练，老鼠在被放到实验箱之后，能自如而频繁地做出这些行为。当这个习惯得到巩固之后，在每次对老鼠实施略有痛苦的电击之前先让它听到一阵响声，由此建立起一个恐惧条件反射。经过一段时间之后，不论什么时间听到这种响声，哪怕这种响声不伴随任何痛苦的刺激，老鼠都会做出强烈的恐惧反应，并停止一切按压杠杆的行为。然而通过对老鼠实施一系列的电击，这一恐惧条件反射却又几乎能彻底解除。经过这一系列电击治疗，这些动物显得不再害怕，能自由地按压杠杆，再听到那种响声似乎也不会受影响。研究者对他们的研究结果所做的解释非常谨慎，但显而易见，它与对人所实施的电击疗法大体是相似的。

我们知道怎样训练鸽子以使它能把导弹导向预定目标。斯金纳的操作性条件反射给我们留下了深刻印象，而他对于这个战争时期的研究进展风趣好玩的描述（Skinner，1960a），只是其中的一个例子。他用鸽子做实验。每当鸽子恰好沿着他预定的目标啄食或啄到目标时，就对它们予以强化，以此来塑造它们的啄食行为。而后，他拿来一幅外国城市地图，训练鸽子只在地图上有重要工业——如飞机厂——的部位啄食，或训练它们只啄代表海上船只的地方。接下来把它们的啄食行为转换成对导弹的导航行为，这看起来虽然很复杂，但只不过是一个技术问题。如果在模拟的导弹弹头装进两三只鸽子，斯金纳会做到，不论导弹飞行方向如何出现偏离，鸽子依靠啄食行为总能让导弹紧紧“盯住目标”。

为了回答我觉得你可能会问的一个问题，我必须要说，不，这还从来没用于战争，其原因在于电子装备得到了不可思议的快速发展。不过如果真要这样做，其有效性似乎不会有什么问题。

再譬如，斯金纳还曾训练鸽子打过乒乓球，他和他的合作者在动物身上培养出了许多似乎具有“理性”和“合目的性”的复杂行为。其实所有这些例子的原理都是一样的。当动物的行为完全符合研究者的目的时，它就会受到积极强化——某种小小的奖赏。最初的可能只是一些很原始的行为，仅仅是大体上朝向研究者要求的方向，经过一步一步的塑造，最终变成了简练、准确、符合要求的行为系列。在机体库存的众多行为中，那些恰好符合研究者目的的行为由于受到强化而变得精确化。

以人类为被试的实验效果不那么明显，但已经有证据显示，通过操作性条件作用（诸如研究者的点头赞许），我们能够使谈话对方所使用的名词复数或个人意见的表达数量增加，而根本不需要这个人意识到他自己行为变化的原因。按照斯金纳的观点，我们的很多行为都是条件作用的结果，而相互作用的双方往往都没有意识到这一点。而他非常想使这种条件作用成为有意识和有目的的活动，从而能对人的行为进行控制。

我们知道如何完全利用电刺激来为动物提供一种极其愉快的体验。奥尔兹（Olds，1955）发现，可以把微电极植入实验鼠的脑膜，当其中的一只动物按压笼子的门闩时，就会有细小的电流经过它身上的这些电极。这好像是一种非常愉悦的体验，因为这只动物会不停顿地按压门闩，直到累得筋疲力尽。且不论这到底是怎样的一种主观体验，由于它如此令人满意，小动物愿意选择这种活动而不顾其他。至于这一程序是否可以用在人的身上，以及在这种情况下其结果又会如何，我不想做任何推测。

总的描述及其含义

我希望这大量的具体例子能够清晰地说明，行为科学在理解、预测和控制行为方面正在阔步前进。尤其重要的是，我们知道如何把展示了某种行为的人挑选出来；知道如何在团体中建立某些条件以使各种预期的团体行为得以发生；知道如何为个人建立某些条件以便使他产生特定的行为结果；而对动物，我们了解、预测和控制其行为的能力则更高，这可能预示着这个领域未来的发展会应用于人类自己。

如果你的反应和我的一样，那么，你会发现我已经做过的描述还含有非常可怕的一面。由于这门年轻科学的浅薄和鲁莽，因此即使它现有的知识就已经包含着令人恐怖的可能性。假如某个人或某个团体既拥有这方面的知识，又有权运用这些知识去实现某种目的，那么这将意味着什么呢？有些人会被选为领导者，而其他的人则会被定为服从者。个人可能得到发展、提高和促进，也可能被削弱和肢解。麻烦制造者在制造麻烦之前就已经被发现并受到了处理。士气能够得到提高或者削弱。行为会受到人所意识不到的动机操纵的影响。这可能是一场操纵的噩梦。应当承认我这是胡思乱想，但这并非没有可能。这一点或许会使人们清楚地看到，为什么我们最具天才的自然科学家之一——罗伯特·奥朋海默（Oppenheimer，1956）超出他所从事的物理学领域，并根据自己的研究经验发出了警告。他说，物理学和心理学有一些相似之处，其中的一个相似点是：“我们的进步会在社会领域带来深刻的选择问题。在过去的十年当中，物理学家对他们的贡献一直争吵不休。这一时刻很快就会降临到心理学领域——当心理学拥有了相当可观的关于人的行为和情感的知识体系时——这种控制力一旦被利用，将会引起远远超过物理学家造成的危害的更加严重的问题。”

你们有些人或许会觉得我夸大其词。你们可能会说，我所提到的这些科学发现其实只有几项得到利用，对社会产生了重要影响；就大多数研究而言，虽然在行为科学家看来很重要，但对我们文化的实际影响非常小。

我非常赞同这最后一个观点。行为科学现在所处的阶段与几代之前的物理科学是一样的。可以用相当近的一个例子来说明我的意思，譬如在1900年左右出现的那场关于一台比空气重的机器能否飞起来的争论。

由于当时航空科学还不够发达或准确，因而虽然有一些发现能提供肯定的答案，但同时也有一些研究提出了否定的看法。尤其重要的是，公众根本不相信这种科学会有什么有效性，或对文化会产生什么重要影响。他们更愿意运用他们的常识，这些常识告诉他们，人不可能乘着比空气重的设备飞起来。

可以把那时公众对待航空学的态度和今天的态度做一个比较。几年前我们被告知，科学预测我们将向太空发射一颗人造卫星——一项绝对荒唐的规划。然而，由于公众对自然科学如此深信不疑，人们从未对这项规划发出任何怀疑的声音。公众要问的惟一的问题是："什么时候开始?"

有充分的理由相信，行为科学领域将出现同样的结果。首先，公众会对它视而不见，或者根本不信任它；然后，会发现某一门科学的发现比常识更可靠，会开始利用它；某一门科学知识的广泛利用引起了巨大的需求，于是，人力、财力和精力被集中投入到该领域；最后，这门科学的发展会以持续增长的速度不断攀升。这种结果似乎将极有可能在行为科学领域内出现。因此，尽管这些科学发现在今天还没有得到广泛利用，但是在明天是完全有可能的。

问题所在

目前我们正在从事创造出一门具有巨大的潜在能量的科学，正在建造一种威力无比的工具，其社会影响力能使原子能都显得相形见绌。毫无疑问，由这一进展所带来的问题，不论对当代，还是对未来的几代人，都将是极其重要的。现在让我们来罗列一下有关的几个问题：

我们将怎样运用这门新兴科学的力量?

在这个美丽的新世界中，个人会遭遇什么样的事情?

谁将拥有运用这种新知识的权利?

这种新知识将会用于一些什么样的目标、目的或价值?

我将在下次演讲中对这些问题做初步的考察。

参考文献

Asch, Solomon E. *Social Psychology*. New York: Prentice-Hall, 1952, 450～483

Beier, Ernst G. " The effect of induced anxiety on some aspects of intellectual functioning," Ph. D. thesis, Columbia University, 1949

Bertalanffy, L. von. "A biologist looks at human nature," *Science Monthly*, 1956, 82, 33～41

Beston, W. H., Woodburn Heron, and T. H. Scott. " Effects of decreased variation in the sensory environment," *Canadian J. Psychol.*, 1954, 8, 70～76

Block, Jack, and Jeanne Block. An investigation of the relationship between intolerance of ambiguity and ethnocentrism. *J. Personality*, 1951, 19, 303～311

Cameron, D. E. "*Psychic driving*," *Am. J. Psychiat.*, 1956, 112, 502～509

Coch, Lester, and J. R. P. French, Jr. " Overcoming resistance to change," *Human Relations*, 1948, 1, 512～532

Crutchfield, Richard S. "Conformity and character," *Amer. Psychol.*, 1955, 10, 191～198

Gordon, Thomas. *Group-Centered Leadership*. Chapters 6 to 11. Boston: Houghton Mifflin Co., 1955

Gough, H. E., and D. R. Peterson. "The identification and measurement of predispositional factors in crime and delinquency," *J. Consult. Psychol.*, 1952, 16, 207～212

Haire, M. Projective techniques in marketing research, *J. Marketing*, April 1950, 14, 649～656

Hess, E. H. An experimental analysis of imprinting—a form of learning. Unpublished manuscript, 1955

Hinkle, L. E., and H. G. Wolff. "Communist interrogation and indoctrination of 'Enemies of the State.' —Analysis of methods used by the Communist State Police," *Arch. Neurol. Psychiat.*, 1956, 20, 115～174

Hunt, H. F., and J. V. Brady. "Some effects of electro-convulsive shock on a conditioned emotional response" ("anxiety"), *J. Compar. 8τ Physiol. Psychol.*, 1951, 44, 88～98

Janis, I. "Personality correlates of susceptibility to persuasion," *J. Personality*, 1954, 22, 504～518

Kagan, J., and P. H. Mussen. "Dependency themes on the TAT and group conformity." *J. Consult. Psychol.*, 1956, 20, 29～32.

Katz, D., N. Maccoby, and N. C. Morse. *Productivity, supervision, and morale in an office situation.* Part I. Ann Arbor: Survey Research Center, University of Michigan, 1950.

Meehl, P. E. "Wanted—a good cookbook," *Amer. Psychol.*, 1956, 11, 263～272

Nagle, B. F. Productivity, "employee attitudes, and supervisory sensitivity", *Personnel Psychol.*, 1954, 7, 219～234

Olds, J. "A Physiological study of reward," In McClelland, D. C. (Ed.). *Studies in Motivation.* New York: Appleton-Century-Crofts, 1955, 134～143

Oppenheimer, R. "Analogy in science," *Amer. Psychol.*, 1956, 11, 127～135

Richard, James, in Group-*Centered Leadership*, by Thomas Gordon, Chapters 12 and 13. Boston: Houghton Mifflin Co., 1955

Rogers, Carl R. *Client-Centered Therapy.* Boston: Houghton Mifflin Co., 1951

Rogers, Carl R. and Rosalind F. Dymond (Eds.). *Psychotherapy and personality change.* University of Chicago Press, 1954

Seeman, Julius, and Nathaniel J. Raskin. "Research perspectives in client-centered therapy," in O. H. Mowrer (Ed.). *Psychotherapy: Theory and Research*, Chapter 9. New York: Ronald Press, 1953

Skinner, B. F. The control of human Behavior. *Transactions New York Acad. Science*, Series II, Vol. 17, No. 7, May 1955, 547～551

Skinner, B. F. "Pigeons in a Pelican," *Amer. Psychol.*, 1960, 15, 28～37

Smith, G. J. W., Spence, D. P., and Klein, G. S., " Subliminal effects of verbal stimuli", *Jour, Abn. & Soc. Psychol.*, 1959, 59, 167～176

Taft, R. "Intolerance of ambiguity and ethnocentrism," *J. Consult. Psychol.*, 1956, 20, 153～154

Thetford, William N. "An Objective measure of frustration tolerance in evaluating psychotherapy," in W. Wolff (Ed.). *Success in psychotherapy*, Chapter 2. New York: Grune and Stratton, 1952

Whyte, W. H. *The Organization Man*. New York: Simon & Schuster, 1956

Williams, S. B., and H. J. Leavitt. Group opinion as a predictor of Military leadership. *J. Consult. Psychol.*, 1947, 11, 283～291

第二十一章　行为科学的新世界与个人的位置

在前一次演讲中，我力图粗略地罗列出行为科学在行为的预测和控制方面所取得的进展。我试图说明，我们正在快速迈进一个新世界。今天，我想考察的问题是，我们——无论作为个人、团体或一种文化——将如何在这个美丽的新世界里生活，如何对这个美丽的新世界做出反应，如何适应这个美丽的新世界？面对行为科学的新进展我们将采取一种什么样的立场？

我将描述对这个问题的两种已有的答案，然后我想提出一些进一步的思考，从而引出第三种答案。

否认和忽视的立场

我们可以采取的一种态度是否认这些正在发生的科学进展，并干脆认为根本就没有针对人类行为的真正科学的研究。我们可以坚持认为，人这种动物不可能对自己持有一种客观的态度，因而不可能有真正的行为科学。我们可以说，从某种意义上说，人永远是一个自由的主体，因此不可能对我们自己的行为进行科学的研究。不久前在一次关于社会科学的会议上，我听到一位著名的经济学家坚持的就是这样一种观点，让我惊诧不已。另外，我们国家一位很有名望的神学家也写道："无论如何，对过去行为的任何科学研究都不能成为预测未来行为的基础。"(Niebuhr，1955，p. 47)

普通大众的态度也与此类似。一个走在大街上的人不必否认行为科学的可能性，他只要对于正在发生的进展视而不见就可以心安理得了。

他还可能会对有些著作的内容感到厌烦，例如怀特（Whyte，1956）曾经详细描写了现代工业公司如何利用行为科学的研究发现来大肆操纵工人的行为。但总起来看，大众对于行为科学可能产生的严重后果似乎一无所知，就像当初大家对原子分裂的理论不曾有过任何担心一样。

如果我们愿意，我们也可以同大众一样来忽视这个问题，我们甚至可以走得更远，就像我提到的那些老一代知识分子一样，在说到行为科学的时候可以公然宣称“世界上根本就没有这样的东西”。但是，这些反应似乎算不上特别明智，所以，我想暂时撇开这些，来描述一种更复杂、更流行的观点。

科学对于人类生活的描述

行为科学家大多都想当然地认为，这门科学的发现将会被用于对人类行为的预测和控制。然而，多数心理学家和其他领域的科学家很少考虑到这将意味着什么。而哈佛大学的斯金纳博士倒是一个例外。他一直在非常公开地催促心理学家利用自己所拥有的控制力，以便创造一个更好的世界。为了说明自己的意思，几年前斯金纳博士还写了一本书——《沃尔登二世》(Skinner，1948)。他在书中虚构了一个乌托邦社会，在这里行为科学的知识被充分运用到了生活的所有领域——婚姻、孩子的抚育、道德行为、工作、游戏和艺术追求。我将会多次摘录其作品。

有一些小说家也看到了行为科学将会发生的影响。奥尔德斯·赫胥黎（Huxley，1946）曾在其《美丽新世界》一书中，对一个依据科学进行管理的世界做了令人恐怖的描述，这个世界虽然拥有幸福甜蜜，然而人们却最终对它做出了反抗。乔治·奥维尔（ Orwell，1953）曾在《1984》一书里描述了一个由专治政权建立的社会，在那里行为科学被用作对人进行绝对控制的工具，不仅行为而且连思想都要受到绝对严密的控制。

科幻作家也功不可没，他们向我们生动描绘了世界发展的一些可能性，在这样的一个世界中行为和人格就像化合物和电子脉冲一样都成了科学的主题。

如果我们要努力按照行为科学来塑造人类的生活，那么，我也想尽力尝试对这个即将出现的文化模式做一个简单的描绘。

第一点认识——这差不多是一个假设：科学知识是一种控制力量。斯金纳博士说："我们必须接受这样一个事实，即对人类事务进行某种控制是不可避免的。如果人不参与设计和创造那些影响人们行为的环境条件，那么，我们就不会在人类事务中利用理智。环境的改变一直是文化模式进步的条件，如果我们不能在更宏大的范围做出改变，那么我们就不可能运用更有效的科学方法……以前科学曾经导致危险的过程和结果。很难设想，我们要最充分地利用人的科学所包含的事实和方法，却不犯重大错误；这样思考问题显然也是很危险的。我们现在已经没有时间自欺欺人、沉耽情感，迷恋于毫无用处的陈旧过时的假设了。"(Skinner，1955－1956)

第二个假设是，这种控制力必定会得到利用。斯金纳认为这种控制力会被善意地利用，但他也认识到了它有被滥用的危险。赫胥黎认为它会得到善意的利用，但也会创造出令人恐怖的结果。奥维尔的描述是，如果这种力量受到恶意的利用，其结果必将导致专制政府增强统治的力度。

控制过程的步骤

在行为科学看来，控制人类的行为必然涉及一些基本要素。请让我们了解一下其中的一些要素。为了依照人的科学来设计人的生活，一个社会需要通过一些什么样的步骤来组织自己呢？

首先是目标的选择。在最近的一篇论文中，斯金纳博士提到，行为技术大概可以被赋予这样一个目标："让人幸福快乐、见多识广、技术娴熟、行为得体、具有生产力。"（Skinner，1955－1956，p. 47）在那本他借助虚构来表达自己观点的《沃尔登二世》一书中，他说得更为具体。他的男主人公说："嘿，你对这种人格特征的设计有什么要说的？你对此有兴趣吗？是对气质的控制吗？你给我提出具体的规格和要求，我就能给你提供这种人！对于能促使人特别具有生产力和特别能够得到成功的动机控制、兴趣培养，你又有什么要说呢？你认为那些都是幻想吗？然而，有些技术确实得到了利用，而且可以通过试验发现更多的技术。想想这些可能发生的事情吧！……让我们来控制孩子们的生活吧，看看我们能把他们塑造成什么样子的人。”（Skinner，1948，p. 243）

斯金纳在这里谈到的基本观点是：行为科学目前已有的知识再加上它未来产生的知识，将能够使我们非常明确地塑造出我们希望的那种行为和人格。这在今天看来似乎还是难以置信的。显然，这既是一个机会，也是一副重担。

对于这一过程的第二个要素，在这一应用科学领域中工作过的每一个科学家都很熟悉。假设有了一定的目的和目标，我们将会通过科学的方法——通过有控制的实验法——来发现实现这些目标的方法。譬如，有些条件能够促进人的生产力。如果说我们目前关于这些条件的知识还是有限的，那么，进一步的研究和实验一定会使我们获得该领域的新知识。而且，进一步的工作将会为我们提供更有效的方法。科学方法的改进会使我们能够选取越来越有效的方法，从而实现我们已经确定的目标。

用行为科学对人的行为进行控制的过程涉及第三个要素，即权力的问题。当那些能够实现我们目标的条件或方法被发现时，某个人或某个组织就会攫取创造这类条件或运用这些方法的权力。有关我们对这个问题的认识还非常浅薄。我们或许希望，由行为科学所带来的这种力量会被科学家或仁慈的组织所利用，但是在我看来，从古到今的历史事实，对这样一种希望似乎从来没有提供任何支持。如果行为科学家继续坚持他们目前的态度，那么他们极有可能会取代那些研制导弹的德国火箭专家的位置。他们会忠心耿耿地为希特勒工作，以打败苏联和美国。现在的问题在于谁能俘获他们：他们可以为苏联效劳，以打败美国；他们也可以为美国效劳，打败苏联。如果行为科学家关心的仅仅是促进科学的进步，那么，他们似乎非常有可能为任何有权力的个人或组织服务。

不过，我觉得这似乎有点离题了。这一观点的关键在于，某个人或某个组织会拥有权力，并利用这种权力来使那些已发现的方法发挥作用，以实现自己渴求的目标。

一个社会依据行为科学来规划自身生活的第四步，是个人要接触到前面已经提及的方法和条件。当个人浸染于那些条件时，极有可能会导致那些渴求的行为得以发生。于是，人们会变得具有生产力，或者变得顺从听话，或者成为任何一种样式的人，只要他符合事先确定的目标，一切万事大吉。

为了能让你像这个观点的倡导者那样对这个立场有所体验，我想再次引用《沃尔登二世》一书中主人公的话。他在评价他所倡导的方法时说："既然我们已经知道正强化如何起作用，以及负强化为什么不起作用，我们在设计我们的文化时就能够更周密严谨，因而也更容易取得成功。我们能够获得这样一种控制力：受控制者要比在旧制度控制下更为小心翼翼地服从某种规则，但他们却同时感到自由。他们在做自己想做的事情，而不是被强迫做这些事情。这正是正强化巨大威力的源泉——根本不需要任何管制，也就不会有任何抵抗。通过精心的设计，我们不是控制最终的行为，而是导致行为的倾向——动机、欲望、愿望。最令人称奇的是，在这样的情况下，自由永远不会成为一个问题。"（Skinner，1948，p. 218）

行为科学的图景及其含义

让我看看我能否简要而概括地把行为科学对个人和社会所产生的影响做一总结性的描绘；而且看看我的描绘是否如同斯金纳博士明确看到的影响一样，是否如同在很多——或许是大多数——行为科学家的态度和工作中所暗含的那种影响一样。行为科学显然正在阔步进展；它产生的日益增长的控制力将会被某个人或某个组织所拥有；这个人或组织一定会确定自己要实现的目的或目标；接下来，我们大多数人会越来越受到这种精妙工具的控制，然而我们对此竟毫无觉察。于是，不论是英明的心理学家组成的理事会（假如这个说法不算是自相矛盾），还是某个斯大林一类的人物，或者别的任何一个权威领袖，最终攫取了这种控制力；不论确定的目标是幸福感、生产力、俄狄浦斯情结的化解，还是对权威领袖的热爱与服从，我们都会确定无疑地向着由别人规定的某个目标阔步前行，而且可能还会认为那就是我们自己渴望的目标。如果这一系列的推理是正确的，某种完全控制化的社会——如《沃尔登二世》或《1984》中描述的那样——似乎就一定会诞生。尽管这种全控社会一定会是逐渐累积而成，而不会在某一个早上突然间出现，但根本问题的实质并没有因此而改变。个人及其行为将成为科学化社会的计划产品。

你可能要问："可是个人自由的命运会怎样？个人权力的民主观念又会怎样？"斯金纳博士对此已经有特别明确的观点，而且说得非常坦率："要利用科学方法来研究人的行为，必不可少的假设就是：个人是不自由的。科学分析的进程已经发现行为的各种原因，所有这些原因都源于个体的外部。用一个自由的内在的个人来解释外部生物机体的行为，只不过是一种前科学的赝品。"（Skinner，1953，p. 447）

在另外一处资料中他对此作了更详细的解释："随着科学应用的推广，我们不得不接受科学用来表述事实的理论架构。而困难在于，这一架构显然有悖于关于人的传统民主观念。每当我们发现某个事件对塑造个人的行为产生了一定的作用，个人自身的自主作用似乎就所剩无几；而且随着科学的解释越来越广泛，原来会被个人看作是属于自己的贡献，这时似乎趋向于零。个人引以自豪的创造能力，个人在艺术、科学和道德领域的原创性成就，他的选择能力，以及我们认定他所具有的对自己的选择负起责任的权利——所有这些，在这幅新的人类自画像中都变得黯然失色。我们从前曾经相信，个人能够通过艺术、音乐、文学自由地表达自己，自由地探究事物的本质，以自己的方式找到自我拯救的道路；个人能够主动行动，还能自发地和频繁地改变自己行为的进程；在最极端的威胁之下，他仍会做出某种选择；他可能会抵制任何一种想要控制他的努力，尽管这可能会耗费他毕生的精力。然而科学却坚持认定：行动都是由施加到个人身上的外部力量引起的；那些难以解释和预测的行为，其所以难以解释和预测，仅仅是由于我们目前还没有找到它的原因。"（Skinner，1955－1956，pp. 52～53）

斯金纳认为，关于人性和政治的民主哲学，曾经一度发挥过有益的作用。“在号召人们反抗暴政时，有必要为个人增添斗争的力量；有必要通过教育让人们知道，他有权进行自我管理并能够自我管理。向普通老百姓灌输一种关于他的价值、尊严以及自我拯救的力量的新观念，不论现在还是将来，往往都是革命家使用的惟一策略。”（Skinner，1955—1956，p. 53）不过，他认为这种哲学现在已经过时，而且确实会成为一种障碍，“假如它阻碍我们把人的科学应用于人类事务”（p. 54）。

一种个人的反应

直到此刻，我一直在努力客观地描述行为科学的进展，以及伴随这些进展而出现的社会情形。然而，对于我描述的这样一个世界，即斯金纳公开（以及其他许多科学家暗中）期待并满心希望在未来会出现的世界，我确实具有一些很强烈的个人反应。在我看来，这种世界将会毁灭个人，毁灭我在治疗最深入的时候所了解到的个人。在这种治疗的时刻，与我相处的那个人自发而率真，自由而负责任，也就是说，他意识到了他具有某种选择自我实现的自由，意识到了自己的选择会产生的后果。我无论如何都做不到像斯金纳那样，认定所有这一切都只是幻觉，认定主动性、自由、责任、选择都不是真实的存在。

我觉得，我在自己力所能及的范围内为促进行为科学的进展尽了自己的一份力量，但是，如果我和他人努力的结果竟会使人变成机器人，成为一个由人自己所创造的科学来塑造和控制的傀儡，我的确会感到十分悲哀。如果未来的美好生活归结于通过对个人环境以及个人奖赏的控制，最终使大家毫无例外地成为具有生产力、适应良好甚至感觉幸福的人，那么，我不想与此有任何瓜葛。在我看来，这是一种美好生活的赝品，它似乎什么都不缺，惟一缺少了能使生活变得美好的真正要素。

因此，我反问自己，科学发展的逻辑存在什么根本的缺点吗？关于行为科学对个人和社会的意义是否还有另外的观点呢？我觉得自己已经发现了这样的缺点，并且持有另外一种观点。在此我愿意介绍给大家。

目的和价值与科学的关系

在我看来，我提到的这种观点是针对科学事业的目标和价值关系的不完善认识而提出来的。关于科学事业之目的的重要意义，我认为，是被严重低估了。我想提出一个涉及两方面问题的论点，在我看来，这个论点是值得认真思考的。然后我再详细分析这两个方面的意义。

在任何科学努力之中——不论是“纯”科学还是应用科学——个人预先总会对科学的目的或价值做出一个主观的选择，科学工作总是被认为服务于这些目的或价值的。

主观的价值选择能促使科学的追求变为现实活动，但主观的价值选择必定始终存在于这一追求之外，而且它永远不会成为科学追求的组成部分。

让我依据斯金纳博士的著作来说明第一个观点。在他提到行为科学的任务就是使人多产、行为适应等时，很显然他是在做主观选择。他还可能会确定使人顺从、依赖、合群。然而根据他自己在另外一部分文字中的说法，人的“决定能力”、选择行动进程和启动行动的自由——在人的科学图景之中根本找不到这些权利。我认为，这里存在着一个根深蒂固的矛盾，或者说是自相矛盾。让我尽可能更清楚地对此作出分析。

很明显，科学是基于这样一种假设，即行为总是有其原因的——一个特定事件引起一个特定结果。所以，一切都是被决定了的，不存在个人自由，主观选择也是不可能的。但是我们必须想到，科学自身以及任何具体的科学追求，科学研究过程的每一次改变，对一个科学发现的意义所做的任何解释，针对如何应用这个发现所做的每一个决定，都依赖于当事人的主观选择。因此，科学总体上存在着和斯金纳博士一样的自相矛盾。由人所做的个人主观选择促使科学工作投入运作，而它反过来又及时地宣布根本不存在什么个人主观选择之类的事情。在后面的观点中我还要对这个持续存在的自相矛盾做出一些评论。

我要强调的是这样一个事实——每一个选择都引起或推动了科学的冒险，这是一个价值的选择。科学家研究甲而非乙，那是因为他觉得甲研究对他具有更大的价值。他为自己的研究选择 A 方法而不是 B 方法，那是因为他觉得 A 方法价值更高。他用方法 1 而不是方法 2 解释自己的发现，那是因为他相信方法 1 更接近真理或更为有效——换句话说，更接近他所看重的标准。这些价值选择现在绝不是科学追求本身的组成部分。与科学活动有关的价值选择始终而且必然存在于那一活动之外。

我想澄清一下，我并不是说价值不能被吸收为科学研究的对象。认为科学只处理某些种类的"事实"，并认为这些种类的事实不包含价值，这种看法是不对的。这样说有点复杂，举一两个简单的例子可能就清楚了。

如果我重视把"读、写、算"三种知识作为教育的目标，那么，对于如何实现这一目标，科学的方法能为我提供越来越准确的信息。如果我重视把"解决问题的能力"作为教育的目标，科学的方法也能为我提供同样的帮助。

现在，如果我想断定问题解决的能力是否比"读、写、算"的知识更好，那么，科学方法同样也能够研究这两种价值，但是只有——这非常重要——只有依据我已经主观选定的另外的某种价值才能进行比较。我也可能看重大学的学业成就，然后我就能够决定到底是问题解决能力还是"读、写、算"知识与这种价值关系更密切。我也可能看重个人的人格完善、职业成就或者公民责任感，这样我就能够决定是问题解决能力还是"读、写、算"知识更有助于获得其中的任何一种价值。但是决定某一科学追求之意义的目的或价值，必然始终存在于科学活动之外。

尽管我的演讲关注的主要是应用科学，但是我所谈到的这些看法似乎同样适用于"纯粹"科学。在"纯粹"科学当中，主观预设的重点通常是为了发现真理。不过这同样是一个主观的选择，科学本身绝不可能判定它是否就是最好的一种选择，除非我们依据另外的某种价值标准。比如说苏联的遗传学家，他们不得不做出这样一个主观选择，即到底是追求真理还是去发现能够维护政府教条的事实。哪个选择"更好"？我们可以对这两个选择项进行科学研究，但依据的只能是另外一种主观选定的价值标准。再比如，如果我们看重的是文化延续的标准，那么，我们就会用科学的方法去研究，到底是追求真理还是维护政府的教条与文化的延续关系更密切。

我的看法是，任何一种科学追求，不管是“纯粹”的还是应用的，都是在追求某种人们主观选定的目的或价值中得以实施。重要的是，这种选择应该公开做出，因为我们追求的某种价值，永远不能由被它引出并赋予意义的科学活动本身所检验、评价、证实或否定。最初确定的目的或价值始终而且必然存在于它所引起的科学活动之外。

这至少意味着，如果我们为人们选定了某一个或一系列目标，并且接着开始在很大范围内控制人们的行为直到最终实现这些目标，那么，我们最初的狭隘选择就会让我们作茧自缚，因为科学活动绝不可能超越其自身而重新选择目标，只有主观的人才能做到这一点。因此，如果我们把幸福状态确定为人类的目标（这是奥尔德斯·赫胥黎《美丽新世界》嘲笑的一个目标），而且为了能使人变得幸福，如果我们还把整个社会都置于成功的科学规划之中，那么，我们就会陷于严重的封闭状态，于是乎没有任何人会自动地对这一目标提出疑问。这是因为我们的科学操作不可能超越自身而对其指导性目标提出质疑。毋庸赘述，我仅仅要指出，严重的僵化，无论对于恐龙还是对于独裁政治的生存进化，恐怕都没有什么适应的价值。

假如我们的计划是让一些“计划者”得到自由——他们不必成为感觉幸福的人，他们可以不受控制，因而能自由选择另外的价值，那么，这又会有几层意义。首先这意味着，我们认定的那个最终目标似乎不能令人满意，具有根本性的缺陷，必须得到修补。这还意味着，如果说有必要建立一个充分享有自由的精英集团来负责确定人类的目标，那么，不管我们用什么冠冕堂皇的名字来称呼这伙人，最明白不过的事情就是：绝大多数人都只能算是他们的奴隶。

或许还有人会这样想：持续的科学追求本身将会使其目标得到演

进；最初的研究结果会改变此后科学进展的方向，随后的研究结果则会使之进一步改变，于是科学就会产生自己的目的。似乎有许多科学家私下持有这种观点。这一描述的确有些道理，但它忽略了这一连续发展过程的一个要素，即个人的主观选择会介入任何一种科学方向的改变。科学的发现和实验的结果绝不会而且永远也不可能告诉我们科学要追求的下一个目标是什么。哪怕是在最纯粹的科学之中，科学家也必须断定发现结果有何意义，而且在追求目标的过程中，他必须主观地决定后面的哪一步最有价值。如果谈及科学知识的应用，那么，让人感到失望的是，在原子结构方面日益增多的科学知识本身，并没有对这些知识的应用目的做出必要的选择。这是一个必须由人做出的主观的个人选择。

现在我要返回到本节开头的那个命题，不过我要换一种表述。科学的意义在于它是一种客观的活动，而它追求的是被某个人或某一群人主观确定的目的。这一目的或价值能够启动一个具体的科学实验或研究，并赋予它意义，但反过来，这一科学活动本身却不可能对这个目的或价值进行研究。因此，要讨论关于对人进行控制的行为科学，首先而且要非常深入地关注利用科学来实施的主观确定的目的。

另一种价值标准

如果我已经阐述的这一系列推理是合理的，那么，它就为我们开启了一扇新的门户。如果我们能坦诚地面对这样一个事实——即科学发端于一套主观选定的价值标准，那么，我们就可以自由地选择我们想要追求的价值，而不会被束缚于某种严密控制的幸福状态以及生产力之类的愚蠢目标。我想介绍一种取向根本不同的价值。

假设我们首先提出一套与我们刚才讨论的那类目标完全不同的目标、价值、目的；假设我们公开地提出这些目标，让大家把它们作为可接受也可拒绝的价值选择；假设我们选择的价值强调过程的流动要素而非静态属性；那么，我们就可能会看重：

把人看作是一个形成的过程，一个通过自身潜能发展而获得价值和尊严的过程；

把个人看作是一个自我实现的过程，不断实现更具有挑战性和更丰富多彩的经验；

在这个过程中，个人致力于创造性地适应不断更新与不断变化的世界；

在这个过程中，知识可以超越其自身，例如相对论超越牛顿的经典物理学，而相对论有朝一日也会被某种新的观念所超越。

如果我们选择了上述这样一些价值，我们就会对我们的行为科学与技术提出一系列完全不同的问题。我们将会探索下列的一些问题：

科学能否帮助我们发现新颖的报偿丰富的生活方式？能否帮助我们发现更富有意义、更令人满意的人际关系的模式？

科学能否提示我们，人类如何才能更富有智慧地参与到自己的进化过程——参与人类的身体、心理和社会的进化过程？

科学能否提示我们以何种方式来极大地解放人们的创造能力？在这个飞速扩张的原子能时代，如果我们还想生存下去，发挥个人的创造能力显得非常必要。奥朋海默博士（Oppenheimer，1956）曾指出，知识量的翻番在过去需要几千年、几百年，而现在只需一代人的时间或10年即可做到。我们如果想要有效地适应环境，我们需要最大限度地发挥创造的能力。

简而言之，科学能否发现这样一些方法，使人类能够通过其行为、思想、知识顺利地变成一个持续发展和自我超越的过程？科学能否预测和解放似乎“不可预测的”人的自由？

作为一种方法，科学当然也可以服务于让人变得博闻强记、感觉良好、顺从听话等一类静态的价值目标，但其功能之一的确可以用来促进和实施我刚才陈述的另一类价值目标。在这方面我们已经拥有一些实际的证据。

一个小小的例证

我想证明这方面的某些可能性，不过我要转向我特别熟悉的心理治疗领域，希望各位谅解。

正如迈耶鲁（Meerloo，1955）等人所指出的，就一个人对另一个人的控制来说，心理治疗可以称得上是一种十分精巧的工具。治疗师能够仿照自己的样子巧妙地塑造他人，能够使一个人变得唯唯诺诺、循规蹈矩。当某些治疗原则被用到登峰造极的程度时，我们可以称之为“洗脑”。例如，控制者可以按照自己的喜好来解离一个人的人格，然后再重新塑造这个人。所以，心理治疗可以成为一件从外部对个人的人格和行为进行控制的极为有效的工具。心理治疗是否还能成为别的某种东西呢?

针对这个问题，我在当事人中心的心理治疗（Rogers，1951）目前的进展中看到了一些令人兴奋的迹象，显示了行为科学在实现我提出的那类价值时可以发挥的作用。这些进展使心理治疗具有了一些新颖的取向，而且对于行为科学和人类行为控制的关系也有重要的应用含义。我想描述一些与我们现在讨论的问题有一定联系的实际经验。

在当事人中心治疗过程中，我们身心投入地从事对行为的预测和影响。作为治疗师，我们会建立某些态度性的条件，而对此当事人相对而言极少有发表自己意见的机会。简单地说，我们发现治疗师会特别具有影响力，如果他能做到：（1）在双方关系中真诚、整合一致、真实透明；（2）把当事人接纳为一个独立自主、与众不同的人；能如实地接纳他起伏变化的每一个表现；（3）能敏感地共情理解，能通过当事人的视角看世界。我们的研究结论容许我们做出这样的预言：如果这些态度性条件得以满足或确立，那么，某些行为结果就会随之发生。这样一种描述听起来似乎我们又回到了那套熟悉的预测行为并进而控制行为的架构之中。但准确地说，这里存在着一种严格的区别。

我们确定要建立的那些条件可以预测到这样一些行为结果：当事人将会变得更自我导向，僵化性减少，对自己感知的证据更为开放，更具有组织性和整合性，更接近他自己确定的理想自我。换句话说，我们可以预测到，我们通过外部控制所建立起来的条件会使当事人为了追求内在选定的目标而进行内部控制。我们确立的那些条件能预测到各种类型的行为——自我引导的行为、对内部和外部现实的敏感性、灵活的适应性——当然就其本质来说，当事人的具体行为是不可预测的。我们建立的这些条件能预测到的基本上都是“自由”的行为。我们最近的研究（Rogers & Dymond，1954）表明，我们的预测在很大程度上得到了证实，而我们对科学方法的信念使我们相信，可以找到更为有效的方法来实现这些目标。

在其他领域——产业界、教育界、团体动力学——进行的研究似乎也支持我们的发现。我觉得可以保守地说，在确认人际关系的条件方面科学已经取得了进步。譬如有甲、乙两人，如果乙具有了那些条件，就会在甲身上引起更成熟的行为，使他更少依赖他人，提升个人自发的表达，增强适应行为的多样性、灵活性和有效性，促进自我负责和自我引导的行为，等等。我们还发现，与一些人的担心形成鲜明对比，自我引导的表达的多样性带来的创造性适应行为并不会导致思想混乱或者情绪易变。恰恰相反，对经验保持开放和自我引导的个人能够做到协调一致而不是杂乱无章，机变灵活而不是难以捉摸，能够富有想象力地规范自己的反应以实现确定的目的。他的创造性举动并不是毫无秩序的意外事件，甚至可以与爱因斯坦建立相对论的创造过程相媲美。

所以我们基本上同意杜威的说法：“科学获得的发展是解放而不是压制个人的多样性、发明和创新、新颖的创造等等要素。”（Ratner，1939，p. 359）我们已然确信，个人生活和团体生活的进步同样是通过解放多样性、自由和创造性才能取得。

一种可能的控制人类行为的观念

我现在表达的这种观点，显然与流行的关于行为科学与人类行为控制的关系的看法形成了鲜明的对照，这在前面已经提到了。为了使这一对比更为确凿，我要仿照前面所描述的步骤的样式来阐明这样一种可能性：

我们可以做出这样的选择，即把人看作一种自我实现的生成过程；高度珍视创造性，重视知识的自我超越。

我们可以运用科学的方法，发现人的生成过程的先行条件，并通过反复不辍的实验，发现实现这些目的的更有效的途径。

个人或团体都可以凭借最少的权力或控制来确立实现上述目标的条件。根据现有的知识来判断，我们必须行使的权力仅限于使人际关系具有若干品质。

我们已经知道，如果个人生存于这样的条件之下，他会变得更加自我负责，致力于自我实现，变得更加灵活、更独特、更丰富多样，更具有创造性的适应能力。

这样一种起始性的选择可以开创一个新型的社会系统或亚系统。在这样的社会系统中，价值、知识、适应的技能甚至科学的概念本身，都会持续不断地发生变化，不断地超越其自身。这样的社会强调把人作为生成的过程来对待。

我认为，很显然，我所阐述的这种观点不会导致任何一种可以明确定义的乌托邦，也不可能对其最终结局做出任何一种预测。这必然是一种渐进式的稳步发展，发展的基础是持续不断的主观目的的选择，而目的的实现可以由行为科学来实施。它的发展方向是指向“开放的社会”——这是波普尔（Popper，1945）所界定的一个术语，在这样的社会中，每个人都要为自己的个人决定负起责任。与此对立的是波普尔所谓“封闭的社会”的概念。我们可以说，《沃尔登二世》就是一个封闭社会的例子。

我认为，同样显而易见，此处强调的整个重点都在于过程，而不是存在的终结状态。我想要挑明，只有自觉选择珍重人的生成过程的某些品质，我们才有可能找到一条道路，通向未来的开放社会。

真正的抉择

我希望上面的分析有助于澄清，对于我们及我们的后辈，行为科学有何种可供选择的空间。我们可以这样抉择：利用我们日益增长的知识，通过我们的前人做梦都不曾想到的方法来奴役人民，使人失去个性，并借助精心选择的工具来控制他们，使他们在懵懵懂懂之中将自己的人格丧失殆尽。我们可以这样抉择：如同斯金纳博士所倡导的那样，利用我们的科学知识使人得到必要的快乐感受，行为适应良好，具有生产力。如果我们愿意的话，我们还可以这样抉择：让人们变得循规蹈矩、从众乐群、温顺听话。当然我们也可以做出相反方向的选择。我们可以选择以适当的方式利用行为科学，要解放人，而不是控制人；要促进建设性的变化而不是服从；要促进创造而不是满足于现状；要推动每个人能主导自己的生成过程；要帮助个人、团体甚至科学理论本身实现自我超越，以便能以新颖的适应方式来应对生活及其问题。抉择必须由我们自己做出；而根据人类目前的现状来判断，我们很可能会踌躇彷徨，跌跌撞撞，时而做出几乎是灾难性的价值选择，时而做出建设性的价值选择。

如果我们下定决心，要利用科学知识让人们获得自由，那么，我们就必须公开而坦诚地在生活中始终面对行为科学自身的大悖论（great paradox）。我们将认识到，从科学的角度来考察人的行为，可以肯定无疑地说，行为是由某种先行的原因所决定的。这是一个伟大的科学的事实。但是，负责任的个人选择，是人之为人的最基本要素，是心理治疗的核心体验，它的存在先于任何一种科学研究，而这也是一个伟大的生活的事实。我们必须认识到，否认负责任的个人选择的体验，就如同否认行为科学的可能性一样，都是执迷不悟的愚蠢行为。我们经验中的这两个要素似乎是对立的，就如同关于光的波理论和粒子理论之间的矛盾，尽管二者是相互矛盾的，但又都可以被证明是真实的。我们绝对不能否认对主观生活的客观描述；同样，如果我们否认主观生活本身，那同样是有害无益的。

总而言之，我的观点是：脱离了我们所希望实现的个人价值的选择，科学本身就无法存在。而我们决定要实现的这些价值，永远存在于科学的范围之外，同时又要依靠科学来实施；我们选择的目标、我们追求的目的，必然始终存在于作为实施工具的科学之外。我觉得这一点具有令人鼓舞的意义。这意味着，具有主观选择能力的人能够而且将始终独立于他的任何一种科学追求，能够而且将始终先于他的任何一种科学工作而存在。作为个人和团体，除非我们下定决心要放弃我们的主观选择能力，我们将会永远保留自由人的地位，而不至于成为我们自己创造出来的行为科学的傀儡。

参考文献

Huxley，A. *Brave New World*. New York and London：Harper and Bros.，1946

Meerloo，J. A. M. " Medication into submission：the danger of therapeutic coercion，" *J. Nerv. Ment. Dis.*，1955，122，353～360

Niebuhr，R. *The Self and the Dramas of History*. New York：Scribner，1955

Oppenheimer，R. " Science and our times，" *Roosevelt University Occasional Papers*. 1956，2，Chicago，Illinois

Orwell，G. *1984*. New York：Harcourt，Brace，1949；New American Library，1953

Popper，K. R. *The Open Society and Its Enemies*. London：Routledge and Kegan Paul，1945

Ratner，J.（Ed.）. *Intelligence in the Modern World：John Dewey's Philosophy*. New York：Modern Library，1939

Rogers，C. R. *Client-Centered Therapy*. Boston：Houghton Mifflin，1951

Rogers，C. R. and Rosalind Dymond（Eds.）. *Psychotherapy and Personality Change*. University of Chicago Press，1954

Skinner，B. F. "Freedom and the control of men，" *Amer. Scholar*，Winter，1955—1956，25，47～65

Skinner，B. F. *Science and Human Behavior*. New York：Macmillan，1953. Quotation by permission of The Macmillan Co.

Skinner，B. F. *Walden Two*. New York：Macmillan 1948. Quotation by permission of The Macmillan Co.

Whyte，W. H. *The Organization Man*. New York：Simon & Schuster，1956

罗杰斯著作年表*

1930

With C. W. Carson. Intelligence as a factor in camping activities. *Camping Magazine*, 1930, 3 (3), 8～11.

1931

Measuring Personality Adjustment in Children Nine to Thirteen. New York: Teachers College, Columbia University, Bureau of Publications, 1931, 107 pp.

A Test of Personality Adjustment. New York: Association Press, 1931. With M. E. Rappaport. We pay for the Smiths. *Survey Graphic*, 1931, 19, 508 ff.

1933

A good foster home: Its achievements and limitations. *Mental Hygiene*, 1933, 17, 21～40. Also published in F. Lowry (Ed.), *Readings in Social Case Work*. Columbia University Press, 1939, 417～436.

1936

Social workers and legislation. *Quarterly Bulletin New York State Conference on Social Work*, 7 (3), 1936, 3～9.

1937

Three surveys of treatment measures used with children. *Amer. J. Orthopsychiat*, 1937, 7, 48～57.

---

* 1930 年至"In Press"保留了原貌，未作改动；1967 年后为译者整理所加。——译者注

The clinical psychologist's approach to personality problems. *The Family*, 1947, 18, 233～243.

1938

A diagnostic study of Rochester youth. *N. Y. State Conference on Social Work*. Syracuse: 1938, 48～54.

1939

The Clinical Treatment of the Problem Child. Boston: Houghton Mifflin. 1939, 393 pp.

Needed emphases in the training of clinical psychologists. *J. Consult. Psychol.*, 1939, 3, 141～143.

Authority and case work—are they compatible? *Quarterly Bulletin*, *N. Y. State Conference on Social Work*. Albany: 1939, 16～24.

1940

The processes of therapy. *J. consult, psychol.*, 1940, 4, 161～164.

1941

Psychology in clinical practice, In J. S. Gray (Ed.), *Psychology in Use*. New York: American Book Company, 1941, 114～167.

With C. C. Bennett. Predicting the outcomes of treatment. *Amer. J. Orthopsychiat*, 1941, 11. 210～221.

With C. C. Bennett. The clinical significance of problem syndromes. *Amer. J. Orthopsychiat*, 1941, 11, 222～229.

1942

The psychologist's contributions to parent, child, and community problems. *J. Consult. Psychol.*, 1942, 6, 8～18.

A study of the mental health problems in three representative elementary schools. In T. C. Holy et al., *A Study of Health and Physical Education in Columbus Public Schools*. Ohio State Univer., Bur. of Educ. Res. Monogr., No. 25, 1942, 130～161.

Mental health problems in three elementary schools. *Educ. Research Bulletin*, 1942, 21, 69～79.

The use of electrically recorded interviews in improving psychotherapeutic techniques. *Amer. J. Orthopsychiat.*, 1942, 12, 429～434.

Counseling and Psychotherapy. Boston: Houghton Mifflin. 1942, 450pp. Translated into Japanese and published by Sogensha Press, Tokyo, 1951.

1943

Therapy in guidance clinics. *J. Abnorm. Soc. Psychol.*, 1943, 38, 284～289. Also published in R. Watson (Ed.), *Readings in Clinical Psychology*. New York: Harper and Bros., 1949, 519～527.

1944

Adjustment after Combat. Army Air Forces Flexible Gunnery School, Fort Myers. Florida. Restricted Publication, 1944, 90pp.

The development of insight in a counseling relationship. *J. Consult. Psychol.*, 1944, 8, 331～341. Also published in A. H. Brayfield (Ed.), *Readings on Modern Methods of Counseling*. New York: Appleton-Century-Crofts, 1950, 119～132.

The psychological adjustments of discharged service personnel. *Psych. Bulletin*, 1944, 41, 689～696.

1945

The nondirective method as a technique for social research. *Amer. J. Sociology*, 1945, 50, 279～283.

Counseling. *Review of Educ. Research*, 1945, 15, 155～163.

Dealing with individuals in USO. *USO Program Services Bulletin*, 1945.

A counseling viewpoint for the USO worker. *USO Program Services Bulletin*, 1945.

With V. M. Axline. A teacher-therapist deals with a handicapped child. *J. Abnorm. Soc. Psychol.*，1945，40，119～142.

With R. Dicks and S. B. Wortis. Current trends in counseling，a symposium. *Marriage and Family Living*，7（4），1945.

1946

Psychometric tests and client-centered counseling. *Educ. Psychol. Measmt.*，1946，6，139～144.

Significant aspects of client-centered therapy. *Amer. Psychologist*，1946，1，415～422. Translated into Spanish and published in *Rev. Psychol. Gen. Apl.*，Madrid. 1949，4，215～237.

Recent research in nondirective therapy and its implications. *Amer. J. Orthopsychiat*，1946，16，581～588.

With G. A. Muench. Counseling of emotional blocking in an aviator. *J. Abnorm. Soc. Psychol.*，1946，41，207～216.

With J. L. Wallen. Counseling *with Returned Servicemen*. New York：McGraw-Hill，1946，159 pp.

1947

Current trends in psychotherapy. In W. Dennis（Ed.），*Current Trends in Psychology*，University of Pittsburgh press，1947，109～137.

Some observations on the organization of personality. *Amer. Psychologist*，1947，2. 358～368. Also published in A. Kuenzli（Ed.），*The Phenomenological Problem*. New York：Harper and Bros.，1959，49～75.

The case of Mary Jane Tilden. In W. U. Snyder（Ed.），*Casebook of Nondirective Counseling*. Boston：Houghton Mifflin，1947，129～203.

1948

Research in psychotherapy：Round Table，1947. *Amer. J. Orthopsychiat.*，1948，18，96～100.

Dealing with social tensions: *A presentation of client-centered counseling as a means of bandling interpersonal conflict*. New York: Hinds, Hayden and Eldredge, Inc., 1948, 30 pp. Also published in *Pastoral Psychology*, 1952, 3 (28), 14～20; 3 (29), 37～44.

Divergent trends in methods of improving adjustment. *Harvard Educational Review*, 1948, 18, 209～219. Also in *Pastoral Psychology*, 1950, 1 (8), 11～18.

Some implications of client-centered counseling for college personnel work. *Educ. Psychol. Measmt.*, 1948, 8, 540～549. Also published in *College and University*, 1948, and in *Registrar's Journal*, 1948.

With B. L. Kell and Helen McNeil. The role of self-understanding in the prediction of behavior. *J. Consult. Psychol.*, 1948, 12, 174～186.

1949

The attitude and crientation of the counselor in client-centered therapy. *J. Consult. Psychol.*, 1949, 13, 82～94.

A coordinated research in psychotherapy: A non-objective introduction. *J. Consult, Psychol.*, 1949, 13, 149～153.

1950

Significance of the self-regarding attitudes and perceptions. In M. L. Reymert (Ed.), *Feelings and Emotions*. New York: McGraw-Hill, 1950. 374～382. Also published in Gorlow, L., and W. Katkovsky (Eds.), *Readings in the Psychology of Adjustment*. New York: McGraw-Hill, 1959.

A current formulation of client-centered therapy. *Social Service Review*, 1950, 24, 442～450.

What is to be our basic professional relationship? *Annals of Allergy*, 1950, 8, 234～239. Also published in M. H. Krout (Ed.), *Psy-*

chology, Psychiatry, and the Public Interest. University of Minnesota Press, 1956, 135～145.

With R. Becker. A basic orientation for counseling. *Pastoral Psychology*, 1950, 1 (1), 26～34.

With D. G. Marquis and E. R. Hilgard. ABEPP policies and procedures. *Amer. Psychologist*, 5, 1950, 407～408.

1951

Where are we going in clinical psychology? *J. Consult. Psychol.*, 1951, 15, 171～177.

Client-Centered Therapy: Its Current Practice, Implications, and Theory. Boston: Houghton Mifflin, 1951, 560 pp. Also translated into Japanese and published by Iwasaki Shoten Press, 1955.

Perceptual reorganization in client-centered therapy. In R. R. Blake and G. V. Ramsey (Eds.), *Perception: An Approach to Personality*. New York: Ronald Press, 1951, 307～327.

Client-centered therapy: A helping process. *The University of Chicago Round Table*, 1951, 698, 12～21.

Studies in client-centered psychotherapy Ⅲ: The case of Mrs. Oak—a research analysis. *Psychol. Serv. Center J.*, 1951, 3, 47～165. Also published in C. R. Rogers and Rosalind F. Dymond (Eds.), *Psychotherapy and Personality Change*. University of Chicago Press, 1954, 259～348.

Through the eyes of a client. *Pastoral Psychology*, 2 (16), 32～40; (17) 45～40; (18) 26～32. 1951.

With T. Gordon, D. L. Grummon and J. Seeman. Studies in client-centered psychotherapy Ⅰ: Developing a program of research in psychotherapy. *Psychol. Serv. Center J.*, 1951, 3, 3～28. Also published in C. R. Rogers and Rosalind F. Dymond (Eds.), *Psychotherapy and Personality Change*. University of Chicago Press, 1954, 12～34.

1952

Communication: Its blocking and facilitation. *Northwestern University Information*, 1952, 20, 9～15. Reprinted in *ETC*, 1952, 9, 83～88; in Harvard Bus. Rev., 1952, 30, 46～50; in *Human Relations for Management*, E. C. Bursk (Ed.). New York: Harper and Bros., 1956, 150～158. French translation in *Hommes et Techniques*, 1959.

A personal formulation of client-centered therapy. *Marriage and Family Living*, 1952, 14, 341～361. Also published in C. E. Vincent (Ed.), *Readings in Marriage Counseling*. New York: T. Y. Crowell Co., 1957, 392～423.

Client-centered psychotherapy. *Scientific American*, 1952, 187, 66～74.

With R. H. Segel. *Client-Centered Therapy: Parts I and II*. 16 mm. motion picture with sound. State College, Pa.: Psychological Cinema Register, 1952.

1953

Some directions and end points in therapy. In O. H. Mowrer (Ed.), *Psychotherapy: Theory and Research*. New York: Ronald Press, 1953, 44～68.

A research program in client-centered therapy. *Res. Publ. Ass. Nerv. Ment. Dis.*, 1953, 31, 106～113.

The interest in the practice of psychotherapy. *Amer. Psychologist*, 1953, 8, 48～50.

With G. W. Brooks, R. S. Driver. W. V. Merrihue, P. Pigors, and A. J. Rinella, Removing the obstacles to good employee communications. *Management Record*, 15 (1), 1953, 9～11, 32～40.

1954

Becoming a person. Oberlin College Nellie Heldt Lecture Series.

Oberlin: Oberlin Printing Co. , 1954, 46 pp. Reprinted by the Hogg Foundation for Mental Hygiene, University of Texas, 1956, also in *Pastoral Psychology*, 1956, 7 (61), 9～13, and 1956, 7 (63), 16～26. Also published in S. Doniger (Ed.), *Healing, Human and Divine*. New York: Association Press, 1957, 57～67.

Towards a theory of creativity. *ETC: A Review of General Semantics*, 1954, 11, 249～260. Also published in H. Anderson (Ed.), *Creativity and Its Cultivation*. New York: Harper and Bros. , 69～82.

The case of Mr. Bebb: The analysis of a failure case. In C. R. Rogers, and Rosalind F. Dymond (Eds.), *Psychotherapy and Personality Change*. University of Chicago Press, 1954, 349～409.

Changes in the maturity of behavior as related to therapy. In C. R. Rogers, and Rosalind F. Dymond (Eds.), *Psychotherapy and Personality Change*. University of Chicago Press, 1954, 215～237.

An overview of the research and some questions for the future. In C. R. Rogers, and Rosalind F. Dymond (Eds.), *Psychotherapy and Personality Change*. University of Chicago Press, 1954, 413～434.

With Rosalind F. Dymond (Eds.). *Psychotherapy and Personality Change*. University of Chicago Press, 1954, 447 pp.

1955

A personal view of some issues facing psychologists. *Amer. Psychologist*, 1955, 10, 247～249.

Personality change in psychotherapy. *The International Journal of Social Psychiatry*, 1955, 1, 31～41.

Persons or science? A philosophical question. *Amer. Psychologist*, 1955, 10, 267～278. Also published in *Pastoral Psychology*, 1959, 10, (Nos. 92, 93).

With R. H. Segel. *Psychotherapy Begins: The Case of Mr. Lin*. 16mm. motion picture with sound. State College, Pa. : Psychological Cinema Register，1955.

With R. H. Segel，*Psychotherapy in Process*：*The Case of Miss Mun*. 16mm. motion picture with sound. State College，Pa.：Psychological Cinema Register，1955.

1956

Implications of recent advances in the prediction and control of behavior. *Teachers College Record*. 1956，57，316～322. Also published in E. L. Hartley，and R. E. Hartley（Eds.），*Outside Readings in Psychology*. New York：T. Y. Crowell Co.，1957，3～10. Also published in R. S. Daniel（Ed.），*Contemporary Readings in General Psychology*，Boston：Houghton Mifflin，1960.

Client-centered therapy：A current view. In F. Fromm-Reichmann. and J. L. Moreno（Eds.），*Progress in Psychotherapy*. New York：Grune & Stratton，1956，199～209.

Review of Reinhold Niebuhr's *The Self and the Dramas of History*，*Chicago Theological Seminary Register*，1956，46，13～14. Also published in *Pastoral Psychology*，1958，9，No. 85，15～17.

A counseling approach to human problems. *Amer. J. of Nursing*，1956，56，994～997.

What it means to become a person. In C. E. Moustakas（Ed.），*The Self*. New York：Harper and Bros.，1956，195～211.

Intellectualized psychotherapy. Review of George Kelly's *The Psychology of Personal Constructs*，*Contemporary Psychology*，1，1956，357～358.

Some issues concerning the control of human behavior.（Symposium with B. F. Skinner）*Science*，November 1956，124，No. 3231，1057～1056. Also published in L. Gorlow，and W. Katkovsky（Eds.），*Readings in the Psychology of Adjustment*. New York：McGraw-Hill，1959，500～522.

With E. J. Shoben. O. H. Mowrer, G. A. Kimble, and J. G. Miller. Behavior theories and a counseling case. *J. Counseling Psychol.*, 1956, 3, 107～124.

1957

The necessary and sufficient conditions of therapeutic personality change. *J. Consult. Psychol.*, 21, 1957, 95～103. French translation in *Hommes et Techniques*, 1959.

Personal thoughts on teaching and learning. *Merrill-Palmer Quarterly*, Summer, 1957, 3, 241～243. Also published in *Improving College and University Teaching*, 6, 1958, 4～5.

A note on the nature of man. *J. Counseling Psychol.*, 1957, 4, 199～203. Also published in *Pastoral Psychology*, 1960, 11, No. 104, 23～26.

Training individuals to engage in the therapeutic process. In C. R. Strother (Ed.), *Psychology and Mental Health*. Washington. D. C.: Amer. Psychological Assn., 1957, 76～92.

A therapist's view of the good life. *The Humanist*, 17, 1957, 291～300.

1958

A process conception of psychotherapy. *American Psychologist*, 1958, 13, 142～149.

The characteristics of a helping relationship. *Personnel and Guidance Journal*, 1958, 37, 6～16.

1959

A theory of therapy, personality, and interpersonal relationships as developed in the client-centered framework. In S. Koch (Ed.), *Psychology: A Study of a Science*, Vol. Ⅲ. *Formulations of the person and the Social Context*. New York: McGraw-Hill, 1959, 184～256.

Significant learning: In therapy and in education. *Educational*

Leadership, 1959, 16, 232～242.

A tentative scale for the measurement of process in psychotherapy. In E. Rubinstein (Ed.), *Research in Psychotherapy*. Washington, D. C.: Amer. Psychological Assn. 1959, 96～107.

The essence of psychotherapy: A client-centered view. *Annals of Psychotherapy*, 1959, 1, 51～57.

The way to do is to be. Review of Rollo May, *et al.*, *Existence: A New Dimension in Psychiatry and Psychology*, in *Contemporary Psychology*, 1959, 4, 196～198.

Comments on cases in S. Standal and R. Corsini (Eds.), *Critical Incidents in Psychotherapy*. New York: Prentice-Hall, 1959.

Lessons I have learned in counseling with individuals. In W. E. Dugan (Ed.), *Modern School Practices Series* 3, *Counseling Points of View*. University of Minnesota Press, 1959, 14～26.

With G. Marian Kinget. *Psychotherapie en Menselyke Verhoudingen*. Utrecht: Uitgeverij Het Spectrum, 1959, 302 pp.

With M. Lewis and J. Shlien. Two cases of time-limited client-centered psychotherapy. In A. Burton (Ed.), *Case Studies of Counseling and Psychotherapy*. Prentice-Hall, 1959, 309～352.

1960

Psychotherapy: The Counselor, and *Psychotherapy: The Client*. 16mm. motion pictures with sound. Distributed by Bureau of Audio-Visual Aids, University of Wisconsin, 1960.

Significant trends in the client-centered orientation. In D. Brower, and L. E. Abt (Eds.), *Progress in Clinical Psychology*, Vol. IV. New York: Grune & Stratton, 1960, 85～99.

With A. Walker, and R. Rablen. Development of a scale to measure process changes in psychotherapy. *J. Clinical Psychol*, 1960, 16, 79～85.

1961（to May 1）

Two divergent trends. In Rollo May（Ed.），*Existential Psychology*. New York：Random House，1961，85～93.

The process equation of psychotherapy. *Amer. J. Psychotherapy*，1961，15，27～45.

A theory of psychotherapy with schizophrenics and a proposal for its empirical investigation. In J. G. Dawson，H. K. Stone，and N. P. Dellis（Eds.），*Psychotherapy with Schizophrenics*. Baton Rouge：Louisiana State University Press，1961，3～19.

In press

Toward becoming a fully functioning person. In A. W. Combs（Ed.），1962 *Yearbook*，Amer. Soc. for Curriculum Development.（In press）

1967

With Barry Stevens. *Person to Person*：*The Problem of Being Human*：*A New Trend in Psychology*. Walnut Creek，CA：Real People Press，1967

With E. T. Gendlin，D. J. Kiesler，and C. B. Truax（Eds）. *The Therapeutic Relationship and Its Impact*：*A Study of Psychotherapy with Schizophrenics*. Madison，WI：University of Wisconsin Press，1967

1968

With William R. Coulson（Eds）. *Man and the Science of Man*. Columbus，Ohio：Charles E. Merrill，1968

1969

Freedom to Learn：*A View of What Education Might Become*. Columbus，Ohio：Charles E. Merrill，1969

1970

Carl Rogers on Encounter Groups. New York: Harper and Row, 1970

1972

Becoming Partners: Marriage and Its Alternatives. New York: Delacorte Press, 1972

1977

Carl Rogers on Personal Power: Inner Strength and Its Revolutionary Impact. New York: Delacorte Press, 1977

1980

A Way of Being. Boston: Houghton Mifflin, 1980. Also published in 1995 with a new introduction by Irvin Yalom, M. D.

1983

Freedom to Learn for the '80s. Columbus, Ohio: Charles E. Merrill, 1983

1989

Carl Rogers Dialogues: Conversations with Martin Buber, Paul Tillich, B. F. Skinner, Gregory Bateson, Michael Polanyi, Rollo May, and Others. Edited by Howard Kirschenbaum and Valerie Land Henderson. Boston: Houghton Mifflin, 1989

The Carl Rogers Reader. Edited by Howard Kirschenbaum and Valerie Land Henderson. Boston: Houghton Mifflin, 1989

1994

With H. J. Freiberg. *Freedom to Learn*. Columbus, Ohio: Charles E. Merrill, 1994

主题词中英文对照

acceptance	接纳；接受
definition of	接纳的定义
of feelings	对情感的接纳
of others	对他人的接纳
of self	对自己的接纳
actualizing tendency	实现的倾向
adjustment score	调整分数
Adlerian psychotherapy	阿德勒派心理治疗
aggression	攻击，侵犯
alcoholics，therapy with	对酗酒者的治疗
American Psychological Association	美国心理学会
Asch，S. E.	阿希
attitudes	态度
of the helping person	助人者的态度
of the therapist	治疗师的态度
parental	父母的态度
positive	积极态度
autonomic function in relation to therapy	与治疗相关的自主功能
awareness	意识；觉知；觉察
emergence of feelings into	情感在意识中出现
Barrett-Lennard，G. T.	巴雷特-列纳德

becoming	形成；生成
becoming, process of	形成的过程
Beier, E. G.	贝伊尔
Bergman, D. V.	伯格曼
Berlin, J. I.	波林
Bertalanffy, L. von	范·伯特兰菲
Beston, W. H.	贝斯登
Betz, B. J.	柏兹
Block, Jack	杰克·布洛克
Block, Jeanne	詹妮·布洛克
Brady, J. V.	布莱迪
"brainwashing"	"洗脑"
Buber, Martin	马丁·布伯
Butler, J. M.	布特勒
California Institute of Technology	加利福尼亚技术学院
Cameron, D. E.	卡梅伦
Cartwright, D. S.	卡特瑞特
choice	选择
effective	有效选择
personal	个人选择
client-centered psychotherapy	当事人中心心理治疗；当事人中心疗法
characteristics of	当事人中心心理治疗的特征
Client-Centered Therapy (Rogers)	《当事人中心治疗》（罗杰斯）
Clinical Treatment of the Problem Child (Rogers)	《问题儿童临床治疗》（罗杰斯）

facade，defensive	防御性面具
family life	家庭生活
Farson，R. E.	法尔森
Faw，V.	福尔
feeling	感受；情感
experiencing of	情感体验
expression of	情感表达
feelings and personal meanings	情感和个人意义
positive	积极的情感和个人意义
Fels Institute	菲尔斯研究所
Fiedler，F. E.	费德勒
Fiske，D.	菲斯克
fixity	停滞；固着
fluidity	流动性
free will	自由意志
freedom	自由
in the relationship	关系中的自由
psychological	心理自由
versus determinism	自由论对决定论
French，J. R. P.	弗伦奇
Freud，S.	弗洛伊德
fully functioning person	充分发挥机能的人
Gendlin，E.	甄德林
genuineness	真诚
see also congruence	(参见“真诚一致”)
goals	目标
for society	社会目标
of science	科学的目标

personal	个人目标
Goddard College	高达德学院
good life，concept of	美好生活的概念
definition	美好生活的定义
Gordon，T.	戈登
Gough，H. E.	高夫
Greenfield，N. S.	格林菲尔德
Greenspoon，J.	格林斯潘
Grummon，D. L.	格如曼
Haigh，G. V.	哈尔
Haire，M.	海尔
Halkides，G.	郝尔凯兹
Harlow，H. F.	哈洛
Harvard University	哈佛大学
Hayakawa，S. I.	海亚卡沃
Hebb，D. O.	海卜
Heron，W.	赫伦
Hess，E. H.	赫斯
Hinkle，L. E.	亨克尔
Hunt，H. F.	汉特
Huxley，A.	赫胥黎
insight	洞见；顿悟
Institute for Child Guidance	儿童辅导研究所
intensity，matching of emotional	情感强度匹配
Iowa studies	艾奥瓦研究
Jackson，J. M.	杰克逊

Jacob, P. E.	雅各布
Janis, I.	杰尼斯
John, E. S.	约翰
Kagan, J.	贾乾
Katz, D.	凯茨
Kelly, G. A.	凯利
Kierkegaard, S.	克尔凯郭尔
Kilpatrick, W. H.	柯伯屈
Kinget, G. M.	金哲
Kirtner, W. L.	科特纳
Klein, G. S.	克莱因
knowledge, scientific	科学的知识
learning	学习
in education	教育中的学习
in psychotherapy	心理治疗中的学习
significant	有意义的学习
learning theory, therapy based on	依据学习理论的治疗
Leavitt, H. J.	李维特
Lerner, M.	勒纳
Lewis, M. K.	莱维斯
Lindsley, O. R.	林斯利
Listening	聆听，倾听
to one's self	对自己的倾听
Maccoby, N.	迈克贝
McGill University	麦克吉尔大学
Maslow, A. H.	马斯洛

in therapist	对治疗师的信任
of human nature	对人性的信任
unconditional positive regard	无条件积极关注
definition of	无条件积极关注的定义
measure of	无条件积极关注的测量
understanding	理解
definition of	理解的定义
understanding (*cont*)	理解
empathic	共情理解
in science	在科学中的理解
Union Theological Seminary	联合神学院
values, in relation to science	有关科学的价值
Vargas, M. J.	沃伽斯
Verplanck, W. S.	沃尔普兰克
Walden II (Skinner)	《沃尔登二世》(斯金纳著)
Whyte, W. H. Jr.	怀特
Williams, S. B.	威廉姆斯
Wisconsin, University of	威斯康星大学
Wolff, H. G.	沃尔弗
Wooster College	伍斯特学院
Zimring, F.	兹姆林

译后记

卡尔·罗杰斯（1902—1987）是著名的心理学家，人本心理学的创始人。20世纪50年代以来，他的影响遍及全世界，至今魅力不减。他的当事人中心疗法、以人为本的社会思想，以学生为中心的教育改革与创新，今天看来仍然具有鲜明的时代精神和重大的现实意义。

罗杰斯是一个十分真诚的人。

罗杰斯的真诚，不仅仅是坚持不说谎话、假话、空话、套话的操守，更有“诚于中而发于外”、心口相应的仁者精神，以及本心发动、念念俱是良知的率真存在的自觉。作为一个心理治疗家，他终生致力于帮助当事人脱离心灵烦恼的苦海。而要实现这一目标，他自己就必须做一个这样的先行者。在更加终究的意义上说，他自己必须首先历经甚至“成为”一条这样的人生道路。他必须经历每个人都要经历的生活磨难和锻炼，也就是说，既要身体力行做一个日常生活的凡人，又要修炼圣贤一样的超越气质去追求那难以言说的真实境界。这样一番艰苦的事业，假如没有存在的真诚和勇气，根本是难以想象的。

同时，作为一名从事心理学研究的科学家，他怀疑一切教条，终生孜孜不倦地致力于对真理的探索，特别认真而执著地批判自己以及他人的治疗实践，从经验中不断反思、学习，提出并反复检验科学的概念和假设，形成了自己独到的人格理论和心理治疗理论。这样一种研究探索的追求之路同样需要近于严酷的真诚。而当科学研究的客观性与生活世界中个人的参与性形成张力甚至矛盾的时候，罗杰斯没有回避问题，而是用最坦诚的心态呈现了自己经验的主观和客观二元性，毫无保留地说出自己内心的疑惑和思虑，希望找到整合的途径和出路。所有这些都是我们今天需要认真借鉴的宝贵精神财富。

《个人形成论》是一部十分透明的书。

《个人形成论》的透明在于其主题内容贴近生活的真实性和重要性。20世纪50年代，成名后的罗杰斯到处作演讲。本书即主要根据这些演讲和未发表的文章整理而成，内容包括罗杰斯与各种各样群体的对话，对人们善意的提问和攻击性的挑战的回答，主题涉及罗杰斯的个人背景与生活经历、关于助益性人际关系尤其是治疗关系的实质和要素、个人形成的方向以及过程、人生哲学的讨论、对心理治疗的研究，还包括当事人中心治疗观在学校教育、家庭生活、企业组织沟通甚至国际关系领域的应用含义。特别值得注意的是，罗杰斯关于行为科学与人本精神之间的内在张力和力量消长的论述，在今天看来不仅没有过时，而且显得具有更加紧迫的现实意义。在一本雅俗共赏的学术著作中能够容纳这么多的重要议题，而且处理得举重若轻，实属难能可贵。

《个人形成论》的透明还在于其话语风格的清新明澈。罗杰斯一再坦言，这本书是为常人即所谓"有智慧的普通人"而写的，但它不是迎合俗流的"自助手册"、"生活指南"一类的下里巴人，而是一曲既明白如话却又回肠荡气的阳春白雪。作者从未把自己隐藏起来，像某些学者那样故作玄奥地搬弄文字，让读者云山雾罩地摸不着头脑，而是原原本本地直抒胸臆，不避嫌，不畏难，在细微难言之处独辟蹊径，给人曲径通幽的启发。凡有所建言立意，都是有根有据，可以在生活实践中处处落实。一字一句，都可以见到作者的人品；语气心态，皆是情真意切，内外通透。无媚俗之颜色，有醒世之清音，娓娓道来，有如促膝谈心，亲切之中处处流露着诚恳和透彻，使人很难不发"听君一席话，胜读十年书"的感慨。

翻译本书的过程是令人难以忘怀的经历。几位译者都是从事心理学研究和心理治疗工作的大学教师，原来就对罗杰斯比较熟悉，本书内容又属于我们的专业常识，本来我们以为翻译应该比较容易。但是在翻译过程中，罗杰斯看似朴素而平易的文风让人出乎意料地大伤脑筋。我们感到尤为困难的是罗杰斯高度的个人化的遣词造句，使人不能照搬任何一套逻辑概念来推演本书的思路和结论。我们必须与罗杰斯进行个人风格的对话，而且要处处用心，时时神在，方才有可能聆听到他内心的音乐，领略到一种难言的感受。我们希望用全新的话语来传达这种音乐的神韵，传达罗杰斯平和外表下洋溢着的充沛的激情。翻译罗杰斯就像是登山探险的旅程，一步一个脚印，一步一片风光，攀到顶峰时，只见天空万里，群山一色，气息立即舒展，精神得到净化，人也变得纯粹起来。译完本书之后，我们感到十分有必要在自己的学术思考中尽量减少烦琐的概念推演，在治疗中尽量减少人为的技术性程序的套用，从而留下更广阔的心理空间，让自己和他人有自由感受真实意义、实现自由成长的机会。这是我们从罗杰斯那里学到的一条基本经验。

本书由尤娜（1～12 章）和潘福勤（13～21 章）译出初稿，由杨广学负责统一修改和最后定稿。许多友人尤其是丛书主编李绍昆教授、中国人民大学出版社周蔚华总编、潘宇博士和本书责任编辑张弦先生、翟江虹女士对译者的工作提供了宝贵的帮助，在此谨表达由衷的感谢。

译者

当代世界学术名著·第一批书目

心灵与世界	[美]约翰·麦克道威尔
科学与文化	[美]约瑟夫·阿伽西
从逻辑的观点看	[美]W.V.O.蒯因
自然科学的哲学	[美]卡尔·G·亨普尔
单一的现代性	[美] F.R.詹姆逊
本然的观点	[美]托马斯·内格尔
宗教的意义与终结	[加]威尔弗雷德·坎特韦尔·史密斯
帝国与传播	[加]哈罗德·伊尼斯
传播的偏向	[加]哈罗德·伊尼斯
世界大战中的宣传技巧	[美]哈罗德·D·拉斯韦尔
一个自由而负责的新闻界	[美]新闻自由委员会
机器新娘——工业人的民俗	[加]马歇尔·麦克卢汉
报纸的良知——新闻事业的原则和问题案例讲义	[美]利昂·纳尔逊·弗林特
传播与社会影响	[法]加布里埃尔·塔尔德
模仿律	[法]加布里埃尔·塔尔德
传媒的四种理论	[美]威尔伯·施拉姆 等
传播学简史	[法]阿芒·马特拉 等
受众分析	丹尼斯·麦奎尔
写作的零度	[法]罗兰·巴尔特
符号学原理	[法]罗兰·巴尔特
符号学历险	[法]罗兰·巴尔特
人的自我寻求	[美]罗洛·梅
存在——精神病学和心理学的新方向	[美]罗洛·梅
存在心理学——一种整合的临床观	[美]罗洛·梅
个人形成论——我的心理治疗观	[美]卡尔·R·罗杰斯
当事人中心治疗——实践、运用和理论	[美]卡尔·R·罗杰斯

万物简史	[美]肯·威尔伯
动机与人格(第三版)	[美]亚伯拉罕·马斯洛
历史与意志:毛泽东思想的哲学透视	[美]魏斐德
中国的共产主义与毛泽东的崛起	[美]本杰明·I·史华慈
毛泽东的思想	[美]斯图尔特·R·施拉姆
仪式过程——结构与反结构	维克多·特纳
人类学、发展与后现代挑战	凯蒂·加德纳,大卫·刘易斯
结构人类学	[法]克洛德·列维-斯特劳斯
野性的思维	[法]克洛德·列维-斯特劳斯
面具之道	[法]克洛德·列维-斯特劳斯
嫉妒的制陶女	[法]克洛德·列维-斯特劳斯
社会科学方法论	[德]马克斯·韦伯
无快乐的经济——人类获得满足的心理学	[美]提勃尔·西托夫斯基
不确定状况下的判断:启发式和偏差	[美]丹尼尔·卡尼曼 等
话语和社会心理学——超越态度与行为	[英]乔纳森·波特 等
社会网络分析发展史——一项科学社会学的研究	[美]林顿·C·弗里曼
自由之声——19 世纪法国公共知识界大观	[法]米歇尔·维诺克
官僚制内幕	[美]安东尼·唐斯
公共行政的语言——官僚制、现代性和后现代性	[美]戴维·约翰·法默尔
公共行政的精神	[美]乔治·弗雷德里克森
公共行政的合法性——一种话语分析	[美]O.C.麦克斯怀特
后现代公共行政——话语指向	[美]查尔斯·J·福克斯 等
政策悖论:政治决策中的艺术(修订版)	[美]德博拉·斯通
行政法的范围	[新西]迈克尔·塔格特
法国行政法(第五版)	[英]L·赖维乐·布朗,约翰·S·贝尔
宪法解释:文本含义,原初意图与司法审查	[美]基思·E·惠廷顿

英国与美国的公法与民主	[英]保罗·P·克雷格
行政法学的结构性变革	[日]大桥洋一
权利革命之后:重塑规制国	[美]凯斯·R·桑斯坦
规制:法律形式与经济学理论	[英]安东尼·奥格斯
阿蒂亚论事故、赔偿及法律(第六版)	[澳]波得·凯恩
意大利刑法学原理(注评版)	[意]杜里奥·帕多瓦尼
刑法概说(总论)(第三版)	[日]大塚仁
刑法概说(各论)(第三版)	[日]大塚仁
英国刑事诉讼程序(第九版)	[英]约翰·斯普莱克
刑法总论(新版第 2 版)	[日]大谷实
刑法各论(新版第 2 版)	[日]大谷实
日本刑法总论	[日]西田典之
日本刑法各论(第三版)	[日]西田典之
美国刑事法院诉讼程序	[美]爱伦·豪切斯泰勒·斯黛丽, 南希·弗兰克
现代条约法与实践	[英]安托尼·奥斯特
刑事责任论	[英]维克托·塔德洛斯
刑罚、责任和正义——相关批判	[英]阿伦·洛雷
政治经济学:对经济政策的解释	T.佩尔森,G.塔贝里尼
共同价值拍卖与赢者灾难	约翰·H·凯格尔,丹·莱文
以自由看待发展	阿马蒂亚·森
美国的知识生产与分配	弗里茨·马克卢普
经济学中的经验建模——设定与评价	[英]克莱夫·W·J·格兰杰
产业组织经济学(第五版)	[美]威廉·G·谢泼德, 乔安娜·M·谢泼德
经济政策的制定:交易成本政治学的视角	阿维纳什·K·迪克西特
博弈论经典	[美]哈罗德·W·库恩
行为博弈——对策略互动的实验研究	[美]科林·凯莫勒
博弈学习理论	[美]朱·弗登伯格,戴维·K·莱文
利益集团与贸易政策	G.M.格罗斯曼,E.赫尔普曼
市场波动	罗伯特·希勒
零售与分销经济学	罗格·R·贝当古

世界贸易体系经济学	[美]科依勒·贝格威尔， 罗伯特·W·思泰格尔
税收经济学	伯纳德·萨拉尼
经济学是如何忘记历史的：社会科学中的历史特性问题	杰弗里·M·霍奇逊
通货膨胀、失业与货币政策	罗伯特·M·索洛 等
经济增长的决定因素：跨国经验研究	[美]罗伯特·J·巴罗
全球经济中的创新与增长	[美]G.M.格罗斯曼，E.赫尔普曼
美国产业结构(第十版)	[美]沃尔特·亚当斯， 詹姆斯·W·布罗克
制度与行为经济学	[美]阿兰·斯密德
企业文化——企业生活中的礼仪与仪式	特伦斯·E·迪尔 等
组织学习(第二版)	[美]克里斯·阿吉里斯
企业文化与经营业绩	[美]约翰·P·科特 等
系统思考——适于管理者的创造性整体论	[英]迈克尔·C·杰克逊
组织学习、绩效与变革——战略人力资源开发导论	杰里·W·吉雷 等
组织文化诊断与变革	金·S·卡梅隆 等
社会网络与组织	马汀·奇达夫 等
美国会计史	加里·约翰·普雷维茨 等
新企业文化——重获工作场所的活力	特伦斯·E·迪尔 等
文化与组织(第二版)	霍尔特·霍夫斯泰德 等
实证会计理论	罗斯·瓦茨 等
组织理论：理性、自然和开放的系统	理查德·斯科特 等
管理思想史(第五版)	丹尼尔·A·雷恩
后《萨班斯—奥克斯利法》时代的公司治理	扎比霍拉哈·瑞扎伊
财务呈报：会计革命	威廉·比弗
当代会计研究：综述与评论	科塔里 等
管理会计研究	克里斯托弗·查普曼 等
会计和审计中的判断与决策	罗伯特·阿斯顿 等
会计经济学	约翰·B·坎宁

On Becoming a Person

First published by Houghton Mifflin Company, Boston, Massachusetts, United States of America.

图书在版编目（CIP）数据

个人形成论：我的心理治疗观/［美］罗杰斯著；杨广学等译.
北京：中国人民大学出版社，2004
（当代世界学术名著）
ISBN 978-7-300-05726-2

Ⅰ.个…
Ⅱ.①罗…②杨…
Ⅲ.精神疗法-研究
Ⅳ.R749.055

中国版本图书馆 CIP 数据核字（2004）第 066818 号

当代世界学术名著
个人形成论
我的心理治疗观
［美］卡尔·R·罗杰斯　著
杨广学　尤娜　潘福勤　译

出版发行	中国人民大学出版社		
社　　址	北京中关村大街 31 号	**邮政编码**	100080
电　　话	010－62511242（总编室）		010－62511770（质管部）
	010－82501766（邮购部）		010－62514148（门市部）
	010－62515195（发行公司）		010－62515275（盗版举报）
网　　址	http：//www.crup.com.cn		
经　　销	新华书店		
印　　刷	北京宏伟双华印刷有限公司		
规　　格	155mm×235mm　16 开本	**版　　次**	2004 年 7 月第 1 版
印　　张	26.25 插页 2	**印　　次**	2025 年 3 月第 17 次印刷
字　　数	362 000	**定　　价**	89.00 元